现代中医疗法研究与应用

主 编
路 亮　张永光　迟海霞　陈 丽
张中原　朱德友　何晓慧　田金臻

吉林科学技术出版社

图书在版编目（CIP）数据

现代中医疗法研究与应用 / 路亮等主编. -- 长春：
吉林科学技术出版社，2021.6
ISBN 978-7-5578-8112-2

Ⅰ.①现… Ⅱ.①路… Ⅲ.①中医疗法 Ⅳ.
①R242

中国版本图书馆CIP数据核字(2021)第103077号

现代中医疗法研究与应用

主　　编	路亮　张永光　迟海霞　陈丽　张中原　朱德友　何晓慧　田金臻
出 版 人	宛　霞
责任编辑	张延明
封面设计	周砚喜
制　　版	山东道克图文快印有限公司
幅面尺寸	185mm×260mm
开　　本	16
印　　张	15.375
字　　数	250千字
页　　数	246
印　　数	1–1 500册
版　　次	2021年6月第1版
印　　次	2022年5月第2次印刷
出　　版	吉林科学技术出版社
发　　行	吉林科学技术出版社
地　　址	长春市净月区福祉大路5788号
邮　　编	130118

发行部传真／电话　0431-81629529　81629530　81629531
　　　　　　　　　　81629532　81629533　81629534
储运部电话　0431-86059116
编辑部电话　0431-81629518

印　　刷	保定市铭泰达印刷有限公司
书　　号	ISBN 978-7-5578-8112-2
定　　价	68.00元

编 委 会

目　录

第一章 常见内科疾病

第一节 慢性支气管炎

慢性支气管炎简称慢支，是指气管、支气管黏膜及其周围组织的慢性非特异性炎症。本病在我国为常见多发病之一，发病年龄多在40岁以上。随着年龄的增长，患病率逐渐增加，50岁以上患病率高达15%或更多，吸烟患者明显高于不吸烟者，常于气候变冷时反复发作。近年来，随着医疗条件的不断改善，人们生活水平的提高，本病似有逐年下降的趋势，发病率约为3.2%。初期症状轻浅而不易引起重视，待病变持续进展并发展成为慢性阻塞性肺气肿以至肺源性心脏病时，治疗效果往往欠佳。本病分型为单纯型慢性支气管炎、喘息型慢性支气管炎；分期为急性发作期、慢性迁延期、临床缓解期。本病一般属中医学"咳嗽""喘证""痰饮"等范畴。

针灸治疗法

（一）毫针法

1. 痰湿壅肺型　取穴肺俞、脾俞、太渊、章门、丰隆；气急加刺天突、膻中。肺俞、脾俞斜向脊柱刺入1～1.5寸，施捻转补法；太渊、章门直刺，施捻转泻法；丰隆直刺1～1.5寸，用提插泻法。得气后留针30分钟，每日1次，15次为1疗程。

2. 肺肾阴虚型　取穴肺俞、膏肓俞、肾俞、足三里、三阴交、太溪。肺俞、膏肓俞、肾俞向脊柱斜刺，均施捻转补法；足三里、三阴交、太溪均直刺施捻转补法。每日1次，15次为1疗程。

3. 肝火犯肺型　取穴肺俞、肝俞、尺泽、阳陵泉、太冲；烦躁易怒者可加四神聪、合谷。肺俞、肝俞斜向脊柱刺入1～1.5寸，施捻转泻法；尺泽、阳陵泉、太冲均直刺，施泻法。每日1次，15次为1疗程。

（二）电针法

1. 取穴　大椎、陶道。

2. 操作　穴位常规消毒，用28号毫针约成45°角斜向头部方向刺入，深度一般在

1.8～2寸，针刺时不要求在躯干、四肢出现放放射性针感。再连结G6805治疗仪，选连续波，使胸部有电麻样针感，如针感未达胸部应以手法调整之。隔日1次，10次为1疗程，间隔2日

（三）芒针法

1. 取穴　单纯型取天突、上脘、丰隆；喘息型取天突、上脘、大椎7点、合谷透后溪、气海。

2. 操作　常规消毒后针刺，天突宜弯刺，勿向两旁偏斜；上脘、丰隆泻法；病久气虚者补气海。

（四）蜂针法

1. 取穴　肾俞、气海、太渊、合谷、大椎、风池。

2. 操作　治疗前于患者左前臂经75%酒精脱脂棉球消毒后，用活蜂螫刺皮试，无过敏反应方可。取穴后每5日为1疗程，中间休息2日。第一日每穴用活蜂螫刺5针，时间相对错开；以避免患者因体虚而产生不良反应。第二日后逐渐加量，但最多时每穴未超过10针。蜂针补法为定点螫刺，不留针，然后按顺时针方向按摩该穴；泻法为散刺，留针20分钟，然后对针处该穴吹气。

（五）刺血法

1. 取穴　主穴取太阳；单纯型配丰隆，喘息型配尺泽。

2. 操作　患者取坐位，常规消毒后，以三棱针分别点刺两侧太阳穴（或周围之最明显血络），使每侧出血3～5mL；出血不畅者以小号玻璃火罐拔罐，术后以干棉球擦尽血迹，涂以2%的碘酊。再用三棱针斜刺两侧丰隆（或尺泽）穴处（或最近最明显之血络），使其每侧出血25～60mL，根据患者体质强弱决定出血量多少，出血量不足者予拔火罐，术后以干棉球擦尽血迹，涂以20%碘酊。每周治疗1次，3次为1疗程。

（六）挑治拔罐法

1. 取穴　主穴取肺俞、肝俞、脾俞、心俞；偏于风寒者加肩中俞，偏于风热者加大椎、大肠俞。

2. 操作　每次取主穴2个，再加配穴。患者取俯坐位或俯卧位，充分暴露所选穴位，常规消毒，选用12号一次性针头，在所选穴位处快速挑刺5～8下，然后拔罐，10～15分钟后起罐，擦干血迹。隔日治疗1次。

（七）穴位埋线法

1. 取穴　主穴取肺俞、定喘、风门、膻中；痰湿型配天突、丰隆，肺热型配鱼际、尺泽，肾虚型配肾俞、气海，肺气虚型配膏肓俞、足三里，脾虚型配脾俞、足三里。

2. 操作　选定穴位，常规消毒。术者戴消毒手套，将0号羊肠线放入9号腰穿针针

套内（长度1～2cm），右手持埋线针，左手固定穴位，以90°角将针快速刺入皮下，然后向下慢慢进针，着本同针刺深度，得气后，将套管向外慢慢退出，同时针心向下推动羊肠线至穴位处，针眼处放置无菌纱布块，用胶布固定2～3天，30天埋线1次，3次为1个疗程。

（八）药线埋藏法

1. 泡线方　黄芪45g，地龙、杏仁各20g，蝉衣、川贝各10g，僵蚕6g，桔梗、法半夏、前胡、山药、磁石、云苓各30g，五味子、白芍各25g，补骨脂40g，款冬花、甘草各15g。以上组方提取液1000mL，加甲醛500mL泡肠线。

2. 操作　取膻中穴，常规皮肤消毒，用1%奴佛卡因局部浸润麻醉，纵形切口长约1cm，切开皮肤后割除皮下脂肪组织。然后用止血钳在切口内做环形按摩10～20圈，患者有酸胀麻感，然后放入约1cm长的0～1号肠线2～3根（需中药浸泡2个月以上的羊肠线），缝合皮肤1针，7天后拆线。

（九）膻中埋鬃法

1. 制备　取健康猪躯干部毛发少许，以不枯黄，不分叉者为好。从发根部剪断，清理干净进行高温煮沸消毒，取出放入75%酒精中浸泡24小时，再次高压消毒。

2. 操作　患者坐位，膻中穴局部消毒。将已消毒好的猪毛发从注射针头尾部穿入，从针尖穿出，剪去毛发分叉部分。用手提起膻中穴皮肤，使皮肤重叠，然后将针头刺入皮下，沿皮深入一段后穿出。拉住由针尖露出的猪毛，拔出针头，使猪毛留在膻中穴皮下，贴皮肤剪去多余部分。轻揉膻中穴局部皮肤。埋在皮下之猪毛，于半年后自行吸收。埋线局部偶有不适或针刺样感，多为外留毛发过长引起，剪去留在皮肤外的猪毛即可。如有感染可加服抗生素。

（十）穴位注射法

1. 取穴　主穴取肺俞、膻中、定喘、足三里、合谷；痰多加丰隆，咳嗽加孔最、列缺、太渊，阴虚加三阴交。

2. 操作　取一次性5mL注射器5支，分别吸黄芪注射液4mL，地龙注射液4mL，核酪注射液4mL，当归注射液4mL，曲安奈德注射液2mL。以75%酒精消毒穴位，黄芪注射液注入左肺俞，地龙注射液注入右肺俞，核酪注射液注入膻中，另吸黄芪注射液4mL，注入一侧足三里穴，当归注入一侧合谷，曲炎奈德注射两侧定喘。各穴均于刺入感酸胀痛后将药物注入，避开血管。每日1次，8～10次为1疗程。

（十一）刮痧走罐法

1. 定位　患者取俯卧位，充分暴露背部脊柱及两侧膀胱经。

2. 操作　医者立于患者左侧，在定位处均匀涂抹刮痧油适量，用泻法刮拭5～10分钟，以刮拭部位出痧为宜，然后用真空罐吸于背部皮肤，沿两侧膀胱经循行部位自上而下再自下而上反复推移，推拉罐时，用力均匀，快慢一致，每次反复推拉3～5遍，然后将罐停于大椎穴上，10分钟后起罐。隔天治疗1次。

（十二）药液罐疗法

1. 处方　鱼腥草500g，白芥子、细辛、元胡、甘遂各300g，干姜200g，桂皮、沉香各100g，薄荷脑、冰片各适量。将中药粉碎（冰片、薄荷脑除外），用酒精浸泡24小时后渗滤，收集渗滤液，浓缩至适量，再将药渣煎煮2次，每次1小时，合并滤液，浓缩至适量，将薄荷脑、冰片用少量酒精溶解，三种药液合并，加蒸馏水至1 000mL，密封备用。

2. 操作　治疗时将药液装入拔罐器中，在相应穴位处拔罐：以第1～10胸椎，脊柱两旁的膀胱经内侧循行线为主穴，每次可取双侧同名穴。发热咽痛者加大椎穴，咳嗽痰多者加天突穴，根据症状灵活运用穴位。每天1次，重症患者可每天2次交替穴位。一般7～10次为1个疗程，需要进行下个疗程者，间隔5～7天。

（十三）隔药饼灸法

1. 取穴　定喘、肺俞、膏肓俞、至阳；有哮鸣音者加天突，喘息者加膻中、肾俞。

2. 操作　用75%酒精穴位消毒后，将药饼（用黄芪、白芥子、细辛、麻黄、鱼腥草、甘遂，以4∶3∶1∶1∶4∶1的比例制成药粉，加麝香0.1g，用鲜生姜汁调和后做成直径1cm的药饼）贴敷在上述穴位上，施艾灸至局部皮肤发热、红润，用胶布固定，24小时后取下。如贴药饼局部出现水泡者，嘱患者预防感染，溃破可涂以龙胆紫。治疗均在每年夏天7～9月进行，每周贴1次，连续贴6次，共治3年。治疗期间不服用抗生素、镇咳及化痰剂。

第二节　支气管哮喘

支气管哮喘简称哮喘，是由嗜酸性粒细胞、肥大细胞和T淋巴细胞等多种炎症细胞参与的气道慢性炎症，这种炎症使易感者对各种激发因子具有气道高反应性并引起气道缩窄。其临床特点为发作性胸闷、咳嗽，大多呈带有哮鸣音的呼气性呼吸困难，可自行或经治疗后缓解，易反复发作，多在夜间和凌晨发生。全世界约有1.6亿哮喘患者，我国哮喘的患病率为1%～4%，而且近年来有增加的趋势，儿童可达3%。但由于气候环境、生活条件和职业因素等不同，各地患病率不尽一致，有报道高达5.29%。本病可发生于任何年龄，但半数以上在12岁前起病。哮喘患儿中，约有70%起病于3岁前。好发于秋冬季节，寒冷地带高于温暖地区。若长期反复发作可并发慢性支气管炎和肺气肿，甚至肺心病。本病分型为过敏型支气管哮喘、感染型支气管哮喘、混合型支气管哮喘；分期为发作期、缓解期；病情程度分为轻度、中度、重度、危重。本病一般属于中医学"哮病""哮喘""哮吼"等范畴。

针灸治疗法

（一）毫针法

1. 寒饮伏肺型　取穴列缺、尺泽、风门、肺俞。诸穴均用泻法留针，肺俞、风门加隔姜灸或艾灸。每日1次，每次30分钟。

2. 痰热遏肺型　取穴合谷、大椎、丰隆、膻中、中府、孔最。诸穴均用泻法，强刺激，留针30分钟，每隔5分钟行针1次，待喘促稍平后再出针。

3. 脾肺气虚型　取穴定喘、膏肓、肺俞、太渊、气海、足三里、膻中。诸穴针刺均用补法，并加艾灸，灸的时间可稍长，30分钟左右，还可在背俞穴加拔火罐。肺俞、膏肓、膻中3穴亦可采用化脓灸法。

4. 肺肾阴虚型　取穴肺俞、肾俞、关元、气海、三阴交、太溪、太渊、阴郄。以上穴位分为两组，每日选取1组，2组交替轮用。针刺用提插捻转补法。

5. 心肾阳虚型　取穴肺俞、肾俞、心俞、关元、气海、内关。采用提插捻转之补法，反复行针。气海、关元并作艾炷灸以回阳固脱。

（二）电针法

1. 取穴　主穴取孔最、鱼际、定喘、肺俞；配穴取合谷、天突、膻中、内关。痰多加丰隆，伴有呼吸道炎症加大椎，体质虚弱者加足三里，合并肺气肿者加关元、肾俞。

2. 操作　每次选2～4穴，各穴交替使用。多先采用密波，也可用连续波，5分钟后改用疏密波。刺激量由中等刺激逐渐增加到强刺激，每次15～60分钟。每日治疗1～2次；也可隔日1次。

（三）芒针法

1. 取穴　风寒型取天突、大椎7点、风池、合谷透后溪；肺热型取天突、上脘、中脘、公孙透涌泉、曲池；虚喘取天突、气海、秩边、肺俞。

2. 操作　天突用弯刺法，余穴用常规针法。天突穴可深刺3～5寸，但须正确掌握进针方向，如无把握，切忌深刺，以免针尖偏斜，导致严重后果。

（四）火针法

1. 取穴　主穴取双侧肺俞，配穴取双侧定喘、风门。

2. 操作　在室内光线较好且无风地方，令患者采取坐位，充分暴露治疗部位。酒精灯尽量靠近欲利穴位。为减轻患者恐惧及疼痛感，选择28号1.5寸长毫针。将针尖烧至发红后迅速点刺肺俞穴，进针时针体一定要和穴位皮肤垂直，火针在接触皮肤的瞬间还应是红色的，刺入深度0.5cm。针刺后迅速用消毒干棉球按压针孔片刻。若遇哮喘憋气严重，伴躁动不安或喉中哮鸣声明显之病剧者，则配合火针针刺配穴。每天1次，5次为1疗程。

（五）割治法

1. 取穴　定喘、膻中。

2. 操作　穴位常规消毒后局麻，用小尖头手术刀割开长0.5～1cm、深0.4～0.5cm切口，挑去皮下少量脂肪组织，并用止血钳略加按摩刺激，然后压迫止血。一般不必缝合，涂上龙胆紫或红汞，将切口创面对齐挤合，切口上盖1小块纱布，用蝶形胶布封固即可，约1周可愈合。如有效可重复1～2次。第2次割治时可在第1次割治的穴位旁0.5cm处切口。

（六）针挑法

1. 取穴　主穴取肺俞、风门、外喘息、天突、膻中、中府、掌3点；表证、热谧加风池、大椎。缓解期按所犯脏腑重点如相应腧穴，如脾虚者加脾俞、中脘，肾虚者加肾俞、关元。也可选用相应华佗夹脊和治喘五平穴。

2. 操作　凡属热证、实证均用泻法，以截根法和挑罐法为主；凡属虚寒证宜用补法，以挑筋法、挑摆法、挑药法或挑灸法为主；虚中夹实者宜先泻后挑。治疗后期在掌2点处挑脂或割脂1次。

（七）耳针法

1. 取穴　咳嗽为主取肺、气管、大肠、内分泌；气喘为主取肺、平喘、神门、肾；发热可行耳尖放血；脱敏可取肾上腺、神门；缓解期以培本为主，可取肾、脾、肺、三焦、内分泌。

2. 操作　以28号0.5寸毫针刺入，快速捻转，可留针1～4小时，必要时埋针24小时。每次选穴3～5个，双耳或单耳交替使用。亦可用电针刺激。缓解期可用丸压法巩固疗效。

（八）梅花针法

1. 定位　发作期（治标）以胸背部、前后肋为主；配肘窝、大小鱼际、剑突下、气管两侧、大椎、内关、足三里、孔最。缓解期（治本）以肺经症状为主者，刺激胸部、前后肋间、中府、俞府、太渊、膻中为主，配刺气管两侧、后颈、胸腰部及上腹部；以脾经症状为主者，刺激胸腰上腹部为主，配刺气管两侧及颈、骶部、胸椎1～5、俞府、气海、膻中、中府。除以上定位外，凡有阳性反应物发现处（如条索、结节、泡状软性物等）及异常反应区（酸痛麻木），亦为重点刺激部位。

2. 操作　发作期每日治疗2～3次，用重刺激；缓解期每日治疗1次，7次为1小疗程，以后隔日1次，21次为1疗程，采用中等刺激。

（九）三棱针法

1. 定位　肘窝（曲池）、腘窝（委中）、背俞穴、耳后静脉、少商、鱼际、太阳。

2. 操作　肘窝及腘窝缓刺静脉放血；少商、鱼际、耳后静脉点刺出血；背俞穴及太阳刺后拔罐2～3分钟。每日1～2次或隔1～2日1次。每5～10次为1疗程：放血的次数及放血量的多少当视病情需要而定，灵活掌握。

（十）穴位埋线法

1. 取穴　急性期取大椎、定喘、肺俞、足三里、丰隆；慢性期取肾俞、肺俞、脾俞、足三里、丰隆。以咳为主加孔最，以喘为主加鱼际。

2. 操作　先做普鲁卡因皮试，阴性者方可手术。嘱患者脱去内外衣，倒穿衣覆盖于胸前，倒骑式坐于靠椅上，背向术者，使背部穴位充分暴露。穴位局部常规消毒；将剪好的长2cm的1号羊肠线装入16号上颌窦穿刺针内，右手持针棒，左手甩无菌纱布包住针梗，使针与穴位成45°～60°，用力迅速刺入穴位皮下，再将针缓慢刺入适当深度，待患者有强烈的酸、麻、胀、重的感觉后，右手稍向上提，左手拇指隔无菌纱布压住针口处，左手食指缓缓将针芯向下推，将线埋入穴位内。拔针后压迫针口，如无出血，即用2.5%碘酒及75%酒精消毒针日，并用无菌纱布及胶布固定即可。下肢穴位用0／3号肠线，用9号腰穿针操作。每20日埋线1次，3次为1个疗程。

（十一）穴埋药线法

1. 药线制备　以定喘方（制附子、党参、白术、茯苓、款冬花、白芥子各20g，制半夏15g，细辛12g，甘草6g）1剂，煎取药液500mL，取0号医用羊肠线2米浸泡药液中，1月后取出，经高压消毒后备用。

2. 取穴　1组取肺俞、定喘、膻中，2组取肾俞、膏肓、关元。

3. 操作　两组穴位轮换使用，每次用一组。先在施术穴位皮肤表面常规消毒后，用2%利多卡因注射液每穴注射1mL局封。无菌操作下将羊肠线剪成2cm，选用9号腰穿针，将针芯退出一部分，将羊肠线从针尖端牵入针管。术者以左手绷紧施术穴位皮肤，右手持针快速刺入穴位，调整进针角度和深度，待有针感后推动针芯，将羊肠线注入穴中，拔出针管，以棉签压迫止血，针眼处用碘酊消毒后加贴创可贴以防感染。每年夏天初伏、中伏、末伏3天及冬天初九、二九、三九3天各做1次，共计6次为1疗程，一般治疗1～3年。

（十二）腺体埋藏法

1. 取穴　定喘、身柱、膻中、天突。

2. 操作　每次选用1对穴，用猪、羊、马等动物肾上腺，去色膜，切成高粱米粒大小，低温冷藏5～7天，高压消毒，低温保存。每次埋入穴位内1小块，每周埋1次。

（十三）兔脑埋藏法

1. 取穴　膻中、定喘。

2. 材料　取体重2～3kg雄兔1只，气栓致死，立即开头骨取其嗅叶米粒大1片，脑垂体及丘脑下部1小部分（约黄豆粒大），放在无菌生理盐水纱布上备用。

3. 操作　患者仰卧位，首选膻中常规消毒，麻醉后以穴位为中心纵行切开皮肤1～1.5cm（深达皮下组织）。血管钳在皮下按摩数次，局部有麻胀感后分离皮下脂肪（皮下造一空腔），用纱布压迫切口3分钟，将备用之兔脑组织埋入，缝合切口，无菌包扎，7天后拆线。如无效，术后1个月可选定喘做第2次手术。

（十四）穴位埋鬃法

1. 器材　灭菌7号或6.5号注射针头及健康成年猪的背正中之鬃毛（经碱洗、酒精浸饱、高温消毒灭菌后备用）。

2. 取穴　大椎、定喘、肺俞。

3. 操作　将长于注射针头之猪鬃插于针芯|鯀状位碘酊、酒精消毒后，捏起穴位附近的肌肤，从一侧定瑞穴进针，穿过大椎穴，从另一侧定喘穴透出，将猪鬃从针尖处顶出后，用手指压住，抽去针头，使猪鬃埋于穴内肌肉中，剪去两端露出皮外的猪鬃，分别绷紧皮肤，使猪鬃缩于皮内，以免露出引起感染，再消毒两侧针眼。肺俞穴埋双侧，进针方向沿膀胱经向下，也可向椎体横刺，深度为1cm左右穿过穴位即可。一般不出血，患者亦无明显不适。10天后重埋1次，3次为1疗程，疗程间隔1个月。

（十五）刮痧治疗法

1. 取穴　膀胱经风门、肺俞、心俞、胃俞、脾俞、肾俞，肺经中府、尺泽、太渊，大肠经曲池、商阳，经外奇穴定喘等，胃经足三里、丰隆，督脉风府、大椎。刮拭顺序为脊背部、肘掌侧、手腕掌侧、小腿外侧。

2. 操作　常规消毒后，在相应的部位上涂刮痧油，先从颈部风府刮至大椎，再重刮定喘、风门、肺俞、心俞、脾俞、胃俞、肾俞、中府、尺泽、太渊、足三里、丰隆，以皮肤发红及皮下有瘀点、瘀斑为度。刮肾俞时着重强调患者配合做深度腹式呼吸，部分穴位闪火罐、走罐，并留罐5～10分钟。最后用板尖点刺合谷、少商、商阳和十冲穴。重点选择在夏季每伏的第1天辰时嘱咐患者来刮拭，之后可每3～7天1次，最多不超过10次。

（十六）小针刀疗法

1. 取穴　选用定喘、肺俞、风门、大椎、肾俞，不必按中医分型，选穴为单、双侧交替使用，每次分别取3～6穴。

2. 操作　穴位局部常规消毒，不用麻醉，按照小针刀进刀四步规程，对准穴位，垂直刺入0.5～1寸，行纵行i横行剥离2～3下，患者自觉酸胀感后即出针刀，用少许消毒棉球外敷刀口，创可贴封贴固定。在哮喘发作期，每隔3天治疗1次，哮喘缓解期，每隔5天治疗1次。

（十七）穴位贴磁法

1. 取穴　主穴取大椎、膻中、神阙；配穴取肺俞、风门、三阴交。

2. 操作　穴位所在皮肤用75%酒精棉球消毒，取1cm×1.5cm生物陶磁片敷贴在选定穴位上，稍加点揉2～3分钟。每穴敷贴10天后取下，局部皮肤再以75%酒精消毒后敷贴。30天为1个疗程。个别患者在治疗期间局部皮肤发痒，可取下陶磁片，局部酒精擦洗，休息1～2天再贴上。

（十八）化脓灸疗法

1. 取穴　第1组取天突、大椎、定喘、风门、肺俞；第2组取膏肓、至阳、脾俞、肾俞；第3组取膻中、列缺、关元、足三里、丰隆。3组穴先后选用，每10天取1组。

2. 操作　每穴皮肤先用0.5%碘附常规消毒，再予75%酒精脱碘。用一次性5mL无菌注射器抽取2%普鲁卡因4mL，以10°～30°角进针，将穴位处皮肤挑起，回抽无血后注入2%普鲁卡因1mL，形成皮丘。每穴逐次局部麻醉后，捻黄豆大小圆锥形艾炷置其上点燃烧尽，每穴灸3壮。灸后用75%酒精棉球擦拭皮肤表面，再将剪成圆形的化脓灸药膏烤热贴上。每天更换药膏1次，每组换药5～7次。灸后局部皮肤成瘢痕化。30天为1疗程。

（十九）隔姜伏灸法

1. 取穴　主穴取肺俞；病程较长，痰多气短明显者加脾俞、肾俞。

2. 操作　将鲜生姜切成厚约2mm的薄片，直径1.5～2.0cm为宜，在姜片中心处用三棱针穿刺数个小孔，置于穴位上。将艾绒自制成花生米大小的圆锥形艾炷置姜片中心，从上端点燃，燃至以不能耐受的热度时，更换新艾炷续灸，以局部皮肤潮红为宜。温热感达到胸部，胸中气息畅通；温热感达到四肢，足底出冷汗，即达到目的。隔日1次，连续灸治3个三伏天。

（二十）隔药饼灸法

1. 取穴　定喘、天突、膻中；肺俞；寒喘加关元，热喘加曲池。

2. 药物　寒喘药饼由炙麻黄、炙百部、制附子、干姜各5g，杏仁、蛤蚧、川贝各10g组成，研极细粉末加入适量酒做饼；直径2.5～3.5cm，厚约0.8cm，中间以针刺数孔；热喘药饼由炙麻黄、桑白皮、生甘草各5.7g，杏仁、黄芩各10g，生石膏、鱼腥草各15g组成，研极细末加入适量凉开水做成寒喘药饼大小与厚度，中间以针刺数孔。

3. 操作　根据寒喘、热喘的辨证分型，将相应药饼置相应穴位，饼上再放艾炷（如苍耳子大），每穴施灸1～2壮。

第三节　慢性肺源性心脏病

慢性肺源性心脏病简称肺心病，是由于肺组织、胸廓或肺动脉的慢性病变致肺循环阻力增加，肺动脉高压，引起右心室肥厚，最蔓发展成为右心功能代偿不全及呼吸衰竭的一种心脏病一本病在蓑国较为常见，发病年龄多在40岁以上，病死率较高。急性发作以冬春季为主；呼吸道感染为急性发病的基本诱因。早期心肺功能尚能代偿，晚规出现呼吸循环衰竭，并常伴有多种并发症。本病一般属中医学"肺胀""喘证""痰饮""心悸""水肿"等范畴。

针灸治疗法

（一）毫针法

1. 取穴　主穴取心俞、肺俞、风池、大椎。加重期以肺肾虚外感型加天突、膻中、尺泽、太渊，脾肾阳虚水泛型加脾俞、肾俞、气海、足三里，痰浊蒙窍型加膻中、丰隆、列缺，元阳欲脱型加人中、涌泉、内关、关元；缓解期以肺脾气虚型加肾俞、脾俞、关元、气海，肺肾阴虚型加肾俞、气海、太溪、三阴交。

2. 操作　局部消毒后常规针刺，急性期每日1次，缓解期隔日1次，10次为1疗程。

（二）电针法

1. 取穴　患者取坐位，头稍低下，选大椎、二椎下、陶道穴。

2. 操作　穴位局部皮肤常规消毒后，以28号2寸毫针缓慢刺入，深度一般在1.5～2寸，主要标志为手下落空感及通电后胸背部有电麻感，通电后如针感未传到胸部时，以手法调整之。治疗机以G6805针灸治疗仪，频率、强度一般以患者能耐受为度。三穴可交替使用，隔日治疗1次，10次为1疗程。

3. 注意　本法治疗操作中必须严格消毒，针刺深度必须适当，逐渐增加电流强度，儿童、孕妇、有出血倾向疾病者勿使用本法。

（三）温针法

1. 取穴　足三里、定喘、丰隆、膻中、肺俞、肾俞、脾俞。

2. 操作　患者取仰卧位，针刺足三里、丰隆，并将艾条剪成1～2cm长艾炷套人针柄点燃，为了防止皮肤烫伤，可在针下放上纸垫。另外将艾条点燃采用雀啄式灸法重灸膻中、定喘穴。30分钟起针。再让患者取俯卧位，针刺肺俞、肾俞、脾俞，如法温针治疗30分钟。每日1次，10次为1疗程。

（四）芒针法

1. 取穴　心肺气虚取鸠尾、上脘、天突、足三里；上盛下虚取天突、气海、关元、秩边、三阴交。

2. 操作　按芒针常规方法针刺，兼补泻手法。

（五）头针法

1. 取穴　双侧胸腔区。

2. 操作　局部常规消毒，快速针刺，用提插补法。留针30分钟，隔日治疗1次，5次为1疗程。

（六）耳针法

1. 取穴　取耳穴脑、交感、肺、皮质、肾等。

2. 操作　先可用毫针捻转数分钟，待病情缓解后再行单耳或双耳埋针24～48小时，隔日更换。耳针对呼衰有一定效应，作用缓慢而持久。

（七）割治法

1. 取穴　膻中、掌1穴（食指第1节指腹正中，男左女右）。

2. 操作　纵切口1cm，深达皮下，剪除部分皮下组织，止血钳伸入达骨膜面，来回捣动数次，增强刺激。包扎切口，6天后拆线。

（八）穴位埋线法

1. 取穴　定喘透肺俞、肺俞透心俞，均为双侧。

2. 操作　先令患者俯卧位，标定定喘，常规消毒后，带上消毒手套，用2%利多卡因作穴位局部浸润麻醉。剪取0～1号铬制羊肠线3cm，用小镊子将其穿入制作好的9号腰椎穿刺针管中。垂直快速进针，当针尖达皮下组织时，迅速调整针尖方向，以30°角向肺俞透刺，寻找强烈针感向肩胛及前胸放射后，缓慢退针，边退边推针芯，回至皮下后拔针，用干棉球按压针孔片刻，再用创可贴固定。肺俞透心俞及对侧两穴埋线，操作同上。埋线1次即为1疗程，一般15天左右行第2疗程。

（九）刺络放血法

1. 取穴　大椎，双侧肺俞、孔最、丰隆。

2. 操作　将三棱针和欲刺部位常规消毒，押手按压所欲刺穴位两旁，使其处皮肤绷紧，刺手拇、食、中三指持针，呈持笔状，露出针尖，用腕力迅速、平稳、准确地点刺穴位；深度1～2分，随即迅速退出，押手亦放松，然后拔罐10分钟，使血充分流出。每日1次，连续6天后改为隔日1次，共治疗14天为1疗程，疗程间休息3天。

（十）穴位注射法

1. 洛贝林针法　取洛贝林3mg注射于曲池，可根据病情，两侧交替注射。

2. 二甲弗林针法　取二甲弗林8mg注射于足三里或三阴交，两侧可多次交替注射。

3. 醒脑静针法　取醒脑静1~2mL注射于膻中、曲池、中府、肺俞、足三里等穴，可每20~30分钟交替穴位应用。

4. 氨茶碱针法　取氨茶碱0.5~1.0mL注射于列缺、中府、合谷等穴，可重复使用。

5. 新当归针法　取75%复方当归液（当归、红花、川芎）0.5~1.0mL注射于膈俞穴，针尖向横膈面，进针约1.5cm，捻转，使局部有酸胀重麻的感觉。左右膈俞穴交替使用。

第四节　高血压病

高血压是以体循环动脉收缩压及／或舒张压增高为主要表现的临床综合征，可分为原发性和继发性两大类。在绝大多数患者中，高血压的病因不明，称之为原发性高血压，占高血压患者总数的90%以上；在不足10%患者中，血压升高是某些疾病的一种临床表现，本身有明确而独立的病因，称为继发性高血压。原发性高血压，患者除了可出现与高血压本身有关的症状以外，长期高血压还可成为多种心血管疾病的重要危险因素，并影响心、脑、肾等重要脏器的功能，最终可导致这些器官的功能衰竭。本病是最常见的心血管疾病，患病率随年龄而上升，35岁以上上升幅度较大。1991年普查结果显示，我国高血压患病率为11.26%。由于许多高血压患者早期没有症状，部分甚至一直无明显不适，直到心脏病发作，脑卒中发生，到医院看急诊才被发现有高血压。本病一般属中医学"眩晕""头痛""胸痹""心悸""中风"等范畴。

针灸治疗法

（一）毫针法

1. 肝火亢盛型　取穴风池、太冲、行间、曲池、合谷；烦躁失眠加神门，便秘加支沟。各穴除风池外均用捻转提插泻法，间歇留针。针感要求逆经传达，符合"迎而夺之"之法。风池针尖向对侧眼眶进，使针感上达巅顶，能立解头痛头晕之苦，平补平泻，并可作静止留针。每日1次。

2. 痰浊上扰型　取穴百会、风池、中脘、曲池、丰隆；恶心呕吐者加足三里，胸脘痞闷者加内关。百会、风池、中脘皆用平补平泻法，百会根据头痛部位可向前后左右沿皮横刺，曲池、丰隆捻转提插泻法，间歇留针，每日1次。

3. 阴虚阳亢型　取穴肝俞、肾俞、太冲、三阴交、风池、内关；心悸失眠严重者加神门，肢体麻木明显者加曲池、阳陵泉。肝俞、肾俞捻转补法，不留针。太冲捻转提插泻法，并可留针。三阴交、内关平补平泻。风池针尖向对侧眼区进，使针感向巅顶放射，平补平泻，可留针。每日或隔日1次。若肝阳上亢，心神被扰，心烦，失眠严重时加泻神门，用强刺激。风痰痹阻经络出现麻木不仁时加曲池、阳陵泉，平补平泻。

4. 阴阳两虚型　取穴肾俞、关元、气海、百会、风池、三阴交。偏阴虚而心悸失眠者加神门，咽干舌燥加太溪，偏阳虚而下肢浮肿者加阴陵泉，便溏加足三里。肾俞、关元、气海、三阴交均用捻转补法，若偏阳虚各穴可加灸。风池、百会平补平泻，百会针尖方向根据头痛部位可向前后左右进针。若偏阴虚，虚火扰心，则重泻神门，再补太溪。偏阳虚，气化失利，水湿潴留时加泻阴陵泉。若因火不生土，由肾及脾，脾运失健而腹泻时加补足三里。

（二）电针法

1. 取穴　太阳、头维、百会、风池、人迎、内关、肾俞、足三里、三阴交等穴。

2. 操作　穴位局部常规消毒后针刺，头部用脉动电流，四肢可用感应电流，间日或3日1次，每次30～40分钟。

（三）芒针法

1. 取穴　主穴取天窗透人迎；肝火上炎者加上脘、中脘、三阴交、大椎七点，阴虚阳亢者加大赫、风池、阴陵泉，肾精不足者加完骨、阴陵泉透阳陵泉、太冲透涌泉。

2. 操作　天窗透人迎须捻转缓进，待头部清爽感产生后即可缓缓退针；风池、完骨针感沿头顶上部至额部，以头脑清醒感为佳；其他穴位均用泻法，使针感下行。

（四）火针法

1. 取穴　百会、气海。

2. 操作　患者先取坐位，百会穴处皮肤常规消毒，以粗火针刺穴位2次，间隔约10秒，速进疾出，以深达帽状筋膜为度，不按压针孔，如有出血，待其自止擦净。后取卧位，气海穴局部皮肤常规消毒，火针点刺3次，每次间隔10秒钟，深5～7mm，针后疾按针孔。治疗开始3天每。日1次，以后隔日1次，2周为1疗程。

（五）眼针法

1. 取穴　双侧肝区，如伴有头痛目胀者加刺太阳穴。

2. 操作　以0.5寸毫针刺入双侧肝区，留针10分钟。针前测定血压，针后再即刻测定血压。每日针刺1次。

（六）耳针法

1. 取穴　主穴取心、肝、脑点、降压点；失眠加神门，多梦加胆，心悸加心脏，四肢麻木加耳郭四肢相应点，严重头晕加耳尖。

2. 操作　均取双侧，常规消毒后，用耳环针刺入耳穴，外用胶布固定，隔日1次，

10次为1疗程。

（七）耳压法

1. 取穴　心、肝、肾、肾上腺、降压9点、脑、枕、交感、内分泌、皮质下、降压沟；夜寐差加神门、神经衰弱点（耳垂一区与二区之间），目涩加眼、耳、目，纳差加脾、胃，便秘加三焦、直肠下段、大肠、便秘点（子宫穴外下方）。

2. 操作　将医用橡皮膏剪成5mm大小的方块，每方块上粘1粒王不留行籽。治疗时先用探针在耳郭上找敏感点，然后将橡皮膏贴在敏感点处，以王不留行籽压住敏感点为度。每隔2天换1次，左右耳交替，且每日按压耳贴数次。

（八）头皮针法

1. 取穴　取头皮针书写、呼循、思维、听觉穴区，配以伏像头部。

2. 操作　根据不同症状和中医辨证施治的原则随症加减。进针须达骨膜，留针30分钟，中间捻针1次。每日针刺1次，10次为1疗程，连针5次休息2日再针5次，疗程间隔3～5日。

（九）梅花针法

1. 定位　后颈、骶部、乳突区、人迎、风池、三阴交、足三里、内关、曲池、腰背部。

2. 操作　轻度或中度刺激，以患者能耐受为主。本法对早期患者疗效好，能减轻症状，使血压有不同程度下降。

（十）三棱针法

1. 取穴　大椎、曲泽、委中、太阳。

2. 操作　每次取1～2穴，三棱针点刺出血，曲泽、委中可缓刺静脉放血，每次出血量5～10mL。每隔5～7天1次，5次为1疗程。

（十一）滚刺筒法

1. 定位　背部督脉、太阳两经为主，肘膝以下手足三阴经为辅。

2. 操作　自上而下，缓慢轻浅地反复刺激15～20分钟，至局部皮肤轻度充血呈红疹样。不宜重而快地压刺，不得使皮肤破损，以防感染。

（十二）穴位植线法。

1. 取穴　以敏感穴位为主；肝阳上亢加曲池、风池，阴虚阳亢加肾俞、风池，痰火内盛加丰隆、曲池，阴阳两虚加曲池、风池、膈俞、太溪、神门、关元、三阴交，痰湿壅盛加太白、京骨二丰隆、阴陵泉。

2. 操作　先根据四诊确定证候类型，按证型分析出病变所属脏腑及有关经络（如肝阳上亢型，病在肝，即测本经肝经、表经胆经i同名经心包经和三焦经）在这些经络的穴位（主要在四肢肘膝以下及胸腹部的俞募穴）按压，选出有敏感反应如压痛及阳性反应物的穴位2～3个进行埋线。穴位消毒局麻后，用埋线针挂上1号羊肠线2～3cm，斜刺入穴位，探得针感后，施以补泻，进针至羊肠线没入皮下后退针，外盖敷料。20天埋线1次，5次为1疗程。

（十三）穴位注线法

1. 取穴　血压点、心俞、肝俞、肾俞；头晕加百会，前头痛加太阳、印堂，后头痛加风池，胸闷、心悸、气短加内关。

2. 操作　将0.5～1cm羊肠线放入9号穿刺针前端，刺入穴位。主穴中肾俞用直刺法刺入3cm，余穴则针尖向脊柱以45°角斜刺2cm。配穴中百会前刺，太阳向后刺，印堂向上刺，余穴直刺2cm，埋入羊肠线，外盖敷料。1个月埋线1次，病情较重者20天埋线1次，5次为1疗程。

（十四）药线穴注法

1. 制备　将夏枯草100g，杜仲、牛膝各40g，泽泻、玄参、钩藤各30g，益母草、槐花各20g，共研细末，用75%酒精2 000mL浸泡密封2周，过滤液备用。再将1号羊肠线剪成2cm长，放入药液中浸泡7天以上即可使用。

2. 取穴　主穴取足三里、血压点，心俞、曲池；配穴取手三里、内关、膈俞。每次选用一组主穴与1～2个配穴，两组主穴交替使用。

3. 操作　穴位常规消毒局麻后，用注线法，将药线放入12号腰穿针尖端，直刺入穴位，得气后，将药线注入，退出腰穿针，外用创可贴固定针眼。20天埋线1次；3次为1疗程。

（十五）穴位注射法

1. 取穴　足三里、曲池。

2. 药物　1%普鲁卡因15mL。

3. 操作　局部常规消毒，垂直进针，深度为6～10mm，足三里穴注入10mL，曲池穴注入5mL。左右交替使用，2～3天1次，10次为1疗程。

（十六）穴位割治法

1. 取穴　取3、4、5等胸椎两旁夹脊穴和心俞、肺俞、厥阴俞、天宗、肩髃等穴，一般从第4胸椎水平线以上，由下而上取穴，顺序不能乱。如果治疗2个疗程血压顽固不降，可采取第二治疗方案，除选以上穴位外，另选肢体穴位；顺序从上而下，所选穴位根据辩证而定。

2. 操作　局部常规消毒，每穴皮内注射2%普鲁卡因0.1mL，用6号针头刺入皮肤0.2cm，转向上沿皮刺入0.5cm，再把针尖挑出皮外，看到针尖后挑起皮肤，用手术刀沿针割开，不缝合，常规包扎。每次10个穴位以上，隔日1次，穴位轮换使用。割治4次为

1个疗程，疗程间隔10～30天。

（十七）刮痧治疗法

1. 器具　刮具选用牛角板制成，牛角具有清热凉血解毒之效，牛角刮痧板刮面光滑，便于消毒使用。刮痧油选用具有疏肝化瘀作用的田七花、玫瑰花、茉莉花经加工提取芳香而成。

2. 定位　常用降压刮痧部位为颈背部、胸部的肌肉胀痛处。若身体胀痛不明显，则以督脉两旁腧穴、足太阳膀胱经、足少阳胆经及颈部、腋窝动脉行走部为重点刮痧区。头痛甚者由百会穴开始，沿督脉由上往下重刮。情绪激动，伴有心悸心烦者加刮手少阴心经及手厥阴心包经部位。血压高而体虚头晕者，加刮下肢足太阴脾经及足阳明胃经部位。

3. 操作　先在刮痧部位涂上刮痧油，再用刮痧板的凸面与皮肤方位成45°角由上至下，紧压皮肤，用力压刮。手法由轻至重，先轻后重。刮痧降压多提倡重手法，刮至患者自觉刮后身体轻松为度。身体胀痛，头痛而伴见高血压者，尤须反复重刮。若无凝血机制障碍者刮出人工瘀斑为正常现象，可增强疗效，人工瘀斑3～5天可自行消退。糖尿病患者、凝血机制障碍者禁用刮痧；一定要用刮痧油，以免刮破皮肤。

（十八）辨证施灸法

1. 肝肾不足型　患者取仰卧位，于双涌泉穴上分别涂少量凡士林，将高0.5cm，底部直径0.5cm，如麦粒大小艾炷置于穴位上，用线香点燃艾炷，燃至患者感觉有灼热感后用镊子取下，换另一艾炷进行艾灸，每穴各灸27壮。关元、双侧足三里分别用高1cm，底部直径1cm的艾炷直接置于穴位上，用线香点燃艾炷，燃至患者感觉有灼热感时用镊子取下，换另一艾炷进行灸治，每穴各灸21壮。

2. 痰湿瘀阻型　患者先取坐位，予百会穴上用高0.5cm；底部直径0.5cm，如麦粒大小的艾炷置于穴位上，用线香点燃艾炷，燃至患者感觉到有灼热感后用镊子取下，换另一艾炷进行艾灸，共灸27壮。接着取仰卧位，在神胡穴上放置食盐至与腹壁平齐，将艾炷分别置于神阙及双侧足三里上，艾炷高1cm；底部直径1cm，用线香点燃艾炷，患者感觉到灼热时用镊子取下，换另一艾炷进行艾灸，每穴各灸21壮。

第五节　心绞痛

心绞痛是冠状动脉供血不足，心肌急剧的、暂时的缺血与缺氧所引起的临床综合征。除冠状动脉粥样硬化外，本病还可由主动脉瓣狭窄或关闭不全、梅毒性主动脉炎、原发性肥厚型心肌病、先天性冠状动脉畸形、风湿性冠状动脉炎等引起。临床多见于40

岁以上的中老年，男性多见，男女比例约为2∶1，女性常在绝经后发生。其严重程度常分为Ⅰ级、Ⅱ级、Ⅲ级、Ⅳ级。本病一般属中医学"胸痹""真心痛"等范畴。

针灸治疗法

（一）毫针法

1. 寒凝心脉型　取穴内关、郄门、血海、膻中、厥阴俞。内关、郄门进针0.5~0.8寸，平补平泻捻转手法，得气为度；血海进针1寸，平补平泻捻转手法，得气为度；厥阴俞针尖指向脊柱，捻转泻法；膻中平刺，针尖指向下，令局部有胀感为度。以上穴位均留针20分钟。

2. 痰火内结型　取穴膻中、心俞、内关、郄门、丰隆。内关、郄门0.5~0.8寸，平补平泻捻转手法；心俞针尖指向脊柱；平补平泻得气为度；膻中平刺，针尖向下，局部胀感为度；丰隆捻转泻法，得气为度。以上穴位均留针20分钟。

3. 痰浊闭阻型　取穴：内关、膻中、厥阴俞、中脘、丰隆、脾俞。内关、膻中针法同前；厥阴俞、脾俞斜向脊柱，得气为度；中脘呼吸补法；丰隆捻转泻法。各穴均留针20分钟。

4. 气滞心胸型　取穴内关、厥阴俞、巨阙、阳陵泉、太冲、期门、膈俞。先针厥阴俞、膈俞，针法同前，不留针；次针巨阙，仰卧举手取之，深刺1寸余；期门平刺或斜刺0.5寸；后针内关、阳陵泉，进针0.5~1寸。诸穴得气后，留针20分钟。

5. 瘀血痹阻型　取穴内关、郄门、膻中、厥阴俞、膈俞、血海。膈俞、厥阴俞、内关、膻中针法同前；郄门、血海捻转泻法。得气后留针20分钟。

6. 心气不足型　取穴内关、膻中、厥阴俞、足三里、气海。厥阴俞针刺向脊柱，捻转补法；内关、膻中、足三里、气海直刺进针0.5~1寸，捻转补法。留针20分钟。

7. 心阴不足型　取穴厥阴俞、巨阙、内关、足三里、关元、气海；厥阴俞刺向脊柱，捻转补法；巨阙、足三里、关元、气海捻转补法．得气后可加灸。

（二）电针法

1. 取穴　心俞、厥阴俞、膈俞、膻中、郄门、内关、通里。

2. 操作　每次选取3~4穴，针刺得气后，接电针仪，电流强度以患者能耐受为宜。急救时电刺激20分钟，平时则每次电刺激30分钟。每日1次，10次为1疗程。

（三）头针法

1. 取穴　胸腔区、血管压缩区。

2. 操作　局部皮肤消毒后，常规针刺，进针后快速捻转3分钟，停5分钟，反复捻转3次，留针30分钟。捻转要使患者全身发热、汗出，针感强则效佳。

（四）埋线I法

1. 取穴 以取敏感穴位为主；阴虚型配三阴交，阳虚型配内关，气虚型配气海，痰阻型配中脘，血瘀型配膈俞。

2. 操作 先在胸背部及四肢部有关经络上探测出最敏感的穴位各1～2个进行埋线。胸背部穴位用穿线法，埋入2号肠线3cm，注意穿过皮下组织时，需用手捏起皮肤，将肠线穿于皮下，不能刺入过深，以免伤及内脏。四肢穴及背脊穴用注线法，后者将针尖向脊柱方向刺入，有针感后，后退0.5cm，注入0号肠线1cm，余穴埋入0～2号肠线0.5～1cm。一般15天埋线1次，连续4～5次。

3. 注意 本病敏感穴位主要分布于胸背部及上肢部的任、督、足太阳和手少阴、手厥阴经脉，多为与心脏所属脊髓节段分布区。按诊可发现酸胀、痛感和触及条索状物。其常见敏感穴位有：足太阳经之心食、督俞、厥阴俞、膈俞、神堂；手少阴经之灵道、通里、阴郄、少海；手厥阴经之郄门、内关、天池；督脉之至阳、神道；任脉之巨阙、膻中；足阳明经之乳根、膺窗；足少阴经之神封、灵墟、复溜、步廊；足少阳经之辄筋、丘墟；奇经穴之心脏点（前臂屈侧尺侧线，肘横纹下3寸处）、胸夹脊3～7、郄上、血压点、心平等。

（五）埋线II法

1. 取穴 头针穴胸腔区、心俞、心前区疼痛点、腕踝针穴上1、上2。

2. 操作 胸背部穴用穿线法。用三角针穿上1号羊肠线，在穴位上下1.5cm处穿进和穿出，皮下留置羊肠线2～3cm。头及上肢穴用注线法。用00号羊肠线装入9号穿刺针，沿头皮下肌层刺入相应区域，上1、上2穴则进入皮下后，沿真皮下向上刺入1.5寸左右，埋入羊肠线2cm。外盖敷料。可将以上穴位分为两组，胸腔区与胸前痛点为一组，心俞与上1、上2位一组。7天埋线1次，两组穴交替埋线。

（六）穴位注射法

1. 气阴两虚型 甲组取双侧心俞，巨阙；乙组取双侧足三里、三阴交。每穴注入生脉针2mL，每日1次。甲、乙两组穴位交替使用，10天为1疗程。

2. 痰浊闭阻型 甲组取双侧心俞，巨阙；乙组取双侧脾俞、丰隆。每穴注入胎盘组织液2mL，每日1次。甲、乙两组穴位交替使用，10天为1疗程。

3. 寒凝血脉型 甲组取双侧心俞，巨阙；乙组取双侧肾俞，命门。甲组穴位每穴注入ATP注射剂50mg，乙组穴位每穴注入胎盘组织液2mL。每日1次，10次为1疗程。

4. 气滞血瘀型 甲组取双侧心俞，巨阙；乙组取膻中，双侧内关、膈俞。每穴注入川芎注射液2mL，每日1次。甲、乙两组穴位交替使用，10天为1疗程。

5. 肝肾阴亏型 甲组取双侧心俞，巨阙；乙组取双侧三阴交、肾俞。每穴注入复方丹参注射液2mL，每日1次。甲、乙两组穴位交替使用，10天为1疗程。

（七）小针刀疗法

1. 取穴　心俞、极泉、神门。

2. 操作　用型4号小针刀，按无菌操作要求，沿躯干、肢体长轴方向垂直于皮肤进小针刀，如有条索状物一并切开，通透剥离。术毕，局部敷以创可贴。每周1次，4周为1疗程。

（八）耳穴针刺法

1. 取穴　主穴取心、小肠、交感、皮质下；配穴取脑点、肺、肝、胸、降压沟、兴奋点、枕；心绞痛时配心、肾、神门、皮质下、肾上腺。

2. 操作　每次选用3～5穴，心区可刺2根针。隔日治疗1次，留针1小时，12次为1疗程。注意在针刺时，患者采取卧位，周身肌肉放松为宜。

（九）耳穴埋针法

1. 取穴　交感、小肠、心、皮质下；虚寒型加肾、肺，痰浊型加脾、三焦，瘀血型加肝、神门，高血压严重者加肝、降压沟

2. 操作　令患者取坐位，以2%碘酒及75%酒精常规消毒耳穴局部皮肤。取圆钉型皮内针，常规消毒，用小镊子夹住针柄，将针尖对准选定穴位轻轻刺入，然后用小块胶布粘贴固定。每次选穴2～3个，两耳交替使用，留针3～5天，半个月为1疗程，疗程间休息3天。

（十）耳穴压籽法

1. 取穴　主穴取心、交感、胸、肝；心烦、失眠、多梦加皮质下、神门，胸闷气短、身沉困重有痰加内分泌、脾，头昏、头痛加太阳、降压点，心痛剧烈加神门、心点等。

2. 操作　先在耳部所选穴区探寻压痛点（有特殊的痛麻感），找到后画点为号，然后把胶布剪成0.5cm×0.5cm方块，将王不留行籽粘在其中，对准穴位贴牢压紧。每隔1天换贴1次，两耳交替运用，10次为1疗程。

第六节　心脏神经官能症

心脏神经官能症是以心血管、呼吸和神经系统为主要表现的临床综合征，临床和病理方面均无器质性病变，也称神经性血循环衰弱症、Da Costa综合征、焦虑性神经官能症等。它是神经官能症的一种特殊类型，以心血管系统功能失常为主要表现，可兼有神经官能症的其他症状。大多发生在青壮年，以20～40岁为多，多见于女性，尤其是更

年期的妇女。一般并无器质性心脏病证据，但再与器质性心脏病同时存在，或在后者的基础上发生。本病一般囊中医学"心悸""怔忡""惊悸""郁证"等范畴。

针灸治疗法

（一）毫针法

1. 心脾两虚、心神失养型　取穴心俞、脾俞、内关、足三里；腹胀、便溏加天枢，失眠加神门。以上各穴均用补法，背部腧穴亦可配合隔姜灸。天枢施平补平泻法。

2. 肝肾阴虚、虚火扰心型　取穴心俞、肾俞、肝俞、内关、太溪、三阴交；头晕、耳鸣、眼花加风池，遗精、早泄加关元，烦躁甚者加太冲。肾俞、肝俞、太溪、关元宜用补法；心俞、内关、太冲施泻法；三阴交、风池施平补平泻法。

3. 脾肾阳虚、水饮凌心型　取穴脾俞、肾俞、内关、百会、阴陵泉；腹胀、便溏加中脘、足三里，阴冷腰酸加命门、关元。诸穴除阴陵泉外，均用补法，并可加灸；阴陵泉施平补平泻法。

4. 肝气郁结、痰火扰心型　心俞、肝俞、内关、丰隆、太冲。诸穴皆用泻法。

5. 心脉瘀阻、心失所养型　取穴心俞、厥阴俞、内关、郄门、血海。诸穴均用平补平泻法，心俞、厥阴俞可加刺络拔罐法。

（二）电针法

1. 取穴　神门、内关、三阴交、心俞。

2. 操作　按常规针刺后，接电针仪，密波每次2～5分钟，疏波、疏密波每次5～15分钟，断续波每次15～20分钟。每夫治疗1次，5～20次为1疗程，疗程间隔3～7天。

（三）芒针法

1. 取穴　主穴取风池、内关、心俞、通里；配穴取关元、支沟、四神聪。

2. 操作　刺风池使针感向头顶及额放散，刺内关时捻转百次，心俞穴在胸椎旁开5～8分，深刺1.5寸，达横突止。施行捻转补泻，有胸前束紧感为度。

（四）头针法

1. 取穴　感觉区、足运感区、平衡区、晕听区、胸腔区。

2. 操作　常规针刺，留针15～30分钟，留针期间捻转运针1～5分钟，捻转角度在180°以内，频率一般为每分钟。120～200次。每天1次，10～15次为1疗程，疗程间停针1～2周。

（五）耳针法

1. 取穴　心、神门、皮质下、交感、肾、肝。

2. 操作　每次取4～5穴，中等刺激，留针20～30分钟。每日1次，两耳交替针刺，

10次为1疗程。在治疗同时，适当地进行暗示疗法，可提高疗效。

（六）耳压法

1. 取穴　心、神门、皮质下、交感、耳迷根、肝、肾、枕。

2. 操作　常规消毒耳郭，将王不留行籽粘于0.5cm×0.5cm的方形小胶布中点，对准所取的各穴位贴紧，用拇指、食指按捏耳穴片刻，手法由轻到重，使之产生热、痛感，以耳郭发红发热为佳。让患者每天自行按捏4～6次，每次5分钟左右，3天换贴1次，双耳交替。

（七）埋线Ⅰ法

1. 取穴　心俞、内关、膻中、神门、足三里、心俞、肾俞；厥阴俞、心俞、神堂、大椎、肺俞、大杼、三阴交。

2. 操作　用注线法。穴位消毒局麻后，用9号穿刺针装入0号羊肠线2cm，刺入穴内，背部腧穴针尖斜向脊柱，大椎、心俞穴向上斜刺，神堂、膻中向下平刺，四肢穴用直刺法。刺入0.8～1寸，推入羊肠线，退出针管，外盖敷料。两组穴位交替应用，每5天埋线1次，5次为1疗程。

（八）埋线Ⅱ法

1. 取穴　头针穴精神情感区、腕踝针穴上1、上2。

2. 操作　用注线法。穴位消毒局麻后，用装有00号羊肠线2cm的9号穿刺针在穴区起点刺入皮下，头穴沿皮下肌层向穴区平行刺入3cm，腕踝穴沿真皮下向上推进3cm，推入羊肠线后退出针管，外盖敷料。每15天埋线1次，3次为1疗程。

（九）皮内针法

1. 取穴　膻中、巨阙、心俞、厥阴俞。

2. 操作　每次选用2个穴位，常规消毒后，用皮内针迅速刺入穴位皮内，用胶布固定1～3日，取针后隔1～2日再针刺，10次为1疗程。

（十）梅花针法

1. 定位　脊柱两侧的常规刺激部位、两个手掌的大小鱼际、头部、颈部。

2. 操作　一般用轻刺激手法或由轻刺到重刺，症状基本消失后，再由重刺逐渐变为轻刺。每日1次，7次为1疗程，以后隔日1次。

（十一）穴位注射法

1. 取穴　厥阴俞、心俞、肾俞、足三里、三阴交。

2. 药物　5%当归液、10%丹参液、灵芝液。

3. 操作　以上药物任选一种，每次取2～3穴，每穴注入0.5～1mL药液。隔日治疗1次，10次为1疗程。

（十二）艾灸法

1. 取穴　内关、心俞：肝俞、胆俞、膻中、关元、足三里、郄门。

2. 操作　用艾卷温和灸或温灸器灸，每次选用2～3个穴位，每穴每次施灸20～30分钟。每日1次，10次为1疗程。

第七节　慢性胃炎

慢性胃炎是指不同疾病群起的慢性胃黏膜炎性病变或萎缩性病变，占门诊接受胃镜检查患者的80%～90%，其发病率居各种胃病之首。男性多于女性，且随年龄的增长发病率呈上升的趋势，50岁以上者发病率可达50%以上。慢性胃炎缺乏特异性症状和体征，大多数患者无自觉症状，如有症状多表现为饭后饱胀、嗳气、食欲减退、恶心、上腹部疼痛不适，或消瘦、贫血、舌淡、腹泻等。本病一般分为浅表性胃炎、萎缩性胃炎和肥厚性胃炎3种，因肥厚性胃炎只是胃镜下诊断，未被组织活检所证实，所以慢性胃炎一般只包括慢性浅表性胃炎和慢性萎缩性胃炎。本病一般属中医学"胃脘痛""腹胀""痞满""呕吐"等范畴。

针灸治疗法

（一）毫针法

1. 脾胃虚寒型　取穴中脘、足三里、内关、公孙、胃俞。中脘直刺1～1.5寸，施呼吸和提插补法，令胃脘部有酸胀感；足三里直刺2寸，行捻转补法，使局部产生酸胀感；胃俞针尖向脊柱斜刺1寸，施捻转补法，令针感向胃脘部放射；内关、公孙直刺2～3寸，施捻转提插补法。

2. 食滞伤胃型　取穴中脘，天枢、足三里、内庭、内关；湿热内郁者加合谷、阴陵泉。中脘、足三里刺法同前；天枢直刺1.5～2寸，行提插泻法，令针感向下腹部放射；内庭向足心方向刺1寸，内关直刺2～3寸，施捻转提插泻法。

3. 肝气犯胃型　取穴中脘、足三里、内关、公孙、太冲；胸胁胀满痛甚者加支沟、阳陵泉。足三里、中脘刺法同上；内关、公孙直刺1寸，用捻转补法；太冲直刺1寸，行提插与捻转泻法，令足大趾有酸胀感。

4. 胃阴不足型　取穴脾俞、胃俞、中脘、足三里、三阴交，太溪；胃内灼热甚者加内庭。中脘、足三里刺法同前；胃俞、脾俞针尖向脊柱方向斜刺1寸，用捻转补法，使针感向腹部放射；三阴交斜向上刺1.5寸，行捻转提插结合补法，使针感向上放射为宜；太溪直刺0.5寸，行捻转补法，令局部有酸胀感。

（二）温针法

1. 取穴　主穴取双侧足三里、内关，配穴取中脘、天枢。

2. 操作　选定穴位，常规皮肤消毒，以毫针直刺足三里1~1.5寸，内关0.5~1寸，然后点燃艾条，插在针柄上。另配以毫针直刺中脘穴1~1.5寸，天枢穴1~1.5寸，提插补法，不留针。内关、足三里穴留针30分钟。隔日治疗1次，10次为1疗程。

（三）电针法

1. 取穴　太冲、阳陵泉、足三里、天枢。

2. 操作　穴位局部常规消毒，快速进针，得气后接G6805电针仪，以连续脉冲波治疗，留针20分钟。每日1次，12次为1疗程，疗程间休息5~7天。

（四）火针法

1. 取穴　水分、建里、膈俞、胃俞、足三里；肝俞、胆俞、脾俞、中脘、下脘、足三里。脾胃虚弱加章门，肝胃不和加期门，胃阴不足加三阴交，胸闷恶心加内关。

2. 操作　以上两组主穴、背俞穴与相应夹脊穴及其他穴位均两侧交替使用。将细火针在酒精灯上烧红至白亮，速刺疾出，随后用消毒干棉球按压针孔。隔日治疗1次，10次为1疗程。

（五）头针法

1. 取穴　胃区、感觉区。

2. 操作　局部常规消毒，按头针常规操作，将针刺入后，用小幅度快频率捻转2~3分钟，留针5~10分钟后作第二次行针，操作3次取针。隔日治疗1次，10次为1疗程。

（六）耳针法

1. 取穴　主穴取胃、皮质下、下脚端、神门、耳迷根；肝气犯胃加肝、脾，脾胃虚弱加脾、大肠、小肠，胃阳不足加脾、耳中，肝脾不和加脾、胰胆，胃络瘀阻加肾上腺、肝，饮食伤胃加食道、贲门。

2. 操作　每次取主穴3个，配穴1~2个，局部常规消毒，以毫针中等强度刺激。留针20分钟，每日1次。针刺后可用王不留行籽贴压，随时按压刺激，2~3日换1次。

（七）针挑法

1. 取穴　以局部选穴为主，配合循经选穴，选取上脘、中脘、章门、腹哀、梁门、天枢、肝俞、脾俞、胃俞、足三里、阿是穴等。每次选取1~2穴。

2. 操作　患者取仰卧位（挑背腧穴取俯卧位），针挑部位常规消毒，以2%盐酸普鲁卡因（过敏者以利多卡因替之）于挑点皮内注1小皮丘。术者持无菌针挑钳，钳住挑点皮肤1~1.5cm，深达皮下，进行有节奏的交替使用横向挑拉，左右摇摆或上下挑提，每次每穴操作10~15分钟，挑毕，以碘酒消毒针口，盖上无菌纱布，保护伤口。每1~2天挑1次，每次挑1~2个穴位。6次为1疗程，疗程间休息5天。

3. 注意　患者体位要舒适，术者应熟悉解剖部位，以免损伤神经、血管；针挑时所钳取的皮肤宽1~1.5cm，深浅程度要适当，太浅或太少会撕裂皮肤，创面难以愈合，太多则难以摆动皮肤，影响疗效；冬天注意保暖；忌食刺激性食物，以免伤口瘢痕增生或色素沉着及影响疗效。

（八）皮肤针法

1. 定位　第5~12胸椎两侧、上腹部、足三里、中脘、颌下、天枢；发热加合谷、大椎；痛甚加小腿外侧、内关。

2. 操作　局部常规消毒后，以中度或较重刺激，反复叩打，重点叩打第5~8胸椎两侧。每日1次。

（九）穴注Ⅰ法

1. 取穴　双侧脾俞、胃俞、足三里、内关，中脘。

2. 药物　654-2注射液10mg，西咪替丁注射液200mg。

3. 操作　取5mL一次性注射器1支，用5号针头；抽上两药混合液。穴点常规消毒，刺入穴点有麻胀感即可注药，脾俞、胃俞、中脘每穴注0.8mL，足三里、内关每穴注0.5mL，隔日1次。

（十）穴注Ⅱ法

1. 取穴　足三里。

2. 药物　甲氧氯普胺注射液。

3. 操作　患者取平卧位，用5mL一次性注射器配7号针头，抽甲氧氯普胺注射液10mg，垂直刺入足三里穴位约3cm，再用捻转、提插等方法使之得气，然后每穴注射5mg。每日1次，14次为1疗程。

（十一）穴注Ⅲ法

1. 取穴　足三里、中脘。

2. 药物　黄芪注射液、胎盘注射液。

3. 操作　穴位局部常规消毒，用无菌5mL注射器将药液吸入，在足三里穴刺入1~1.5寸，进针后针下有得气感觉，抽无回血，再把药液缓慢注入，每穴2mL黄芪注射液。中脘穴向上斜刺0.8~1寸，轻轻提插待得气后，再把胎盘注射液2mL缓慢注入。隔日1次，10次为1个疗程。

（十二）穴注Ⅳ法

1. 取穴　中脘、足三里。

2. 药物　当归注射液。

3. 操作　穴位局部常规消毒，用5mL注射器，将10%当归注射液4mL吸入，摇匀，而后在中脘、足三里直刺、1～3cm，针下有胀感时，回抽无回血，即可注入药液，每穴各2mL。体质强壮者，强刺激，快推药液；体质虚弱者，轻刺激，慢推药液。每日或隔日1次，10次为1疗程，疗程间休息3天。

（十三）穴注V法

1. 取穴　梁门、内关、足三里。

2. 药物　普鲁卡因。

3. 操作　穴位注射常规方法操作，每穴注入0.25%～0.5%普鲁卡因2mL。每日1次，10次为1疗程。

（十四）多向埋线法

1. 取穴　主穴取胃俞、中脘。根据辨证分型配穴，气滞型加肝俞，湿热型加丰隆，虚寒型加脾俞、足三里，阴虚型加足三里、三阴交，瘀血型加膈俞、血海。

2. 操作　选准穴位后，用紫药水做标记，皮肤常规消毒。用2%利多卡因以穴位为中心分别，向四周1.5cm处做浸润麻醉，根据具体情况将铬制羊肠线分别剪成2～5cm长数段，分别放入穿刺针的前端，套上针芯。

（1）单穴多向埋线进针法：首先在穴位中心用毫针直刺，深达肌层筋膜，以得气深度为准做标记，退出毫针，然后在毫针进针部位，将穿刺针刺入，达标记深度时注入肠线。再分别从上或下、从左或右，离穴中心1cm处斜刺进针，使针身与皮肤成15°角，经穴中心过对侧1cm注入肠线。

（2）透穴多向埋线进针法：进针得气深度标准同单穴多向埋线进针法。如中脘透梁门，从中脘左边1cm进针，经中脘到右梁门外1cm注入肠线；同样从中脘右边1cm进针，经中脘至左梁门外1cm注入肠线。中脘透上脘、下脘，从中脘上1cm进针，经中脘至下脘下1cm注入肠线；从中脘下1cm进针，经中脘至上脘上1cm注入肠线。

（十五）透穴穿线法

1. 取穴　中脘透上脘、梁门、胃俞（双）透脾俞（双）；建里透中脘、足三里（双）透上巨虚（双）。

2. 操作　用穿线法。穴位消毒局麻后霉用穿有2号羊肠线的三角针在穴位上方刺入，从下穴下方穿出，剪去皮外羊肠线，穴内埋入3cm羊肠线。两组穴位交替使用，每1月埋线1次。

（十六）点穴穿线法

1. 定位　先在患者腹部、背部及下肢脾胃经上，用经穴按诊法找出压痛最敏感及有阳性反应物的点。

2. 操作 用穿线法。在局部消毒局麻后，用穿有1号羊肠线的三角针从穴位上方进针，穿过穴位皮下，从下方穿出，剪去线头，外贴敷料。20～30天埋线1次。

（十七）背俞拔罐法

1. 取穴 肝胃不和取肝俞、胆俞、脾俞、胃俞、三焦俞、气海俞、大肠俞、关元俞；脾胃气虚取肺俞、大杼、脾俞、胃俞、三焦俞、气海俞；脾胃虚寒取脾俞、胃俞、三焦俞、肾俞、气海俞、关元俞；胃阴虚者取肺俞、大杼、脾俞、胃俞、三焦俞。也可随症配大椎、陶道穴。

2. 操作 患者取适当体位，每次选穴2～4对，最好使所取之穴在火罐的上下两端，如取肺俞、大杼穴，罐中心应放在风门穴上，使火罐边缘压住肺俞、大杼二穴。用内口直径约4.7cm的3号玻璃火罐，采用酒精燃烧闪火法，30分钟取罐。如取罐见有水泡，除肾俞、脾俞需自行吸收外，其他均可刺破，放尽渗出液；用75%酒精消毒后以无菌纱布盖上即可。每日1次，10次为1疗程。疗程间休息1周。

（十八）三伏灸治法

1. 取穴 足三里、中脘；脾胃虚寒加脾俞或胃俞、接脊（第，12胸椎棘突下），胃阴不足加三阴交、太溪，肝胃气滞加期门、间使，肝胃郁热加内庭，瘀血凝滞加膈俞。

2. 操作 用艾炷灸，灸至起泡为止。每年三伏天施灸，每伏灸1次，3次为1疗程。

第八节　消化性溃疡

消化性溃疡是指见于胃肠道与胃液接触部位的慢性溃疡，其形成和发展与酸性胃液和胃蛋白酶的消化作用有密切关系。由于溃疡主要发生在胃和十二指肠（也可发生于食管下段、胃肠吻合术蕾接受胃内容物的肠袢和具有异位胃黏膜的Meckel憩室），故又称胃与十二指肠溃疡。其中十二指肠溃疡最常见，其次是胃溃疡，二者之比约为4：1。消化性溃疡常见多发，全球约1／10的人口一生中曾患此病，并在我国呈逐年上升态势，年龄范畴也有所扩大：本病可发生于任何年龄，以青壮年为多，男性多于女性，二者之比约为3：1。本病一般属中医学"胃脘痛""吐酸""嘈杂""血证"等范畴。

针灸治疗法

（一）毫针法

1. 脾胃虚寒型 取穴中脘、梁丘、足三里、胃俞、关元；呕吐甚者加内关。中脘直刺1～1.5寸，施呼吸和提插补法；令胃脘部酸胀感；梁丘直刺1寸，行平补平泻法；足三里直刺2寸，行捻转补法，使局部产生酸胀感；胃俞针尖沿脊柱斜刺1寸，施捻转补法，令针感向胃脘部放射；中脘及关元针后可加灸。

2. 食滞伤胃型　取穴中脘、天枢、足三里i内庭、璇玑；湿热内郁者加合谷、阴陵泉，兼有泄泻者加下巨虚。中脘、足三里刺法同前；天枢直刺1.5～2寸，行提插泻法，令针感向下腹放射；内庭向足心方向刺1寸，璇玑向下刺0.5～1寸，均施捻转泻法，令局部酸胀为度。

3. 肝气犯胃型　取穴中脘、足三里、内关、公孙、太冲；胸胁胀满痛甚者加支沟、阳陵泉。足三里、中脘刺法同上；内关、公孙直刺1寸，用捻转补法；太冲直刺1寸，行提插与捻转泻法，令足大趾有酸胀感。

4. 胃阴不足型　取穴脾俞、胃俞、中脘、足三里、三阴交、太溪；胃中灼热甚者加内庭。中脘、足三里刺法同前；胃俞、脾俞针尖向脊柱方向斜刺1寸，甩捻转补法，使针感向腹部放射；三阴交斜向上刺1.5寸，行捻转提插结合补法，使针感向上放射为宜；太溪直刺0.5寸，行捻转补法，令局部有酸胀感。

5. 瘀血阻络型　取穴中脘、膈俞、三阴交、血海、足三里、合谷，疼痛甚者加合谷。中脘、足三里刺法同前；血海直刺1寸，行捻转补法，使局部有酸胀感；三阴交向上斜刺1.5寸，行捻转提插相结合的补法，令针感向上放射为宜；膈俞向脊柱方向斜刺1寸，行捻转泻法，令局部有较强的酸胀感；合谷向掌心斜刺1寸，行平补平泻法，使局部有酸胀感为度。

（二）电针法

1. 取穴　内关、足三里、公孙、肝俞、胃俞。

2. 操作　穴位局部常规消毒后，以毫针快速针刺，使之得气，然后接G6805电针仪，选疏密波，刺激量逐渐加大，以患者能耐受为宜，留针30分钟。

（三）芒针法

1. 取穴　脾胃虚寒型取中脘、气海、筋缩、中枢、脊中、足三里、内关；肝胃不和型取中脘、梁门、风池、足三里、阳陵泉；胃朝不足型取血海、阴陵泉、三阴交；瘀血内阻型取中脘、筋缩、中枢、脊中、内关、公孙透涌泉。

2. 操作　按芒针常规操作，视证情虚实予以补泻，隔日治疗1次。

（四）注线法

1. 取穴　主穴取中脘、足三里、胃俞；气滞加行间、肝俞，气滞血瘀加膈俞、三阴交，胃阴不足加三阴交、太溪，脾胃虚寒加脾俞，胃热内郁加内庭。

2. 操作　用注线法。在穴位消毒局麻后，用12号穿刺针装入1号羊肠线1.5～2cm，快速刺入穴内，深1寸左右，寻找到针感后，推人羊肠线，退出针管，外盖敷料。30天埋线1次，5次为1疗程。

（五）穿线法

1. 取穴　上脘透中脘，脾俞透胃俞。

2. 操作　用穿线法。穴位消毒局麻后，用1号羊肠线穿在三角针上，将三角针从一穴上方进针，穿过穴位皮下，从另一穴下方穿出，剪去两侧皮外线头，穴下埋入羊肠线3cm长2根，外盖敷料。每30天埋线1次，5次为1疗程。

（六）切埋法

1. 取穴　双侧脾俞、胃俞、足三里，中脘。

2. 操作　用切埋法。在穴位消毒局麻后，用手术刀切开0.5cm长切口，用血管钳分离皮下、肌肉组织至针刺要求的深度，进行穴位按摩，有酸胀感后，再将4根3cm长2号羊肠线顺着肌肉走行，放入切口内，皮肤缝合一针，外盖敷料，7天后拆线。3个月后再行手术。

（七）植线法

1. 取穴　双侧手三里、胃俞、脾俞、内关，中脘。

2. 操作　用植线法。穴位消毒局麻后，用埋线针挂上1号羊肠线3cm，斜刺入穴位肌层，羊肠线埋入皮下0.5cm后出针，外盖敷料。也可每次选穴2～3个，交替埋线。20～30天埋线1次，5次为1疗程。

（八）针挑法

1. 定位　以局部选穴为主，配合循经选穴，先取疼痛中心点，然后再取上、下、左、右点，每点距离相等，以及上脘、中脘、建里、梁门、天枢；脾胃虚寒加脾俞、胃俞，肝胃不和加肝俞、期门，胃阴不足加胃俞、足三里，血瘀加膈俞、血海。

2. 操作　选消毒大号缝衣针（约5cm长）。患者取仰卧位（挑背部腧穴时取俯卧位），针挑部位常规消毒和局麻。刺入挑点皮肤，横刺表皮，翘高针尖，提高针体作左右摇摆，把挑起的表皮拉断，再挑起一些稍具黏性的皮下纤维，一边挑摇，一边旋转针体，把纤维缠在针体上拉出，挑出针孔周围的纤维40～50条。挑毕，针挑口涂上碘酒，盖上无菌纱布。每2天挑针1次，每次挑2穴，7次为1疗程，疗程间隔5天。

3. 注意　患者所取体位要舒适，术者应熟悉解剖部位，以免损伤大的神经、血管。挑筋术中出血的处理，一种为术者用力过猛，刺破针口周围的毛细血管，呈渗出性出血，稍加压迫能止血，可继续治疗；另一种为针挑至皮下浅筋膜层时碰到了皮下的脉络丛，呈冒珠状出血，则表示应挑之纤维已基本挑完，深度已够，可结束该挑点的手术，挑后要保护好挑口。治疗期间忌食辛辣刺激性食物，以免伤口瘢痕增生或色素沉着。

（九）针刀法

1. 定位　在脊柱区带$T_{5\sim8}$段软组织中寻找阳性痛点、结节、条索状物。

2. 操作　局部常规消毒，行切开或纵行剥离，通透剥离。对病程长，症状反复发作的患者，可由T₄~₇棘突中点（由于解剖生理关系，T₄棘突下缘正好平行T₅椎间孔）旁开1.5cm，刀口钱与脊椎轴线平行直刺达骨面i先纵行移动，找到上位椎板下缘时斜向内后下方松解剥离，目的在于对该部位棘神经后支松解（有条件的医疗机构可作射频毁损脊神经后支）。针刀术后作胸椎推压复正或斜扳复位手法。

3. 注意　向患者解释针刀治疗方法和疗效，取得患者的配合；术中严格无菌操作，避免继发感染；术后每天2次T₅~₈段背部红外线热疗，每次20分钟，以改善局部血液循环；每天2次电动背部振动按摩，每次20分钟，以达到放松局部软组织及小关节微小移位改变；必要的药物配合，制酸剂及抗幽门螺杆菌的治疗，降低溃疡复发；合理安排休息时间，保证充足睡眠，生活有规律，避免精神过度紧张；饮食合理，定时进食，少量多餐，戒烟酒，忌食刺激性食物；慎用或勿用致溃疡药物。

（十）割治法

1. 定位　食指与中指间根部，中指与无名指间根部，无名指与小指间根部，小鱼际等4个部位。

2. 操作　每次选用1个部位，常规消毒后，割一裂缝，挤出一点皮下脂肪。3次为1疗程。

（十一）头针法

1. 取穴　双侧胃区。

2. 操作　局部常规消毒，取1.5寸毫针快速进针，沿皮刺入1寸左右，得气后，捻针3分钟，频率200次／分钟，留针30分钟，每10分钟捻针1次。每日1次，10次为1疗程。

（十二）耳针法

1. 取穴　取胃、十二指肠、交感、皮质下为主穴。胃脘胀痛连胁部加三焦、肝；胃脘隐痛，喜暖恶寒加脾、耳迷根；呃逆，反酸加肝、脾。

2. 操作　耳针常规操作，溃疡活动期每日1次，留针30~60分钟；缓解期可用王不留行籽贴压，每日按压3~5次。

（十三）耳压法

1. 取穴　主穴取胃、脾、十二指肠、交感、内分泌；胃脘痞闷，嘈杂不适或彻及胸胁胀痛者加肝；泛酸，呕吐或嗳气者加食道、肝。

2. 操作　常规消毒耳郭，将王不留行籽贴在0.6cm×0.6cm大小的胶布中间，然后用镊子送至耳穴敏感标记处，使王不留行籽直接刺激敏感点，贴紧胶布并稍加压力，患者感到酸、胀或麻木，或灼热感。嘱患者每日按压6~10次，1周后更换至对侧耳穴。

（十四）皮肤针法

1. 定位　背部第7~12胸椎两侧夹脊穴，足太阳膀胱经的背俞穴，中脘、建里、足三里。

2. 操作　局部常规消毒，用皮肤针从上而下用中等刺激强度循序叩打4~5遍，以皮肤潮红为度。每日1次，7次为1疗程。

（十五）穴注Ⅰ法

1. 取穴　胃俞、脾俞、相应夹脊穴、内关、足三里。

2. 操作　每次选用1~3穴，用红花注射液或当归注射液，每次每穴注入0.5~1.0mL，隔2~3日注射1次。

（十六）穴注Ⅱ法

1. 取穴　双侧足三里，中脘，右侧胃仓、脾俞；腹胀加阳陵泉，恶心加肩井，呕吐加内关。

2. 操作　每次选3~5穴，取维生素B$_1$100mg，维生素B$_{12}$250mg混合液，每穴注入0.5mL。每丑1次，10次为1疗程。

（十七）穴注Ⅰ法

1. 取穴　脾俞、胃俞、胸8~12夹脊穴、中脘、内关、足三里。

2. 操作　常用0.5%~1%普鲁卡因、硫酸阿托品注射液、维生素B$_1$、复方当归注射液及10%葡萄糖注射液等，任取一种。每次取1~2对穴位，针刺得气后，每穴注入药液1mL。每日或隔日治疗1次，10次为1疗程。

（十八）隔姜灸法

1. 取穴　中脘、足三里（腹痛侧）。

2. 操作　将生姜切成5mm厚的片以针刺数孔，覆盖在穴位上，然后艾条悬灸，使灸处产生灼痛或灼热感。每次灸10~15分钟，每日灸2次，连续治疗3个月。

第九节　胃下垂

胃下垂是指直立位时胃的大弯抵达盆腔，而胃小弯的切迹低于正常的腹腔的体位，甚至低于髂嵴连线之下，是内脏下垂的一部分。本病多由于胃支持韧带的松弛或胃壁的弛缓，腹压减低所引起。本病常见于瘦长体形的女性，经产妇、多次腹部手术而伴腹肌张力消失者，尤其多见于消耗疾病和进行性消瘦者。本病一般属中医学"胃下""胃缓""虚损""胃脘痛"的范畴。

针灸治疗法

（一）毫针法

1. 中气下陷型　取穴中脘、气海、关元、足三里、脾俞、胃俞。中脘向下脘方向透刺，施捻转提插泻法，使胃肠蠕动增加；气海、关元直刺2寸，施捻转提插补法，令酸胀感向全腹放散，加灸3壮；足三里直刺2寸，施捻转提插补法，令酸胀感向四周扩散；脾俞、胃俞向脊柱方向斜刺1寸，施捻转补法，令酸胀感向前腹放散。

2. 脾胃虚寒型　取穴中脘、足三里、内关、脾俞、胃俞。内关直刺透外关，施捻转补法，余穴同前，除内关外，全部针后加灸。

（二）电针法

1. 取穴　梁门透水道、足三里，均取双侧。伴有乏力，失眠等症者加气海、印堂、中脘、内关、三阴交。

2. 操作　选用26号7寸长针，在梁门进针，针尖刺入皮下后，沿胃经走行平刺至水道穴（双侧），然后手持针柄捻转1周，与皮肤成45°角慢慢上提，待有收缩上提感后接G6805型电针治疗仪，用连续波，刺激量一般选在3~4档，使患者腹部有紧缩感，能耐受为度。留针25~30分钟。同时针刺足三里穴，用补法。隔日1次，10次为1疗程。

（三）温针法

1. 取穴　百会、上脘、中脘、气海，双侧足三里、脾俞、胃俞。

2. 操作　取0.5cm×0.5cm小艾炷压灸百会；取1.5寸毫针，温针灸上脘、中脘、气海、足三里、脾俞、胃俞，3壮后取针，每日1次，9天为1疗程，疗程间隔1天。

（四）芒针法

1. 取穴　巨阙、左肓俞。

2. 操作　局部常规消毒后，用28号7寸长芒针快速刺入巨期穴皮下，针体沿皮下缓缓向左侧肓俞穴横刺，待针尖刺至左侧肓俞穴下方时，医者手持针柄与皮肤成30°角慢慢上提，以医者手下有重力感、患者脐周与下腹部有上提感为好。提针20分钟后，卧床休息10分钟。提针过程中，医者若感到重力感消失或有脱落感时，须将针退出大半，然后再重复进针，皮下刺至左肓俞穴后稍捻转再慢慢提针。隔日针刺1次，10次为1疗程。

（五）烧山火法

1. 取穴　足三里、梁丘、建里，除单穴外均双取。

2. 操作　局部常规消毒，用2寸毫针。足三里、梁丘左右同时下针，针头向上微斜，气至后两手同时捻针，采用由浅至深的"烧山火"手法，针下产生热感后，循经上行达于腹部，患者能感觉到整个胃部温热舒适。建里穴进针得气后施同法，使患者感觉胃体有酸胀紧缩之感。留针30分钟，治疗后平卧1小时。每日1次，10次为1疗程，疗程间隔3天。

（六）长针提胃法

1. 取穴　上反应点（进针点）：在剑突下1～2cm，腹中线右侧旁开1～1.5cm；下反应点（针尖到达点）：平脐，腹中线左侧旁开1～1.5cm。上、下反应点连线为进针线。

2. 操作　患者仰卧位，穴位常规消毒后，用28～30号7～8寸长毫针快速刺入皮下，左手中指摸到刺入反应点的针尖，食指轻压住进入皮肤的针体，右手捏住针体，慢慢将针在皮下向下反应点方向平刺，当针尖到达下反应点时，向顺时针方向捻转使之滞针，滞针后与皮肤成30°角提拉，力量要均匀，提拉15分钟左右。同时术者用左手托胃底部向上推（辅助手法），做10～15次后，当患者有上腹胀满感时，再用固定震颤手法，将针柄方向由原来角度抬高至50°～70°角，提拉15～20次之后出针。针刺后扎布带约束胃部。7天后再治1次，治疗3～5次为1疗程。

（七）腹针透刺法

1. 取穴　中脘透神阙、双侧梁门透神阙、气海、双侧足三里。

2. 操作　患者取仰卧位，穴位常规消毒，用长125mm毫针。双侧梁门透神阙，各接1电极，用连续波，电流强度以患者能耐受宜，通电40分钟。脐周用TDP电磁波辐射。气海向下斜刺1.2寸，足三里直刺1.5寸，用补法。针刺后休息30分钟。每日1次，7次为1个疗程，疗程间休息3天。

（八）注线法

1. 取穴　脾俞、胃俞、肾俞、气海、中脘、足三里、关元。

2. 操作　按无菌操作进行，穴位局部用2.5%碘酒和75%酒精常规消毒，铺无菌洞巾，利多卡因局麻。根据穴位选用适当长度（1～3cm）的1号医用羊肠线，穿入1各号腰穿针针管内，将针缓慢刺入穴内，到达所需深度，待有针感时，边退针边将羊肠线推入穴内。出针后无菌纱布敷盖，胶布固定，1周内保持局部干净。每次选3～5穴，30天埋线1次，6次为1疗程。

（九）穿线法

1. 取穴　中脘、下脘、气海、脾俞、胃俞、提胃（经外奇穴，中脘旁开4寸）、胃上（经外奇穴，下脘旁开3寸）。

2. 操作　穴位皮肤消毒后，用三角针穿入2号羊肠线，穿于肌层出针，沿皮剪断羊肠线。双股线埋于穴位，线头一定要置于皮下，否则不易吸收，易感染。用创可贴贴1天，30天埋线1次。

（十）檀线法

1. 取穴　主穴取中脘、气海，配穴取脾俞、胃俞、足三里。每次取主穴及1～2个

32

配穴，交替使用。

2. 操作　选取穴位后，用龙胆紫药水点出，常规消毒局部皮肤。用0.5%盐酸普鲁卡因作浸润麻醉，把准备好的1cm长的羊肠线套在埋线针尖缺口上，右手持针，左手用纱布夹往穴位两边，针尖缺口向下以15°方向刺入，直至线头完全埋入皮下，再进针0.5cm，随后把针退出，用纱布压迫针孔片刻，再甩纱布敷盖保护创口。

（十一）拉线法

1. 取穴　背部取肝俞、胆俞、脾俞、胃俞各1对，腹部取鸠尾、上脘、中脘、建里、水分，足部取双侧足三里。

2. 操作　根据病情取1号或1个0号羊肠线10cm左右，3～6根放入75%酒精内浸泡备用。常规消毒，在选穴两端做奴夫因通穴局部浸润麻醉点为进出点，把剪好的羊肠线穿入针端的圆孔内随手拉入皮下肌层，根据病情轻重，放单线或双线，最后再2%碘酊消毒针眼，取无药小棉球贴1块小胶布于针眼处。

（十二）头针法

1. 定位　头针胃区，该区位置在发际（瞳孔直上）至发际2cm处，如患者发际不明显，由眉间直上5cm处即为发际。

2. 操作　选用28号1.5寸毫针从发际进针，由前向后沿皮下或肌层捻转进针2cm，进针后固定针体，持续捻针3分钟，留针5～10分钟。连续捻针并留针3次后即起针，捻针频率为每分200转以上。每天1次，12次为1疗程，疗程间休息3天。

（十三）穴位注射法

1. 取穴　脾俞、胃俞；足三里、中脘。

2. 操作　以上两组穴位交替使用，选用加兰他敏、三磷酸腺或苯丙酸诺龙注入穴位。加兰他敏每次用5mg，分注于4穴内，每日1次；三磷酸腺苷每次用40mg，分注于各穴内，每周2次；丙酸诺龙每次用25mg，分注于各穴内，每周2次。

（十四）温和灸法

1. 取穴　百会、合谷、中脘、气海、足三里等穴。

2. 操作　用清艾条在上述穴位施行温和灸或雀啄灸，使患者局部有温热感而无灼痛，一般每穴灸5～10分钟，至皮肤稍红晕为度。

第十节　糖尿病

糖尿病是由多种病因引起以慢性高血糖为特征的代谢紊乱。高血糖是由于胰岛素分泌或作用的缺陷，或两者同时存在而引起的，除碳水化合物外，尚有蛋白质、脂肪代谢异常。久病可引起多系统损害，眼、肾、神经、心脏、血管等组织的慢性进行性病变与功能缺陷及衰竭。早期临床上可无症状；典型症状者有多食、多饮、多尿及伴有体重减轻、疲乏无力等综合征表现；严重者可发生酮症酸中毒、高渗性昏迷、乳酸性酸中毒而危及生命，且易合并多种感染。由于发病率高，并发症多，严重影响人们的身体健康，故已成为继肿瘤、心脑血管疾病之后的第三大非传染性疾病。本病一般属中医学"消渴病""消瘅"等范畴。

针灸治疗法

（一）毫针法

1. 上消针刺法　取穴鱼际、太渊、心俞、肺俞、胰俞、金津、玉液、承浆。除金津、玉液、承浆外，均取双侧穴位。太渊、肺俞针刺用补法，余穴针刺用泻法。每日1次，每次选3～4穴，留针20分钟，30次为1疗程。

2. 中消针刺法　取穴内庭、三阴交、脾俞、胃俞、胰俞、中脘、足三里。除中脘外，均取双侧穴位。三阴交、足三里、脾俞等穴针刺用补法，余穴针刺用泻法。每日1次，每次选3～4穴，留针30钟，30次为1疗程。

3. 下消针刺法　取穴太溪、太冲、肝俞、胰俞、肾俞、足三里、关元。除关元外，均取双侧穴位。太溪、肾俞、关元、足三里针刺用补法，余穴针刺用泻法。每日1次，每次选3～4穴，留针30分钟，30次为1疗程。

4. Ⅰ期（糖尿病隐匿期）针刺法　取穴胰俞、膈俞、肺俞、肾俞、足三里、三阴交、地机、尺泽。三阴交、地机、尺泽穴均用补法，得气后留针30分钟以上；其他各穴均用平补平泻法，得气为度，留针15～30分钟。

5. Ⅱ期（糖尿病期）针刺法　取穴胰俞、膈俞、肺俞、脾俞、足三里、三阴交、地机、尺泽、外关、曲池、太溪、血海。各穴均用平补平泻之法，得气为度，留针15～30分钟。

6. Ⅲ期（糖尿病并发症期）针刺法　取穴胰俞、膈俞、气脘、足三里、照海、列缺、三阴交、关元、命门。诸穴均用平补平泻法，得气后留针30分钟以上。关元、命门可用灸法。

（二）温针法

1. 取穴　主穴取肺俞、膈俞、脾俞、胃俞、肾俞、中脘，配穴取关元、足三里、阴陵泉、三阴交、太溪、照海；若症见头晕配太冲，症见皮肤瘙痒配血海。

2. 操作　初期采用泻法或平补平泻，以平补平泻为主；后期以补法为主。将艾条截成约3cm长的艾段备用。先用3%碘酒，启用75%酒精局部消毒，捻转进针得气后留针，将艾段穿在针柄上，从下端点燃施温灸，待艾段自灭，针凉后出针（每段灸15～20分钟）。每日1次，10次为1疗程，疗程间休息3天。

（三）芒针法

1. 取穴　主穴取中脘、上脘、天突、关元、秩边；配穴取足三里、内关、五藏背俞穴。

2. 操作　上消以天突、上脘为主，中消以中脘为主，下消以秩边、关元为主。按芒针常规操作，每日治疗1次，10次为1疗程。

（四）电针法

1. 取穴　肺俞、脾俞、肾俞、胰俞、足三里、三阴交。

2. 操作　每次选用背俞穴1组，足三里、三阴交1组，常规针刺得气后，接G6805电针治疗仪，采用频率为50～100Hz的密波，强度以患者能忍受为宜，通电20分钟。隔日1次，10次为1疗程。

（五）头针法隆

1. 取穴　双侧感觉区上1／5、中2／5。

2. 操作　局部消毒后，行头针常规针刺，得气居接G6805-1电针治疗仪，选疏密波，通电300分钟；强度以患者可耐受为宜。每日1次，10次为1疗程，疗程间休息2天。

（六）耳针法

1. 取穴　胰胆、内分泌、皮质下、心、肝、肾、神门、耳迷根、肺。

2. 操作　每次选5～7穴，两耳交替应用。用0.5寸毫针，进针后行轻刺激，得气后留针20～30分钟，隔日1次，10次1疗程。也可用埋针法或压豆法；每次选5～7穴，两耳交替应用，夏天2～3日更换1次，冬天5～7天更换1次，治疗期间，患者每日自行按压3～5次，每次3～5分钟。

（七）埋线Ⅰ法

1. 取穴　上消取肺俞、鱼际、合谷；中消取足三里、脾俞透胃俞、内关、曲池；下消取肾俞、复溜、三阴交、太溪。双目不明加太阳，头脑不清加百会，体虚加命门、关元。

2. 操作　用注线法。穴位消毒局麻后，将1号羊肠线1cm装入9号穿刺针前端，刺入穴内1.5cm。脾俞透胃俞也可用穿线法。推入羊肠线，退出针具，外盖敷料。每15天埋线1次，5次为1疗程。

（八）埋线Ⅱ法

1. 取穴　脾俞、肺俞、内关、足三里、胰俞（第8胸椎下旁开1.5寸）、肾俞、关元、三阴交；胃俞、肝俞、命门、三焦俞、腰俞，气海、下脘、中膂俞。

2. 操作　用注线法。穴位消毒局麻后，将00号羊肠线1.5cm装入9号穿刺针内，刺入穴位，可直刺2～2.5cm。胰俞穴向椎体方向成35°～45°角刺入，不可深刺。施以平补平泻法，推线退针，外盖敷料。两组穴位交叉应用，每周埋线1次，6次为1疗程。

（九）皮肤针法

1. 定位　取颈夹脊、第3～12胸椎棘突两德旁开1.5寸的膀胱经。

2. 操作　采用皮肤针，以中刺激叩刺，患者可稍觉疼痛，以局部皮肤潮红但无渗血为度。每次约15分钟，隔日1次，20次为1疗程。

（十）穴位注射法

1. 取穴　肺俞、脾俞、胃俞、三焦俞、肾俞、曲池、足三里、三阴交。

2. 药物　红花注射液、当归注射液、黄芪注射液或生理盐水或小剂量胰岛素。

3. 操作　每次选用2～4个穴位，常规消毒后，每穴注入药液0.5～2.0mL。隔日治疗1次，10次为1疗程。

（十一）温和灸法

1. 取穴　胰俞、肺俞、脾俞、肾俞、足三里、太溪；若肺热加鱼际，脾胃郁热加中脘、肾气不足加关元。

2. 操作　每日灸1次，每次5～10壮。或用艾条温和灸，每次30分钟。30次为1疗程。

（十二）隔姜灸法

1. 取穴　足三里、中脘；命门、身柱，脾俞；气海、关元；脊中、肾俞；华盖、梁门；大椎、肝俞；行间、中极、腹哀；肺俞、膈俞、肾俞。若上消口渴甚者，加金津、玉液（针刺）、内关、鱼际、少府；中消胃热较甚者，加大都、脾俞；下消肾虚者，加然谷、涌泉。

2. 操作　取艾炷为1.5cm×2cm，重0.5g，鲜生姜切片厚3～4mm，直径2cm。每穴艾灸10～20壮，每次用1组穴位，轮换使用。隔日1次，50天为1疗程。

第十一节　高脂血症

高脂血症是由于脂肪代谢和运转异常使血浆中某一类或某几类脂质超过正常的病症。高脂血症主要表现为高胆固醇血症、高甘油三酯血症，或两者兼而有之（混合型高脂血症）。由于脂质不溶或微溶于水，在血液中必须与蛋白质结合以脂蛋白形式存在，才能运转和代谢，所以高脂血症常为高脂蛋白血症的反映。近年来认识到，血浆中高密度脂蛋白降低也是一种血脂代谢紊乱，血脂异常名称更能全面准确地反映血脂代谢紊乱。因此新近又将本病称为血脂异常和脂蛋白异常血症。本病是一种发病率高、人群分布广和危害性大的常见代谢疾病，是动脉粥样硬化、冠心病、脑卒中和高血压病等早发主要危险因素。本病一般属中医学"痰浊""湿阻""瘀血""胸痹""眩晕"等范畴。

针灸治疗法

（一）毫针法

1. 痰浊内盛型　取穴内关、合谷、足三里、阴陵泉、丰隆、公孙、太白。常规针刺得气后，内关、公孙、太白行平补平泻；合谷、丰隆、太冲行提插捻转泻法；足三里行提插捻转补法。留针30～40分钟，留针期间，每10分钟运针1次，也可在足三里上使用温针灸。每日1次，10～15次为1疗程。

2. 气虚血瘀型　取穴百会、大陵、膻中、期门、关元、气海、血海、太冲。常规针刺得气后，百会向前平刺，行快速捻转，以得气为度；大陵、膻中、期门行平补平泻；关元、气海行提插捻转补法；血海、太冲行提插捻转泻法。留针30～40分钟，留针加灸，余穴每10分钟运针1次。每日1次，10～15次为1疗程。

（二）电针法

1. 取穴　双侧内关、足三里。

2. 操作　常规消毒；捻转进针，行平补平泻法，使针刺局部有酸、胀感觉后，接G6805电针治疗仪，疏密波，频率100次／分钟，时间20分钟，电压2～3 V，电流强度以针体微微颤动为度。每日1次，30次为1疗程。

（三）温针法

1. 取穴　百会、内关、足三里、太冲、复溜。

2. 操作　百会单纯针刺。余穴用28号1.5寸毫针，消毒后按常规方法刺入，施以平补平泻手法，得气后加用帽状灸炷（主要成分为艾叶炭，类似于目前的无烟灸条，但其长度仅20cm，直径10cm，一端有小孔，点燃后可插于针柄上，燃烧时因其外形像小圆帽，可"戴"于毫针上，故曰帽炷灸）；每次每穴1个帽炷。以上各穴留针30分钟。每日1疗程，疗程间隔3日。

（四）芒针法

1. 取穴　肩髃透曲池、梁丘透髀关、梁门透归来。

2. 操作　穴位局部常规消毒后，按芒针操作快速针刺，留针30分钟。每日1次，7次为1疗程，疗程间休息2天。

（五）注线法

1. 取穴　足三里，腕踝针上1穴。

2. 操作　穴位消毒局麻后，将2～3cm长2号羊肠线穿入9号穿刺针内，刺入上1穴皮下，向上沿真皮下刺入4cm；足三里直刺4cm，得气后，要求针感传到外踝和足背，用平补平泻法。然后推进针芯，注入羊肠线，退出针管，外盖敷料。15～20天埋线1次，5次为1疗程。

（六）植线法

1. 取穴　公孙、三阴交、曲泉、中脘。

2. 操作　穴位消毒局麻后，将1号羊肠线2cm挂于埋线针上，刺入穴内2cm，得气后，用捻转泻法后退针，外盖敷料。30天埋线1次，5次为1疗程。

（七）耳针法

1. 取穴　内分泌、皮质下、脾、肝、肾、神门、口、结节。

2. 操作　每次选3～5穴，两耳交替应用，用0.5寸毫针，进针后行轻刺激，得气后留针20～30分钟。隔日1次，10次为1疗程。也可用埋针法或压豆法，每次选5～7穴，两耳交替应用。

（八）耳压法

1. 取穴　双侧耳穴神门、内分泌、皮质下、肾上腺、心、脑点、肝、胆。

2. 操作　选用王不留行籽，以胶布将其固定于耳穴。嘱患者每日多次按压，三餐后及晚睡前重点按压，以适度的压力刺激耳穴。贴压4天为1次，8次为1疗程。

（九）刺血法

1. 取穴　商丘、三阴交、大横、腹哀、足三里。

2. 操作　用火罐拔吸大横、腹哀两穴各2分钟，然后用梅花针叩刺两穴；再用走罐法沿大横走吸至腹哀，出血为度，再掌揉20次，拿提腹肌30次。用三棱针点桶商丘、三阴交、足三里出血，后点揉足三里5分钟。每日1次，两侧交替，1个月为1疗程。

（十）皮内针法

1. 取穴　心俞、肺俞、肝俞、脾俞、肾俞穴。

2. 操作　选用麦粒型皮内针；常规以酒精消毒皮肤，对准穴位；沿皮下速刺入1cm，针柄留于体外，用胶布固定。按压穴位1分钟，并嘱患者每晚睡前按压针柄3～5次，以加强针感。夏季3天，冬季5天更换1次。

（十一）隔药饼灸法

1. 取穴　神阙、肾俞、命门。

2. 操作　辨证选用何首乌、黄精、泽泻、山楂、金樱子，决明子、木香、丁香、红花、白术、附子等中药3～5味，研细后加入适量面粉、水，制作成厚度3～6mm，直径2～3cm的药饼。将药饼置于穴位上，用大艾炷点燃后施灸，药饼干燥后更换，灸至透热，皮肤出现红晕为度。每日或隔日1次，15次为1疗程。

（十二）瘢痕灸法

1. 取穴　患者仰卧位，取双侧足三里穴。

2. 操作　局部常规消毒，取2%利多卡因1mL穴处皮肤局麻后，用自制底部直径0.5cm的锥形艾炷直接置于穴位上，点燃属待其自烬，艾灸以穴位处皮肤有灼伤为度，灸2～4壮。擦净艾虚灰烬，胶布密封，2天后清除灸疮处的皮肤，再次敷以胶布，促其佑脓，3～4天后即可清疮除脓，局部做消毒处理。足三里穴处形成一直径0.8～1cm、深0.2～0.3cm的灸疮，待其自行干燥结痂；约2个月后结痂脱落，形成瘢痕，此时复查空腹血脂情况。

第十二节　肥胖症

肥胖症又称肥胖病，是指人体因各种原因引起生理、生化功能异常，摄入热量超过消耗热量，导致多余热量以脂肪形式积存于皮下或组织的一种疾病。根据其原因及发病机制分为继发性和单纯性两类。一般非由显著内分泌及代谢疾病引发的即是单纯性肥胖症，临床上一般可分为两种情况：一是体质性肥胖，即自幼肥胖，与25岁以前营养过剩有关，多由脂肪细胞数量增加所致；二是获得性肥胖，是由于25岁以后的营养过度，导致脂肪细胞肥大、脂肪前细胞改量增加所致。肥胖患病率在全世界各地均有日益增加的趋势，已经成为医学界及社会公众日益关注的严重公共卫生问题，特别是因其所致的高脂血症、糖尿病、脂肪肝、心脑血管疾病等，目前是严重威胁人们健康的常见原因之一。本病一般属中医学"痰症""湿阻"等范畴。

针灸治疗法

（一）毫针法

1. 取穴　脾虚湿阻型取脾俞、丰隆、足三里、阴陵泉、三阴交、中脘、水分、足临泣、胃俞，胃肠实热型取胃俞、足三里、内庭、曲池、中脘、上巨虚、下巨虚、大肠俞、小肠俞、关元，肝气郁结型取太冲、期门、膻中、支沟、三阴交、公孙、行间、血海、肝俞，气血亏虚型取脾俞、足三里、气海、心俞、阴陵泉、丰隆，脾肾阳虚型取脾俞、肾俞、气毒、关元、命门、阴陵泉、太溪、足三里。

2. 操作　均使用1.5寸不锈钢毫针，常规消毒后进针。脾虚湿阻型患者运用平补平泻法，胃肠实热型及肝气郁结型用轻插重提之泻法，气血亏虚型、脾肾阳虚型用重插轻提之补法，得气后留针30分钟。隔日治疗1次，30日为1个疗程。

（二）温针法

1. 取穴　主穴取中脘、水分、气海、中极、天枢、水道、内关、合谷、血海、足三里、丰隆、三阴交；脾虚湿阻型加大横、腹结、阴陵泉、公孙、脾俞、胃俞、气海俞，肺脾气虚型加膻中、尺泽、列缺、阴陵泉、肺俞、脾俞、膏肓，脾肾阳虚型加关元、归来、手三里、太溪、复溜、用俞、肾俞、命门。

2. 操作　选用直径0.28～0.32mm，长40～75mm毫针，据患者肥胖程度不同针刺20～50mm，行平补平泻法，得气后每种证型均选3～4对穴位，如脾虚湿阻型选气海、水道、阴陵泉、三阴交等，肺脾气虚型选水分、尺泽、足三里、三阴交等，脾肾阳虚型选水分、关元、太溪、足三里等，予以温针灸治疗，即剪取1.5～2cm长艾段或艾炷插入毫针针柄点燃，每次每穴2～3壮，其他穴位间隔10分钟行针1次，留针40分钟。隔日1次，15次为1疗程。

（三）电针法

1. 取穴　主穴取中脘、天枢、关元、足三里、减肥穴（位于腹腰沟中点处与神阙穴连线之中点）；营养过剩型加建里、丰隆、髀关，期门、三阴交、曲池、支沟，脾虚湿盛型加水分、外陵、滑肉门、三阴交、合谷、阴陵泉，胃热湿阻型加梁丘、阴陵泉、内庭、合谷、曲池、梁门，阴虚肠燥型加三阴交、丰隆、上巨虚、大横、血海、曲池、支沟，肝郁气滞型加阳凌泉、太冲、气海、三阴交、合谷、外关，脾肾阳虚型加阴陵泉、箕门、太溪、气海、地机、丰隆、合谷。

2. 操作　按常规针刺操作，先将银针刺入各穴，令其得气，然后根据不同证型，分别选取3～4组（6～8个）穴进行电针治疗，选取疏密波，强度以患者能耐受为度，留针30分钟。

（四）透刺法

1. 取穴　以神阙穴为中心，神阙穴上、下、左、右各4寸为圆周范围内取穴，神阙穴左、右旁开3寸分别向任脉方向平直透刺，平向上或平向下直透刺，均取双侧；脾肾阳虚型加太溪、气海、关元、足三里、中极，脾虚湿盛型加气海、水分、足三里、三阴交、阴陵泉、丰隆、太白。

2. 操作　患者仰卧，在脂肪堆积处局部皮肤常规消毒，用直径0.30mm，长40～75mm一次性毫针平透刺至脂肪层，小幅度捻转泻法，得气后接通G6805-B型电针仪，选择疏密波，强度以患者耐受为度。配穴均直刺得气。留针30分钟。

（五）芒针法

1. 取穴　主穴取气海、关元、水道、中脘、提托、天枢、大横、足三里；胃热炽盛型加曲池、内庭、支沟、上巨虚，脾虚湿困型加丰隆、中脘、阴陵泉，心脾两虚型加神门、内关，脾肾阳虚型加太溪或复溜、命门、三阴交。

2. 操作　取5寸长芒针刺气海、关元、水道、提托、天枢、大横、中脘各3.5～4寸，气海、关元、水道、提托用捻转补法，令针感向脐上放散，天枢、大横、中脘用平补平泻法，令针感在局部放散；足三里用芒针刺1.5～2寸，施捻转补法；丰隆、内庭、支沟、曲池施捻转泻法；太溪、命门、三阴交施捻转补法；余穴均用平补平泻法。留针20～30分钟。

（六）腹针法

1. 取穴　主穴取中脘、滑肉门、关元、大横、外陵、左上风湿点、左下风湿点、右上风湿点、右下风湿点；脾肾阳虚型加气海、归来、水分、中极，脾虚湿阻型加气海、水分、水道。

2. 操作　取穴定位严格以腹针取穴方法为主，以1.5寸不锈钢毫针，针刺是局部憋胀、疼痛或局部短距离的无规律的感传为主。腹部进针时首先要避开毛孔、血管，施术时要轻、缓。针尖抵达预计的深度时，一般只捻转不提插，或轻捻转慢提插，施术时一般采用三步法：候气、行气、催气法。得气后接通G6805-B型电针仪，选择疏密波，强度以患者耐受为宜，留针30分钟。

（七）合谷刺法

1. 取穴　主穴取中脘、关元、带脉。脾虚湿阻型加水分、天枢、丰隆、三阴交、脾俞，带脉、水分、天枢三穴用合谷刺，丰隆穴用泻法，三阴交、脾俞穴用补法；胃热湿阻型加曲池、内庭、四满、腹结、胃俞，带脉、四满、腹结用合谷刺，曲池、内庭用泻法，胃俞穴用平补平泻法；肝气瘀滞型加太冲、行间、期门、膻中、肝俞，带脉、期门用合谷刺，太冲、行间用泻法，膻中、肝俞两穴平补平泻；脾肾两虚型加脾俞、肾俞、足三里、气海、腹通谷，带脉、气海、腹通谷用合谷刺，肾俞、脾俞、足三里用补法；阴虚内热型加水道、三阴交、然谷、照海，带脉、水道用合谷刺，余穴均用补法。

2. 操作　以中脘、关元、带脉为基本穴，且中脘、关元两穴均宜长针深刺，中脘穴针感以向脊柱扩散和通向左乳部为佳，关元穴针感以向骶尾及阴部为佳。在此基础上再依据证型不同辨证取穴，在刺法上要求在能行施合谷刺的穴位上全部行施合谷刺。

（八）埋线Ⅰ法

1. 取穴　主穴取脾俞、胃俞、肾俞、天枢；脾胃俱旺加曲池、合谷、内庭、足三里，脾胃虚弱加足三里、气海、关元，真元不足加命门、太溪、三阴交，自幼肥胖加合谷、内庭、太溪。

2. 操作　背部、腹部穴位用穿线法。穴位消毒局麻后，将2号羊肠线穿于大号三角针上，从穴位上方进针，穿过穴下肌层，从穴位下方穿出，牵拉刺激穴位，用强刺激泻法，剪去线头。四肢穴位用注线法。用装入羊肠线的穿制针刺入穴内1～2cm，肌肉薄处埋入1号羊肠线1cm，肌肉厚处埋入2号羊肠线2～3cm。诸穴外盖敷料。15天埋线1次，5次为1疗程。

（九）埋线Ⅱ法

1. 取穴　耳穴胃、神门、肺、内分泌、脾、口，腕踝针上1穴。

2. 操作　穴位消毒局麻后，用9号注射针头套入银针，前端装入000号羊肠线0.5cm，斜刺入耳穴，推入羊肠线，退出针头。腕踝针上，穴用9号穿刺针刺入4cm，埋入0号羊肠线1cm，后退1cm后，再注入1cm羊肠线。退针后外盖敷料。20天埋线1次，3次为1疗程。

（十）埋线Ⅲ法

1. 取穴　梁丘、丰隆、足三里、气海、大横，公孙、天枢、关元、三阴交；脾肾气虚配太溪，肝郁气滞配阳池、血海，痰热郁阻配支沟、曲池。

2. 操作　将针具高压消毒。取穴，标记，局部常规消毒，以2%利多卡因于穴位处注射皮丘麻醉。持备好的12号腰椎穿刺针（针芯尖部磨平），拔出部分针芯，将剪好的3～4cm的3／0医用羊肠线放入穿刺针内。将穿刺针刺入穴位中，得气后推动针芯，将线推入穴位中。以棉球按压片刻，用创可贴贴敷。两组穴位交替使用，根据病情选配穴。10～14天埋线1次，2次为1疗程。

（十一）埋线Ⅳ法

1. 取穴　减肥经验穴（天枢和髂前上棘连线的中点，左右各1个）、中脘、足三里（双）、关元。

2. 操作　患者充分暴露埋线所取穴位，用碘酒棉球在穴位上做标记并消毒，再用酒精棉球脱碘。先用盐酸普鲁卡因作浸润麻醉，然后左手持小镊子夹1段羊肠线，将其一端放在注射过麻药的针孔上，右手持医用埋线针缺口向下压住羊肠线一端，将其推入穴位，埋线后用酒精棉球及医用胶布粘贴针孔，避免出血及污染。2周埋线1次，3次为1个疗程。

（十二）穴埋药线法

1. 取穴　主穴取天应穴（腹部最高点）、天枢、中脘、丰隆、足三里、三阴交，每次取2穴。脾胃实热型配曲池、上巨虚，气虚血瘀型配膈俞、足三里，肝阳上亢型配行间；伴高血压者加太冲，伴高血脂者加阳陵泉，伴冠心病者加膻中、心俞；以腹部肥胖为主者加梁丘、大横，以腰部肥胖为主者加风市，以臀部肥胖为主者加环跳、承扶。

2. 制备　用黄芪、防己、白术、川芎、制首乌各15g，泽泻20g，生山楂、丹参、茵陈、水牛角各30g，生大黄9g，水煎2次，取汁100mL，加75%酒精300mL，浸泡00号医用羊肠线，浸泡3天叠用。

3. 操作　从上述穴位中按辨证施治，每次选2~6个穴位。穴位两侧或上下两端用龙胆紫做进出针点标记，皮肤常规消毒后，以1%利多卡因在穴位处分别行皮内浸润麻醉。医者用拇指和食指捏起两皮丘间皮肤，用持针器夹住带经药物浸泡后的羊肠线的皮肤缝合针，局麻点穿出，捏起两端肠线来回牵拉，使穴位处产生酸麻、胀感后，将肠线贴皮剪断，捏起两针孔间皮肤，使线头缩入皮内，外贴创可贴24小时。每周治疗1次，4次为1疗程。

（十三）小针刀疗法

1. 定位　患者俯卧位，在脊柱区内寻找反应点，一般在T_{10}~L_2棘突旁开约2cm一线可找到，于压痛明显处用龙胆紫作标志.

2. 操作　常规碘酒、酒精消毒后铺无菌孔巾，右手持针刀快速进针，达骨面后行纵横疏通剥离，出针后用创可贴保护针孔。如有棘突偏歪，可采用定点旋转复位法纠正偏歪之棘突，同时按摩推拿腰背部5分钟，以提高疗效。7日治疗1次，4次为1个疗程。

（十四）耳穴针刺法

1. 取穴　主穴取肺、神门、大肠、内分泌、三焦、便秘点；胃肠湿热型加饥点，脾虚湿阻型加脾、胃，肾气不足型加肾、三焦，肝气郁结型加肝。

2. 操作　耳郭常规消毒，以0.5寸毫针快速针刺，平补平泻。留针30分钟左右，两耳交替针刺，隔日治疗1次。

（十五）耳穴埋针法

1. 取穴　主穴取口、脾、肺、心、神门、内分泌；配穴取耳迷根、交感、大肠。

2. 操作　首先对针具及患者耳郭进行严格消毒，揿针刺入耳穴后，用0.6~0.7cm^{2}的绊创膏固定。3~4天换1次，左右替使用，10次为1疗程。

（十六）耳穴压珠法

1. 取穴：主穴取神门、交感、内分泌、三焦，每次必选；脾虚湿阻型配肺、脾，胃热湿阻型配胃、结肠、小肠，肝郁气滞型配肝、胆（胰），脾肾两虚型配结肠、直肠、肺，食欲亢进配口、外鼻、皮质下、胃。

2. 操作　患者端坐位，耳郭用75%酒精常规消毒，用镊子将耳贴磁珠对准耳穴位中心（双面）紧贴后稍加按压片刻，手法适中，使患者耳郭感到胀、微痛、发热为度。每次取单侧耳穴，4～5天换贴1次，两耳交替。10次为1个疗程，疗程间休息7天。嘱患者每餐前按压耳穴10分钟，按压要有力度，食欲亢进或有饥饿感增加按压次数。

（十七）耳穴压籽法

1. 取穴　主穴取饥点、神门、胃、肺、贲门、食道、腹点。嗜睡者去神门，加兴奋点；食欲亢进，喜饮加渴点；便秘加大肠；伴高血压者加降压沟。

2. 操作　治疗前先用耳穴探测仪在所取穴位四周寻找敏感点，然后用胶布贴压王不留行籽。嘱患者每日自压药粒5次以上，餐前必压，每次每穴按压20秒钟左右，以有酸、胀、灼热感为度。5天交替换贴另耳，6次为1疗程。

（十八）刮痧法

1. 定位　主穴区为腹部、督脉及膀胱经；配穴区为肥胖部位、足三里、梁丘、大肠俞、血海、三阴交、上巨虚、下巨虚等。

2. 操作　刮痧时用水牛角制成的光滑板，刮痧部位涂刮痧油。首先从颈后风府至长强，沿督脉刮拭；膀胱经自上（大杼）而下（白环俞）刮拭；腹部剑突至肚脐，自上而下由轻而重刮拭，脐周则以脐为中心由轻而重向外刮拭；四肢由近端向远端刮，穴位用角刮。实证选用泻法，虚证选用补法。过饥过饱、情绪激动时不宜施用此法。

第十三节　痛风

痛风是由于嘌呤代谢紊乱及（或）尿酸排泄减少引起的一组疾病。其临床上以高尿酸血症、特征性急性关节炎反复发作、痛风石沉积、痛风石性慢性关节炎，常累及肾脏为特点。本病可分为原发性和继发性两大类。原发性痛风的病因1%～2%是由于酶缺乏引起的，而大多数尚未阐明，常伴有高脂血症、高血压病、糖尿病、动脉硬化、冠心病等；继发性可由肾脏病、血液病及药物等多种原因引起。本病以中老年及男性较多见，可有家族史。本病一般属中医学"痹证""历节病""白虎病""痛风"等范畴。

针灸治疗法

（一）毫针法

1. 取穴　急性期取隐白、大敦、太冲、三阴交、太溪、照海、阿是穴；恢复期取太冲、三阴交、太白、太溪、照海、足三里、肝俞、肾俞。

2. 操作　诸穴局部皮肤常规消毒，用28号毫针针刺，得气后，急性期患者施泻法，恢复期患者施平补平泻法。留针15～20钟，每日1次。

（二）温针法

1. 取穴　患者取坐位，在第1跖趾关节处取太冲（或行间）、太都、太白、公孙；在第2跖趾关节处取内庭（或陷谷），以及触痛最敏感点的阿是穴。

2. 操作　常规消毒后，用28号1.5寸不锈钢针灸针针刺上穴。阿是穴以扬刺法针刺。针刺得气后留针，然后在针柄上插入已点燃的长1.5cm的艾卷，燃烧面朝下，一般灸2～3次后出针。出针时摇大针孔，在针孔处流出暗红色血液。每天治疗1次。同时注意在温针灸时，不要烫伤皮肉；若出针后出血量超过3mL以上者要止血；针刺部位应严格消毒，以防感染。

（三）电针法

1. 取穴　合谷、三阴交、太冲、足三里。配穴随各个关节病变不同而有所改变，踝关节疼痛加照海、丘墟、申脉，手及腕关节疼痛加阳池、限溪、外关，膝关节疼痛加膝眼、鹤顶、血海。

2. 操作　穴位局部常规消毒后，以毫针针刺，主穴以平补平泻法，配穴以泻法，得气后接G6805电针治疗仪，选连续波，频率为200～300次/分钟，强度以患者能耐受为好，留针20～30分钟。每天1次，5次为1疗程。

（四）浮针法

1. 定位　患者仰卧位，在其病变痛点处作一记号。

2. 操作　常规消毒，采用28号浮针在痛点旁开6～10cm处与皮肤成15°～25°角快速刺入皮下（针尖向痛点），然后运针，单用右手沿皮下向前缓慢推进，可作扫散动作（即以进针点为心，针尖划弧线运动），操作应柔和，不致引起强烈刺激。当痛点疼痛消失或减轻后抽出针芯，用胶布固定皮下的软套管，留至24小时后拔出。隔日1次，5次为1个疗程，疗程间休息2天。

（五）刺络法

1. 取穴　照海、太冲、丘墟、地五会、足临泣、解溪、委中、阿是穴及足背部瘀阻比较明显的络脉。

2. 操作　皮肤常规消毒，在红肿周围上下寻找上述穴位暴露于皮肤浅表之脉络。

每次选2～3穴，用三棱针快速点刺1～2mm深度，出血5～20mL不等，若出血量小于3mL，针后加拔罐，并留罐15分钟。治疗后的针孔消毒，敷以消毒纱布固定。3天刺络1次，5次为1疗程。如不愈者，休息1周后进行下一疗程。若出血量多，大于30mL，可用酒精棉球按压止血。

（六）梅花针法

1. 取穴　患者取卧位，选阿是穴（疼痛局部），五腧穴。

2. 操作　局部以2%碘酊常规消毒，再用75%酒精脱碘。医者右手持消好毒的梅花针，以腕力进行叩刺，直接经过患处的经脉及其表里经脉的五腧穴重点叩刺，至点状出血。同时左手揉按叩刺部位旁侧皮肤，以减轻局部肌肉的痉挛疼痛和促进瘀血的排除。隔日1次，急性期关节红肿热痛主症基本消失后、慢性期和间歇期，1周2次。

（七）针刀阻滞法

1. 定位　选择红肿压痛明显处（避开重要神经、血管）作为进针刀点，用龙胆紫标记。

2. 操作　按骨科无菌手术要求消毒铺巾，用0.5%利多卡因作痛点阻滞，每点注射1～2mL。5分钟后行针刀松解术。用朱氏型4号针刀，针刀体与治疗部位体表垂直，刀口线与神经血管及肌腱走行方向平行。纵行刺切3刀，深达骨面，再纵行剥离1次，横行剥离1次即可。在关节囊处调转刀口90°，横行切开关节囊2～3刀，不进入关节腔。出针后让血液及关节积液自行流出，再对患部作向心性推揉手法，纵向牵拉和推压关节3次，压迫针眼3分钟后，贴创可贴。术后卧床休息12～24小时，垫高患肢45°。5天1次，2次为1个疗程。

（八）火针放血法

1. 取穴　行间、太冲、内庭、陷谷。湿热蕴结者加丘墟、大都、太白；瘀热阻滞者加血海、膈俞；痰浊阻滞者加丰隆、脾俞；肝肾阴虚者加太溪、三阴交。均取患侧穴位。

2. 操作　足部腧穴用粗火针，踝关节以上腧穴用细火针。患者取直立位或坐位，双足垂地，在足下垫几层草纸。穴位常规消毒后，将火针在酒精灯上烧至由通红转白亮时对准穴位速刺疾出，深度为0.3～1寸。每穴1～3针，足部腧穴以出血为度。每次治疗总出血量控制在100mL以内，每周治疗1次。术后嘱患者在48小时内保持针孔清洁干燥。

（九）火针围刺法

1. 定位　患者取舒适体位，让病变部位充分暴露。

2. 操作　局部常规消毒，根据病变部位、性别、年龄、体质强弱的不同选用粗细不同的火针，将火针置于酒精灯上烧至红转白亮时快速准确地在病变部位进行围刺，然后在病变部位散刺数针，针刺深度视病变部位不同而深浅不一，一般0.3～1寸。隔日1

次，10次为1个疗程。针后嘱患者在48小时内保持病变局部清洁干燥，以免局部感染。

（十）穴位埋线法

1. 取穴　以局部邻近穴为主。风寒湿痹加风门、曲池、阳陵泉、风市、足三里、阴陵泉；热痹加大椎、合谷、内庭；血瘀痰阻加血海、膈俞、丰隆；久病气血两虚加肝俞、脾俞、肾俞、三阴交、关元、悬钟。在痛风发作部位附近选穴，如跖趾关节选公孙、八风；掌指关节选阳池、八邪；内踝选太溪、照海；外踝选昆仑、丘墟；膝关节选阳陵泉、膝阳关；腕关节选外关、养老；肘关节选肘髎、曲池等。

2. 操作　用注线法。局部常规消毒后用装有1号羊肠线1cm的9号穿刺针刺于穴内，注入羊肠线，配穴则根据穴位位置，用穿刺针埋入1~2号羊肠线。红肿疼痛局部则用隔姜灸法，每天灸治10分钟。15天埋线1次，5次为1疗程。

（十一）穴位注射法

1. 药物　抽取当归注射液4mL，地塞米松5mg充分混合。

2. 取穴　阳陵泉、太冲配阿是穴。

3. 操作　穴位局部消毒后，用7号针头快速刺入皮下，然后缓慢进针，得气后，回抽无血，即可将药物注入，每穴注射1~2mL。

（十二）姜炷灸治法

1. 取穴　以局部取穴为原则，跖趾关节病变取大都、太白、太冲、行间、内庭、足临泣；踝关节病变取太溪、商丘、丘墟、照海、申脉。

2. 操作　将纯净艾绒用手搓捏成1.5~2cm大小圆锥形艾炷；新鲜生姜切成厚度0.2cm薄片，面积2cm×4cm，中间以针刺数孔。将艾炷置于姜片上，穴区常规消毒后，将姜炷置于穴上，点燃艾炷，急吹其火，待患者灼烫难以忍受时（以不起泡为原则），用镊子持姜炷在病变关节部位缓慢移动，待艾炷熄灭后；易换姜炷，每穴3壮。每日1次，7次为1疗程。

第十四节　骨质疏松症

由于多种因素造成全身骨含量减少、骨密度下降、骨组织的显微结构发生改变的一种病症，即称为骨质疏松症。目前本病分为原发性和继发性两大类。原发性骨质疏松症占本病的90%，它包括绝经后和老年性骨质疏松症、特发性成人骨质疏松和幼年骨质疏松；继发性骨质疏松症是由各种疾病和各种药物所引起的。本病一般属中医学"腰痛""痹证""骨痛""骨痿""骨痹"等范畴。

针灸治疗法

（一）毫针法

1. 补肾强筋法　多选用足少阴肾经、足太阳膀胱经经穴为主，辅以任、督二脉及足厥阴肝经经穴。针刺补法，阳虚者多灸或拔火罐。每日或隔日1次，每次10～20分钟，10次为1个疗程。取穴为肾俞、命门，关元、太溪、大杼、阳陵泉；肾阳虚者重灸关元、命门，肾阴虚者加复溜，痛甚者配人中，失眠者补太溪、泻神门，头晕耳鸣者加悬钟。

2. 健脾壮骨法　以足太阴脾经、足阳明胃经经穴为主，辅以足少阴肾经、足太阳膀胱经经穴。针刺补法，阳虚者多灸或拔火罐。每日或隔日1次，每次10～20分钟，10次1个疗程。取穴为脾俞、胃俞、中脘、章门、足三里、三阴交；腹痛拘急配公孙，水肿加阴陵泉，泄泻重灸关元、肾俞。

3. 祛瘀生新法　取足太阴脾经、足少阴肾经、足厥阴肝经经穴为主，或补或泻，每日或隔日1次，每次10～20分钟，10次为1个疗程。取穴为脾俞、肾俞、太溪、太白、太冲、三阴交、血海。

（二）电针法

1. 取穴　腰椎1～4夹脊（每节腰椎取1穴，两侧交叉取穴），股骨大转子周围阿是穴（以股骨大转子为中心取2点），肾俞、脾俞、命门、足三里、阳陵泉。

2. 操作　常规消毒，夹脊、阿是穴针刺得气后，接G6805-2型电针仪，1组输出接在1侧夹脊穴上，阿是穴1次取2点接卫组输出；电针刺激参数为；频率8 Hz，连续波，强度为局部可见肌肉收缩，留针刺激30分钟。肾俞、脾俞、命门、足三里、阳陵泉作常规毫针针刺，得气后留针30分钟。1周治疗3欢，10次为1个疗程，疗程间隔7天。

（三）温针法

1. 取穴　大椎、肾俞（双）、关元俞（双）、足三里。

2. 操作　穴位局部常规消毒，选用28号1.5寸毫针针刺，在行针得气基础上运针以紧按慢提，小角度捻转后留针，继而将预先切好的2cm左右的艾灸段穿套在针柄上，点燃艾灸，使之缓缓燃烧，待艾条完全燃尽即出针。隔日治疗1次，15次为1疗程。

（四）埋线法

1. 取穴　患者俯卧位，取双侧肾俞、委中穴。

2. 操作　局部常规消毒后，用2%利多卡因5mL，地塞米松5mg，维生素B_{12} 0.5mg，当归注射液2mL混合药液，用5号针头刺入穴位，提插得气后，每穴位注入混合剂2～3mL。取羊肠线（长2～3cm），选12号腰穿针1具，将针芯退出使羊肠线置入针管内，在所选穴位刺入，避开血管、神经，得气后将针芯向前推动，针管向后退，将肠线植入穴位内，拔出腰穿针，外用创可贴固定。

（五）放血疗法

1. 取穴　双侧肾俞为主，阿是穴为配穴。

2. 操作　患者俯卧位，先用75%酒精在穴位部进行消毒，再用三棱针点刺肾俞穴，深度0.3～0.5cm，然后医者用拇、食2指在穴位部由上向下推按顺压被点刺的穴位，并刺断少许红色的纤维组织，使之充分出血。为增强疗效，可用拔罐以吸出适量血液。同样方法应用于阿是穴。注意不宜使之出血过多，去罐后用消毒棉球消除瘀血，干棉球按压针孔，以彻底止血。隔日1次，5次为1个疗程。

（六）耳针治疗法

1. 取穴　腰椎、骶椎、肾、神门、脾、肾上腺。

2. 操作　在耳郭上找准上述诸穴，严格消毒耳郭，以0.5寸毫针针刺，得气后快速捻转，留针10～15分钟。每日1次，10次为1疗程，两耳交换使用。

（七）耳穴压籽法

1. 取穴　肾、脾、腰椎、胸椎、肾上腺、阿是穴。

2. 操作　先在耳郭上找准以上诸穴，常规消毒，再用王不留行籽或莱菔子按压在诸穴上，然后用胶布粘压。每日嘱患者自行按压数次，以耳郭发红、发胀，患者能耐受为宜。4日换1次，7次为1疗程。

（八）隔姜灸治法

1. 取穴　阿是穴、腰阳关、肾俞、命门、身柱。

2. 操作　患者俯卧，找准上述诸穴，先将生姜片置于诸穴的皮肤上，再将艾炷放在姜片上，分别点燃艾炷，进行隔姜灸，每次每穴2～3壮。每日1次，10次为1疗程。

第十五节　类风湿性关节炎

类风湿性关节炎（rheumatoid arthritis，RA）简称类风关，是一种病因不明、以关节病变为主的慢性全身性结缔组织疾病。它以关节滑膜炎症为病变基础，累及关节及其周围组织如软骨、韧带、肌腱和相连的骨骼。病变反复持续发作，最终导致进行性关节破坏，引起畸形、强直，导致不同程度的功能障碍，严重者残废。其次病变还使浆膜、心、肺、皮肤、眼、血管等结缔组织发生广泛的炎症，造成多脏器损害，所以又称类风湿病。但它毕竟以关节病变为主，因此，现沿袭国际上习惯名称，叫类风湿性关节炎。目前在国内外仍属病因不明的难治之症，对人类健康危害很大。本病一般属中医学"痹证""历节"等范畴。

针灸治疗法

（一）毫针法

1. 根据部位常规选穴　颞颌关节选公孙、合谷、颊车、下关；颈部关节选大椎、天柱、风池、列缺、后溪、昆仑、风府；肩关节选外关、合谷、曲池、肩髎、肩髃、肩贞、肩前；肘关节选曲池、手三里、曲泽、尺泽、天井、少海、小海；腕关节选阳池、大陵、阳溪、内关、外关、养老；指关节选八邪、八风、合谷、大陵、后溪、关冲、商阳；髋关节选环跳、居髎、秩边、承扶、阳陵泉；伏兔；膝关节选膝眼、阴陵泉、阳陵泉、梁丘、足三里、曲泉、委中；踝关节选足临泣、丘墟、解溪、昆仑、申脉、照海、悬钟；跖趾关节选至阴、窍阴、历兑、太冲、陷谷、侠陵。

2. 根据辨证加用配穴　除选用常规穴位外，根据寒热性质再加用以下配穴。风偏胜加风府、风池、风门、血海、膈俞，泻法进针，补泻法出针，不留针；寒偏胜加灸肾俞、关元，结合提插补泻和采用温针，留针30分钟；湿偏胜加足三里、商丘、阴陵泉；肾阳虚者可灸肾俞、关元；热偏胜加大椎、曲池，或取与病灶有关经络的"井"穴，三棱针刺放血；五脏痹加五脏的俞募穴。

3. 针刺法　由于人体素质不同，感受风寒湿热之气各有偏胜，因此根据辨证选配穴位和采用不同手法，虚者补之，实者泻之。此外还根据"经脉所过，主治所及"的原则，并结合病变部位，采用循经取穴、邻近取穴、局部取穴，以达到通经活络、疏通气血闭滞、扶正祛邪之目的。一般而言，热痹和行痹用泻法，浅刺，寒痹深刺留针，湿痹针灸并施。

（二）温针法

1. 取穴　一组肝俞、肾俞；二组膈俞、大杼；三组脾俞、命门。

2. 操作　以上三组穴位交替使用，每1天选取1组穴位治疗，均为双侧取穴，轮流进行。选好穴位，常规消毒，选用1.5寸不锈钢毫针，以指切进针法快速进针得气后，依患者胖瘦等体质情况不同，将毫针停留在适当的深度，然后在针柄上套一段约2cm的温针灸专用艾条施灸，使热力通过针身传入体内，患者局部有温热感为宜。每天1次，每周连续治疗5次，休息2天，1个月为1疗程。

（三）电针法

1. 取穴　膝眼、鹤顶、梁丘、血海、阳陵泉、阴陵泉、曲泉、委中、足三里、三阴交、昆仑、照海。

2. 操作　每次选2~4对穴，交替使用，常规消毒，针刺得气后，接通G6805电针治疗仪，用疏密波，刺激强度以患者能耐受为度，留针20~30分钟。每日1次，10次为1疗程。

（四）火针法

1. 取穴　上肢取肩髎、肩贞、肩髃、臂臑、曲池、手三里、手五里等；下肢取髀关、风市、血海、内膝眼、犊鼻、鹤顶、阳陵泉、梁丘、解溪等。

2. 操作　用烧红的针具迅速刺入穴位0.2～0.4寸，速刺疾出，隔日1次，10次为1疗程。

（五）蜂针法

1. 取穴　根据患病部位就近取穴为主，如患病关节为腕，常取阳溪、阳池、阳谷；患病关节为膝，则取膝眼、阳陵泉、委中等穴。

2. 操作　用取蜂盒将蜜蜂自蜂箱取出备用。患者治疗前须先作皮试，给患者前臂内侧皮内注射蜂毒皮试液0.1mL（0.01mg／mL），注射局部可出现红肿、疼痛反应，但半小时内红肿反应直径不超过5cm，24小时内无全身反应即可开始治疗。穴位选定后在所选穴位附近用75%酒精常规消毒，然后用镊子将蜜蜂自蜂盒中取出，再用游丝镊将蜜蜂尾部螫针拔出，随即在选定的穴位附近针不离镊，循经点刺3～4个点，最后将螫针刺入穴位，如需强刺激，则将蜜蜂螫针直接置于穴位处刺入。前者为散刺法，后者为直刺法。每日治疗1次，如局部反应较重，也可隔日治疗1次。用量由每次1只开始，每次递增1～2只，一般1次最大用量不超过20只。2个月为1疗程。一般每个患者治疗1个疗程。治疗后局部可出现红肿痛痒等反应。一般用散刺法局部反应较轻，直刺法反应稍重。停止治疗后这些反应可自行消失。

（六）皮内针

1. 取穴　选2组穴位，关元、左肾俞为一组，气海、右肾俞为另一组。

2. 操作　2组穴位隔日交替使用，以揿针型皮内针刺入所选穴位，然后以小方块胶布粘贴固定，每日1次。

（七）耳压法

1. 取穴　指、腕、肩、肘、肩关节、趾、踝、膝、颈、腰骶椎、胸椎、颈椎、上耳背、中耳背、下耳背。

2. 操作　耳郭常规消毒，找准穴位，取中药王不留行籽，贴在0.5cm×0.5cm胶布上粘贴于耳穴上，并适当加压。根据病变部位每次取穴4～5个，两耳交替，隔日换贴1次，每日按压耳穴3次，每次持续20分钟，按压时活动病变关节。

（八）皮肤针法

1. 取穴　背部华佗夹脊穴，病变关节局部。

2. 操作　取脊柱两侧、病变关节局部，严格消毒后，用皮肤针中等度叩刺。脊背部自上而下，病变关节局部做环状叩刺。每日1次，10次为1疗程。

（九）银质针温针法

1. 物品准备　采用80%白银制成的银质针做针刺治疗，其针身直径1.1mm，针身长短不一，长度分为8cm、10cm、12cm、15cm和18cm长，针端尖而不锐（依针刺部位选不同长度的针）。其他物品包括无菌巾若干、无菌纱布、龙胆紫药水、局麻药品及器械、截长约3cm的艾炷若干、常规消毒用品、常规急救药品及器材。

2. 患者准备 术前患者需做血常规、出凝血时间、澳抗、心电图以及必要的常规检查，详细询问病史，对患有严重高血压、心脏病、晕针及年龄70岁以上的患者不宜进行银质针治疗。清洁需针刺部位的皮肤，排空大小便，并做好治疗前患者的心理护理，向患者说明治疗过程及出现的疼痛反应等，使其有充分的心理准备，配合医生完成操作。按针刺部位需要令患者俯卧、侧卧或仰卧，以利于操作和防晕针。

3. 操作方法

（1）针刺区域准备：依据患者病变区域的压痛点群，选定进针范围及针数，注意选择进针部位与范围，务求彻底性，压痛点群不能遗漏，并用龙胆紫标记，然后碘酒、酒精常规消毒，铺无菌巾，无菌操作下在每个进针点用0.25%利多卡因皮内注射，形成直径1cm的皮丘。

（2）针刺方法：选择消毒的长度合适的银质针对准深层病变方向垂直进针，注意避开神经、血管，经过软组织直达病变区的骨膜上，当遇到阻力并引出强烈的针感，即患者感到酸胀重麻以及痛觉，这就表明针法正确，针刺成功。每根针之间的距离5mm左右。

（3）温针方法：针刺成功后，在每根银质针的圆球形针尾上插一艾炷并点燃，艾炷燃烧时患者自觉深层软组织出现无痛热感，艾火熄灭后针身余热仍有治疗作用，待艾炷完全冷却后用吸尘器吸除灰烬即可拔针。

（4）拔针方法及拔针后处理：拔针时手法要轻，动作要迅速，一手持无菌纱布按压针周皮肤，另一只手迅速起针，以减少疼痛，然后立即按压几分钟，防止针眼出血，针全部拔出后，用2%碘酒点式消毒每个针眼处，然后敷以无菌纱布，胶布固定。同时嘱患者平卧休息半小时，方可离开，最后清理物品及清洁治疗室。

4. 注意事项

（1）密集型银质针治疗在国内尚未普及，患者对此项技术了解甚少，要认真向患者讲解此疗法的优点、疗效及注意事项等知识，消除患者的恐惧心理。

（2）针刺前后严格无菌操作，避免各种感染和损伤，银质针治疗室应当定期紫外线消毒，各种器械保持无菌状态，对于有破损、炎症的皮肤及区域严禁银质针治疗。

（3）温针时密切观察患者情况，以防各种意外发生，进针完毕后在针的间隙覆盖无菌纱布，防止艾条燃烧后的灰烬落下造成皮肤烫伤。热疗时注意观察患者反应，可在过热的银针柄上用无菌注射器喷洒灭菌蒸馏水降温，防止皮肤灼伤，及时排除室内烟雾，防止窒息，夏季防中暑。

（4）拔针后及时为患者做适当的护理。由于银质针较粗，难免损伤毛细血管，如拔针后针眼有出血，可用无菌纱布压迫止血，有澳抗阳性患者，操作者拔针时要小心防止被感染。嘱患者针刺部位3天内勿沾水，1周内禁洗澡。

（5）经常检查银质针治疗室的物品、器械性能状况，保持运转良好，室内的排风扇，吸尘器要经常检查，及时排除故障，特别是所备各种急救器材和药品应定期检查，用后及时补充。

（十）水针刀疗法

1. 药物　先配制抗风湿合剂：利多卡因4mL，正清风痛宁50mg，曲安奈德50mg，雪莲针4mL，维丁胶钙针10mL，维生素B$_{12}$1mL，混合后备用。

2. 操作

（1）选取水针刀刀具：根据患者的肌肉厚薄，选取1～3号鹰嘴水针刀。

（2）进针刀法：垂直进针刀。

（3）进针刀层次：皮层→肌腱。

（4）进针刀深度：肌腱。

（5）水针刀手法：割拉摇摆松解法。

（6）步骤：按水针刀"一明二严三选择"的规程，在患者四肢各关节周围找准肿痛点，一般都是肌腱、关节囊、滑囊、腱鞘等软组织受损处。皮肤常规消毒后，根据四肢关节大小、肌肉厚薄不同，选择大中小型号鹰嘴水针刀，按水针刀垂直进针刀法，针刀沿肌腱、神经、血管平行进针，避开神经、血管，待患者有酸、胀、沉感时，回抽无血，注入抗风湿合剂1～4mL，然后行割拉摇摆松解3～5下，出针刀，术毕，贴创可贴。隔3天1次，5次为1疗程。

（十一）穴位埋线法

1. 器材　皮肤消毒用品、洞巾、注射器、镊子、缝合针、持针器、剪刀、消毒纱布、敷料、1号羊肠线，2%利多卡因。

2. 取穴　合谷、偏历、曲池、足三里、解溪、环跳，均为双侧。

3. 操作　将医用羊肠线放在玻璃器内用75%酒精浸泡10分钟备用。患者平坐椅子上，术者行皮肤常规消毒后，以2%利多卡因局部浸润麻醉。左手拇指、食指提起皮肤，右手持持针器向下15°～40°角方向穿刺，肠线穿过皮下组织时反复牵拉2次，贴皮肤剪断肠线。放松皮肤使线头进入皮下。用纱布压迫后盖好纱布，胶布固定。1个月效果不显著者可行第二次治疗。

（十二）穴位埋藏法

1. 取穴　全身调节的强壮穴与病变关节局部取穴相结合，全身调节以大椎、命门、肾俞、足三里、气海、关元、三阴交穴为主。

2. 操作　所取穴位皮肤按常规消毒，用1%利多卡因局麻，皮丘大小0.5cm许，然后用11号手术刀片切开皮肤0.3cm许，深度至皮下，并用血管钳轻提插刺激穴位，再用血管钳夹持制剂（采用生物纯化，自然分离，低温制取验方中紫苏、威灵仙、生大黄等中草药的生物活性成分，pH 5.5～6.5，32℃以下制成药丸，每丸重20mg，细菌培养阴性后，装在无菌瓶里密封备）用1丸，植入穴位皮下，缝合一针，盖无菌纱布即可。拆线一般为15天，拆线前忌食香菇等发物。

（十三）刺络拔罐法

1. 定位

（1）风邪束表型取大椎、风门，大杼、肺俞。

（2）湿热蕴结型在肿胀处表面寻找怒张的暗红色血络。

（3）气血瘀滞型在关节周围或肌肉压痛点。

2. 操作

（1）风邪束表型选以上两组穴位交替放血，消毒后先用毫针在穴位处浅刺数针，然后在针刺处拔罐。

（2）湿热蕴结型在肿胀处表面寻找怒张的暗红色血络，用手轻轻拍打，使其充盈；在其上端扎止血带，再用三棱针将血络刺破，缓缓出针，使出血至血色变浅为止。如果是小关节，如指、趾关节，可将肿胀处刺破，挤压针眼周围，以助出血。

（3）气血瘀滞型在关节周围或肌肉压痛点深刺数针，进针可深一些（0.5寸左右），但应避开大的动脉血管，然后拔火罐。以上治疗每日1次，3次为1疗程，休息2天，再继续治疗。

（十四）三伏针灸法

1. 取穴　主穴为风池、太冲、太溪、风市、曲池、合谷，每穴每次必用。配穴根据关节病痛部位不同，而相应取之。肩关节痛取肩髎、肩髃、臂臑；肘关节痛取外关、阳谷、阳池；膝关节痛取血海、阳陵泉、梁丘、足三里；踝关节痛取解溪、丘墟、昆仑。商丘；手指小关节痛取内关透外关、合谷透后溪；足趾关节痛取三阴交透悬钟、八风等。

2. 操作　针刺得气后停针，应取的穴位全部针入后，从上至下行针1次，再将剪好的艾条（每壮1寸许）插入针柄，离患处皮肤寸许，用火柴从艾炷下部点燃，燃完起针。中间若某穴位感到烫时，可以在该穴上放一块纸片，如再觉烫可以再加一层纸，数层均可，直至不烫为宜。但注意不能为图省事，事先在每穴上将纸片放好。起针前再行针1次，每日1次，体弱者隔日1次。每星期针5天休息2天。在每年夏季三伏天进行，进伏第1天开始，出伏第1天结束，共针30～40次。轻者1季即愈，重者第二年伏天继续治疗，有的3～4年连续治疗。

（十五）电子针灸法

1. 取穴　局部取外关、合谷、阳溪、阳池、阳谷、阿是穴。行痹配膈俞、风池、血海、风门；痛痹配关元、肾俞；着痹配足三里、阴陵泉。

2. 操作　选定穴位，常规皮肤消毒，以毫针直刺局部穴位后，接通电子灸治疗仪，以患者有舒服的温热及酸麻胀感为平泻法，留针40分钟。每天1次，15天为1疗程，疗程间休息1~2天。

（十六）脊里药针法

1. 取穴　在督脉选穴，肩、肘、手指关节病变选大椎、二椎下、陶道，髋部及下肢关节病变选腰阳关、命门等穴。

2. 操作　用细型空针深刺达硬膜外腔后注药，注入药物以丹参、当归、祖师麻、维生素B_{12}、地塞米松组成1~5号注射液，根据病情选择使用。5~7天治疗1次，10次为1疗程。

（十七）穴位注射法

1. 取穴　辨证选穴为主，邻近取穴为辅，尤其是用原穴、郄穴、合穴等特定穴及一些经验穴。

2. 操作　穴位注射治疗本病，主要是发挥其较强而持久的止痛情况下，一般情况下，轻度疼痛可选用中医药活血化瘀类药物；中、重度疼痛则应采用作用强烈的具有消炎止痛的中药和激素类制剂。注射剂量不宜过大，但宜多针，每次可选用4个以上的注射点，一般隔日注射1次，如用激素类药物则每周注射1次。目前多用正清风痛宁、追风速注射液、黄瑞香注射液、麝香注射液等。

（十八）微波针灸法

1. 取穴　大椎、肾俞、足三里、委中、阴陵泉、涌泉等穴。

2. 操作　常规消毒，针刺得气后，留针2~3分钟，用微波针灸仪三环状放射接头，中心接针柄，开通仪器，留针10分钟。每日1次，10次为1疗程。

（十九）全息疗法

1. 取穴　取第二掌骨、肱骨、胫骨、股骨全息穴位群之上肢穴、下肢穴、肝穴、肾穴，诸穴交替使用。

2. 操作

（1）穴位注射：选好穴位，皮肤常规消毒，用5mL注射器，5号半针头，抽取黄瑞香注射液，刺入穴位，提插捻转待有酸、麻、胀等得气感后，回抽无血，注入药液，每穴1~2mL，每次选穴2~3个，隔日1次。

（2）针刺：选取第二掌骨侧、胫骨侧肝、肾、上肢、下肢等穴位，常规消毒，选28~30号1.5~3寸毫针，快速垂直进针，行捻转提插手法，得气后行中强刺激，留针40分钟，留针期间每隔5~10分钟捻针1次。隔日1次，与穴位注射交替进行。

（二十）太乙神针

1. 取穴　阿是穴（病变关节穴位）、大椎、神阙、足三里。

2. 操作　患者取卧位及坐位，充分暴露施术部位，在穴位或患处覆盖棉纸7～10层，或棉布5～7层，将太乙神针一端点燃，待燃旺后以右手持针，隔纸或布按在穴位上施灸，使太乙神针的热力透过布层，深入肌肤，直达病所。当患者感到灼热痛时迅速提起，如此反复施灸。也可用5～7层棉布包裹点燃的太乙神针一端，趁热按在穴位上或患处，当患者感到灼痛时即提起，热减后再灸，若艾火燃灭，重新点燃，周而复始，以皮肤发红为准。每日1次，每次半小时，1周为1疗程。

（二十一）斑麝泡灸法

1. 取穴　患部穴位或痛点。

2. 药物　雄黄、斑蝥各30g，麝香10g。先将雄黄、斑蝥研成细末，用蜂蜜适量拌成糊状，再加入麝香拌均匀，装瓶盖紧备用。

3. 方法　找好患部穴位或痛点做记号，将胶布剪成1寸大小，正中放米粒大小药糊，对准穴位或痛点将胶布贴好。每次贴4～8个点，全身关节最多可贴20个点。

4. 注意　药糊不可涂太多，避免起泡大引起疼痛。贴后2～4小时有热感和刺痛感，8～12小时起泡，不要碰破。斑麝药糊贴穴位或痛点必须起泡，不起泡则无效，无效时要找原因，是否药物失效，或斑蝥用量不足。贴后1～7天不可洗患处，防止感染。若用药过多起泡直径超过3cm，疼痛剧烈时，可挑破放液，涂紫药水即可。

（二十二）脊柱铺灸法

1. 取穴与用药　选取脊柱铺灸，除常规用的大蒜汁、棉纸、艾绒外，选肉桂、公丁香、麝香、威灵仙。

2. 操作与要求　选初伏至末伏的三伏天，先在患者脊柱（第一胸椎至尾椎）涂大蒜汁，再把铺灸药粉（麝香0.6g，肉桂、公丁香、威灵仙各0.9g，四药相混合）撒在中线上，然后用棉纸封贴，上铺大蒜泥条，宽约3.5cm，厚约1.2cm，再在其上铺艾炷1条，宽约1.5cm，截面为半圆形。点燃两端，让艾绒缓慢地自然燃烧，等第1条余火渐熄，再上第2条，一般3条为宜。有病根深者灸3条后仍不觉烫，可再加条。灸后起泡，需3天后引流，揩干，涂龙胆紫，盖纱布。忌食生冷、肥甘、腥、辣、酸味，慎避风寒、潮湿，禁房事2个月。

第十六节　强直性脊柱炎

强直性脊柱炎是一种血清反应阴性，病因不明的常见关节疾病；是一种独立性、进行性、全身性疾病，由骶髂关节向上，髋关节，椎间关节，胸椎关节侵犯性发展性疾病；以侵犯中轴关节及四肢大关节为主，并波及其他关节及内脏，可造成人体畸形及残疾，故成为严重危害人类身体健康的疾病。本病一般属中医学"骨痹""腰背痛"等范畴。

针灸治疗法

（一）毫针法

1. 取穴　颈椎关节取华佗夹脊穴、风池、天柱、大椎、列缺、足三里；胸椎关节取大杼、膈俞、人中、后溪、胸夹脊穴、大椎、身柱、太溪、足三里；腰椎、骶椎关节取肾俞、命门、大杼、腰阳关、次髎、太溪、关元俞、小肠俞、委中、气海俞、上髎、后溪、足三里、膈俞。

2. 操作

（1）颈椎关节：每次选3～5穴，每日或隔日针刺1次，10次为1疗程，华佗夹脊穴和督脉穴以得气为度，其余穴位均采用平补平泻法。

（2）胸椎关节：每次选3～5穴，每日或隔日1次，10次为1疗程，胸夹脊和督脉穴以得气为度，其余穴位均采用平补平泻法。大杼和膈俞穴针尖向椎体方向斜刺0.5～0.8寸，肾俞穴直刺并微斜向椎体，深1～1.5寸。

（3）腰椎、骶椎关节：每次选3～5穴，每日针刺1次，10次为1疗程。肾俞、命门、太溪、足三里用补法，其余穴位用中等刺激。肾俞针刺微斜向椎体，深1～1.5寸，关元俞直刺0.8～1寸，使腰骶部及下肢有酸胀麻感，次髎直刺1～1.5寸，使骶、下肢有酸胀感。

（二）温针法

1. 取穴　双侧第10胸椎以上华佗夹脊穴；八髎、环跳、承扶、秩边、足三里、阴陵泉、阳陵泉。

2. 操作　先针刺患者双侧第10胸椎以上华佗夹脊穴，左右交叉选穴，盘龙刺法（华佗夹脊穴的一种刺法，沿脊柱取华佗夹脊穴，从上向下左右交叉，如取第1胸椎左侧夹脊，后取第2胸椎右侧夹脊，左右交替，因其状如龙盘于柱故得名盘龙刺法），刺左不刺右，刺右不刺左，行捻转补法，隔日换针对侧。另取八髎、环跳、承扶、秩边、足三里、阴陵泉、阳陵泉针刺，行捻转补法。再于所有针尾部放1寸艾炷点燃。每次留针30分钟，隔日1次，15次为1个疗程，连续治疗3个疗程。

（三）针挑法

1. 取穴　颈4～骶5的华佗夹脊、膀胱经穴（包括1、2线）、督脉、双髋、骶部的阿是穴。

2. 操作　每次于上方中选取2穴（左右对称），常规消毒，用2%的利多卡因作局部表皮麻醉，稍片刻后挑治。选用大号缝衣针，右手横向持针，左手食指轻压穴侧以固定局部皮肤，把针尖放在挑点中心处，缓慢进针，当穿过皮肤后，可放松左手，右手同时把针尖翘高一点，提高针体作左右摆动，把挑起的表皮拉断，然后再将针尖伸进缺口皮下，挑出一些带黏性的皮内纤维，挑一点拨出一条，反复多次，直至把针口周围的纤维挑完为止。在挑治过程中，一定要随时旋转针体让纤维缠绕在针体上，纤维随针摆动而拉长，拉出一定长度后，又随之把纤维旋缠在针体上，边摆边旋转，直至把纤维拉出为止。摇摆时，感到右手指下抵抗力明显减弱时，切勿大力提拉，以免纤维中断。如果中断，可用针重新挑拨，直至不能挑出皮内纤维为止。如纤维过长，缠满针尖，不利操作，可剪掉。在整个操作过程中，针体与皮肤要保持平行状态。术后用消毒纱布固定，每次针挑的时间需15～30分钟。每日1次，15天为1疗程，疗程间间隔3天。

（四）银质针法

1. 针具　银针定制，其针柄粗2.0mm，长7.0mm，针体粗1.0mm，长度分别为7cm、9cm、11cm、13cm、15cm五种规格。

2. 操作　患者取俯卧位，暴露脊背部，常规消毒，按无菌技术要求操作。选择脊背部以胸腰椎为中心，左右各三排，针距为2cm，根据部位深浅选用一定数量长度合适的银针。进针处作普鲁卡因皮试点，然后将所选定银针从上至下刺入病变部位，而后用TDP照射针刺部位，25～30分钟后起针，针眼敷酒精以防感染。同一部位3～5天治疗1次，4次为1疗程。

（五）穴位埋线法

1. 取穴　肾俞、白环俞，均取双侧。

2. 操作　患者俯卧，先用龙胆紫在穴位处作一进针标记，以0.5%碘酊常规消毒后，用2%利多卡因局部麻醉，医者右手持针，针头顶压于所埋穴位，左手将一段已消毒的0号羊肠线（将0号羊肠线剪成1.5cm的小段，使用前浸泡于75%酒精中30分钟）套于埋线针尖端的凹槽内，然后左手拇指绷紧穴位皮肤，右手持续缓慢进针，针尖缺口向下以15°～40°角刺入，直至肠线头完全埋入皮下，再进针0.5cm，将肠线埋于穴内肌层，随后出针，针孔用碘酊再次消毒，外敷无菌纱布。15～20天埋线1次，3次为1疗程，埋线后5天内嘱患者切勿洗澡，以避免针孔感染。

（六）针刀松解法

1. 定位　患者俯卧，松解部位下面垫枕头，使脊柱保持后突，后侧软组织绷紧，以利于操作。每次松解4个椎板、椎小关节囊及其周围肌腱及肌腱韧带钙化组织。第一次选择脊柱活动度大的部位T$_{11}$～L$_2$，以此为中心逐次向上下扩展。若为解决颈部活动时，可先从上胸段开始。胸椎小关节间隙由后下向前上倾斜，关节面与水平位成60°～70°角，而腰椎小关节间隙于矢状位相一致，并由内向外稍有倾斜。

2. 操作　针刺前可在松解部位注射2%利多卡因1～1.5mL，加泼尼松龙1mL于椎板及小关节周围，一般在松解节段棘突旁2cm刺入皮下进针到椎板，其松解顺序：椎板周围、小关节囊、关节周围、棘间韧带。特别应该提及的是小关节松解时应按倾斜方向及角度进行。当针尖刺入小关节囊时有磨砂感，严重者有刺入石灰块内的感觉，可多次循序渐进，松动后针尖可达小关节间隙内并顺其方向摆动。术后一般不出血，贴创可贴于针孔处。松解后抽去枕头，患者抓住床栏，术者持患者双小腿持续用力牵拉3~5分钟后，术者用手掌由轻到重按压脊柱，此时可见后突部位下沉、变直，以患者耐受程度适可而止。患者站立后活动脊柱，包括前屈后伸、左右弯曲及旋转，术者以手掌放在松解区，可感到有撕裂样感，同时脊柱活动度增加。一般伸屈可增加20°~30°，同时感到胸腹部畅快、腹部发热。术后坚持每天2次的腰部锻炼，包括牵拉单杠、摆腰、扩胸–俯卧撑等。坚持不懈地防止小关节及周围组织再度粘连，保持其活动度。

（七）夹脊火针法

1. 取穴　根据X线片提示病变部位及症状选用相应的夹脊穴。

2. 操作　先用银针在所选穴上点按标记，然后将穴位用碘酒、酒精常规消毒。术者右手持细火针在酒精灯上烧至白亮，对准穴位速进疾出，针刺深度以1寸为宜。刺毕在针孔上拔火罐10分钟。每3天1次，10次为1疗程。

（八）扬刺夹脊法

1. 取穴　以相应病变椎体部位的夹脊穴和骶髂关节痛点为治疗点。

2. 操作　患者取坐位或俯卧位，暴露病变部位后，医者用30号1.5寸毫针，常规消毒后选2~4个夹脊穴，正中刺入1针，施轻度均匀的提插手法使针感向四周传导，以有放电样感觉向对侧脊柱或肢体传导为佳。之后在穴位四傍各浅刺1针。并在主穴针上接通G6805电针仪，留针20~30分钟。然后，让患者变换体位，并牵拉活动髋关节寻找骶髂关节的痛点，依上法针刺，手法以中度提插捻转法为主，留针30分钟后，取大号火罐用闪火法在针刺部位拔火罐。6天为1个疗程。

（九）蜂针治疗法

1. 过敏试验　蜂针治疗的前1天，应首先进行过敏试验：上午在患者腰椎的一侧皮肤上用一只蜜蜂螫刺，10秒钟后拔出，若无明显反应，下午在另一侧皮肤上再用一只蜜蜂螫刺，1分钟后拔出，观察局部和全身反应，测量体温、血压，翌晨做尿常规化验检查。若半小时内仅有轻度局部反应（红肿范围直径在5cm以内），体温与血压无明显变化，尿化验检查、尿糖与蛋白均为阴性者，为敏试阴性。若呈中度局部反应，须进行脱敏后，再行治疗。

2. 螫刺方法　过敏试验阴性者，即可行螫刺治疗。

（1）局部常规消毒，用镊子轻轻夹住蜜蜂头部，使其腹部末端接触治疗皮肤，蜜蜂即弯曲腹部伸出尾部的钩针刺入。

59

（2）30分钟后用镊子拔出螫针，再局部消毒，每日1次。

（3）蜜蜂只数逐渐增加，最多1次用20余只蜜蜂。

3. 螫刺穴位　肾俞、气海俞、大肠俞、关元俞、小肠俞、膀胱俞等。

4. 疗程　30~50天为1疗程，蜜蜂总量为400~1000只，病程长的，中间休息1周后，可再治疗1个疗程。

（十）刮痧治疗法

1. 定位

（1）近取范围：患者背部以脊柱为中心的病变区域，即以X线提示的脊柱病变最高位置为上限，以骶部为下限，两侧腋后线之间的范围。

（2）远取部位：双侧涌泉穴。

2. 操作

（1）患者俯卧在治疗床上，显露背部，全身放松。

（2）术者确定刮痧范围，在相应部位涂上一层"舒筋活络油"，并轻松按摩穴位，放松有关肌肉组织。

（3）术者用消毒刮板在皮肤上以45°的倾斜角，沿着一定方向进行刮摩，一般自上而下，由内到外，依次顺刮。其接触面应尽可能拉大、拉长，非平面部位可用棱角刮摩。操作中依据病情、病变特点，灵活运用点、线、面的结合，针对性刮摩重点部位。

（4）刮摩力度以患者体质、胖瘦、病程及对疼痛的耐受程度而确定，一般胖者，病程长者重刮，反之则轻刮。但用力应均匀，始终如一。

（5）术者应全神贯注，意念作用于手指，将自身正气通过刮具传达到皮肤，并与刮摩力相合，借助刮具快慢节奏变化，实施补泻手法。

（6）刮摩背部同时，交替对双侧涌泉穴者进行强力刮拭。

（7）每个部位刮拭3~5分钟，30~50次为宜，直至出现紫红色斑块，示体表出痧。刮摩完毕，嘱患者饮用大量热茵陈赤小豆汤，而使其周身汗出。

（8）每7天刮1次，4次为1疗程，连续治疗3个疗程。

（十一）穴位敷贴法

1. 取穴

（1）督脉穴位：大椎、至阳、筋缩、命门、腰阳关。

（2）膀胱经第一侧线穴位：大杼、膈俞、肾俞。

（3）膀胱经第二侧线穴位：膏肓俞、志室、秩边。

（4）阿是穴。

2. 药物　主要成分为乳香、没药、皂角刺、白芥子、川乌、草乌、威灵仙、透骨草、穿山甲、吴茱萸；共研细末，密封保存。

3. 操作　用高纯度白酒将药粉和为糊状。先用热醋敷贴穴位30分钟，然后每穴贴花生米大小药糊1块，胶布固定，12小时后去掉。第1、第4组穴每次必贴，第2、第3组穴斟酌选用。每日1次，10次为1疗程，疗程间休息5天。

（十二）铺灸治疗法

1. 定位　取督脉大椎穴至腰俞穴。

2. 药物　斑蝥1份，丁香、肉桂各2份，共研细末备用，麝香0.5g；取大蒜1000g绞碎去汁，留蒜泥备用；桑皮纸1张（8cm×80cm），艾绒适量。

3. 操作　患者取俯卧位裸背，穴位常规消毒后，涂以少量蒜汁，将以上药粉均匀敷于穴位，铺桑皮纸，将蒜泥隔纸置于穴位上，压紧砌成宽5cm，高2.5cm的长方体。蒜泥中央再铺宽3cm，高2.5cm三角形长艾炷，点燃头、身、尾3点施灸，燃尽为1壮，灸2～3壮。灸毕，除去蒜泥，用纱布蘸温水擦去药粉，揩干。灸后皮肤渐红，可起水泡，第3天消毒引流泡液，并涂以龙胆紫药水，暴露患处，直至结痂脱落，皮肤愈合。每年三伏施灸1次，3年为1个疗程。

（十三）激光针刺法

1. 取穴　主穴取肾俞、命门、腰阳关、大肠俞、华伦夹脊穴，配穴取大杼、阳陵泉、悬钟。

2. 操作　每次取其中3～6穴。应用JG-10型激光针灸仪，激光波长为6328A，光纤输出功率>2mW，穴位皮肤常规消毒后，将光纤插入高压消毒过激光空心针中，刺入相应穴位，提插捻转得气后，打开开关，留针15～20分钟。每日1次，10次为1个疗程，疗程间休息7天。

第十七节　纤维肌痛综合征

纤维肌痛综合征是一种以全身性疼痛、晨僵及特征性压痛点为特征，并伴有疲劳、焦虑、认识功能障碍等症状的复杂性慢性病。又有称肌纤维组织炎、肌肉风湿病、心因性风湿病、紧张性肌痛、纤维肌痛征等，1990年美国风湿病学会正式将本病名称统一为纤维肌痛综合征。纤维肌痛综合征可分为原发性和继发性。前者原因不明；后者多继发于外伤、各种风湿病，如骨性关节炎、类风湿关节炎及各种非风湿病，如甲状腺功能低下、恶性肿瘤等：本病男女均可发，多见于女性，好发年龄多在25～45岁。本病一般属中医学"肌痹""筋痹"等范畴。

针灸治疗法

（一）毫针法

1. 取穴　肝俞、脾俞、膈俞、血海、足三里、三阴交、内关、阿是穴。

2. 操作　常规消毒，上穴均施以平补平泻手法，得气后留针30分钟，其间行针1次。每日1次，10天为1疗程，疗程间休息2日。

（二）温针法

1. 取穴：肩背部取肩髃、大椎、秉风、阿是穴、合谷、外关；腰部取肾俞、腰阳关、膀胱俞、气海俞、秩边、阿是穴、委中、三阴交。

2. 操作：穴位局部常规消毒，用毫针按常规方法刺入穴位，得气后取长约0.5寸艾条插套入针柄上灸之，灸2～3壮，每次取2～3个穴位交替灸之。留针30分钟，每日1次，10次为1疗程，疗程间休息2天。

（三）电针法

1. 取穴　胸腰段的华佗夹脊穴、双侧委中穴及阿是穴（阿是穴多分布在足太阳膀胱经背部第一和第二侧线或紧邻处）。

2. 操作　华佗夹脊穴用28号1.5～2寸毫针向背部正中方向斜刺0.8～1寸，提插捻转得气；阿是穴根据局部情况予28号2～3寸毫针，针尖与皮肤成15°角平刺1.5～2寸，捻转到明显酸胀沉重；委中穴直刺1.5寸，提插捻转得气。以上穴位得气后，选3～5组接G6805电针仪，连续波，舒适量，频率宜快，每秒10次左右。留针30分钟，同时辅以照射。

（四）电针排刺法

1. 取穴　以阿是穴为主，辅以经穴，病程短于1个月加大椎、肺俞，病程长于1个月加膈俞、肝俞。

2. 操作　针刺经穴时采用常规刺法。针刺阿是穴时必须根据病变部位深浅而采用60°或30°斜刺法，同时应与相应肌纤维方向垂直刺入。再每隔0.5～1cm并排刺3～4针，针刺得气后方可行电针治疗。采用G6805-2型电针治疗仪，一组电极夹负极接阿是穴第1针针柄端，正极接排刺针第2针或第3针针柄端，另一组电极夹负极接另一阿是穴第1针针柄端，正极接排刺第2针或第3针针柄端。采用连续波，电刺激频率为40次／分钟，电流强度以局部肌肉跳动、患者耐受为准。留针30分钟，每日1次，10次为1疗程，疗程间隔3天。

（五）平刺滞针法

1. 定位　以左手揣穴，寻找痛点、结节或条索，在确定患病肌筋膜后，用左手食指和拇指按压在肌束的两侧加以固定。

2. 操作　患者取坐位，皮肤常规消毒后，根据肌筋膜的长度，选择30号1.5～2.5寸的不锈钢毫针，以右手持针成15°角平刺进针后，将针身放平沿肌束长轴缓慢地通过其痛点、结节或条索（这时肌肉常会急剧收缩），将针向顺时针方向捻转3～5周，滞针后用左手弹拨肌束5～8次（此时肌肉常会突然松弛，疼痛消失，结节和条索消失或变软），再向逆时针方向捻转3～5周后出针，不留针。同时嘱患者双手抱头做屈颈、抬肩活动，使该肌束全曲全伸3～5次。每天治疗1次，10次为1疗程。

（六）八针透刺法

1. 取穴　昆仑透太溪（直透法）、合谷透鱼际（斜透法）、太阳透丝竹空（斜透法）、阳陵泉透阴陵泉（直刺法）、条口透承山（斜刺法）、内关透外关（直刺法）、鱼腰透阳白（横刺法）、风池透风府（斜刺法）。

2. 操作　令患者取合适体位，将穴位常规消毒。针具采用不锈钢一次性管针，用36号1～2寸毫针针刺诸穴。每次留针30～40分钟，留针期间行针3次。就诊前3周每周2次，3周后每周1次，6周为1个疗程，疗程间隔7天。

（七）穴位埋线法

1. 取穴　风寒侵络型取风池、百劳、风门、秉风、天宗、肩外俞、阿是穴；湿热痹阻型取风池、肩井、天宗、秉风、肩外俞、后溪、支沟、阿是穴；气血瘀滞型取天柱、百劳、曲垣、秉风、天宗、膈俞、阿是穴。

2. 操作　穴位消毒局麻后，用装有2号羊肠线1～2cm的12号穿刺针刺入穴内，除风门、肩井及部分阿是穴向内斜刺，埋入1cm羊肠线外，均可用直刺法，埋入2cm羊肠线。针刺入后可配以纵横疏剥法，然后注入羊肠线，外盖敷料。每15天埋线1次，5次为1疗程。

（八）小针刀疗法

1. 定位　患者俯卧床上，腹部垫枕。以压之胀痛明显，伴（或不伴）远处放射痛，或扪及皮下有条索状、硬结、板样硬化的痛点作为治疗点。

2. 操作　局部常规消毒，刀口线与脊柱平行，纵行切割疏通腰背浅筋膜，再横行摆动松解。对皮下硬结、条索状物予切开剥离，针刀下有松动感时出针刀。在肋骨表面操作时，针刀不可离开骨面深刺。以上操作均按无菌操作进行。若患者无法耐受小针刀操作时的胀感，可予进针点皮下局部麻醉。一每周治疗1～2次，一般治疗2～4次。

（九）封闭针刀法

1. 定点　用手触摸腰背部软组织，寻找压痛点，可触及硬结条索状物者即为治疗点，作好标记。治疗点多位于胸腰椎两侧，相当于皮神经在筋膜上穿出处的压痛点，一般在棘突旁1.5～4cm处，肩胛缘及骶骨缘和髂棘处也多见。

2. 局部封闭　常规消毒后，用5mL注射器吸取泼尼松龙悬混液25mg加2%利多卡因

2mL加维生素B$_{12}$针剂0.5mg，从标记点垂直进针，在皮层注药0.1mL后刺至深筋膜，有"沙沙"响声时注射1／3药物，再刺破筋膜进针少许，注药1mL，然后退针至筋膜浅层，并向各个方向注完余药。再换1个注射器对下一个治疗点进行封闭。位于肩胛缝及骶旁或髂棘缘的压痛点，封闭时在筋膜层注药后应继续斜向深刺至骨质表面注药1／3，但在胸腰椎两侧注药时，应注意勿过于深刺。

3. 针刀治疗　封闭完毕5分钟后，用针刀自局部封闭的原针眼按四步规程进刀，刀口线应与皮神经走行一致，胸椎下部及腰部略斜向外下方（骶棘肌外缘以外部分）或略斜向内下方（骶棘肌外缘以内的部分）。针刀刺至肌筋膜有坚韧感时穿透筋膜，并以痛点为中心，向上和向下移动刀刃稍许，连续纵行切割约1cm，待出现"沙沙"响声或落空感时，纵行和横行摆动数下，然后退刀至筋膜浅面向各个方向松解。如治疗点有硬结或条索状物，则在切碎硬结或切断条索状物后，再行上述切割松解。对胸腰椎两侧治疗点，进针刀深度以穿透腰筋膜，刺入肌肉少许为宜；肩胛缘、骶周及髂棘处，待穿透深筋膜松解后，应调整刀口方向继续进针至骨组织紧贴骨面松解。术毕局部按压片刻，用创可贴覆盖。每次治疗选择3～5个治疗点，5天1次，分次将所有压痛点治完，不要遗留。

（十）锋钩针罐法

1. 定位　根据患者酸痛部位，采取俯卧位或坐位，充分暴露肩背部，用针在酸痛处寻找最痛点，压做记号，判断压痛点深度，避开周围大的神经和血管以确定进针深度和方法。

2. 操作　常规消毒后，使用消毒过的锋钩针，左手拇指和食指绷紧所刺皮肤，针尖与皮肤垂直，右手迅速将针刺入，然后将针柄扭正再与皮肤垂直达到预定深度，顺肌肉纹理上下钩割3～4次，可听到钩割的"吱吱"声，随即捻动针柄左旋180°再右旋180°，迅速按进针方向出针。出针后在针眼部位拔大号玻璃火罐5分钟。5天1次，3次为1个疗程。

（十一）刺络拔罐法

1. 取穴　华佗夹脊、大椎、大杼、阿是穴等。

2. 操作　患者取俯卧位，穴位按常规消毒，先用消毒后的皮肤针以"一虚一实"中度弹刺手法，沿华佗夹脊、大椎、大杼、阿是穴循经叩刺，叩至皮肤局部潮红充血，然后运用闪火法叩罐45只，留罐10～15分钟，起罐后用酒精棉球擦干出血，以防感染。隔日1次，7次为1个疗程，疗程间休息3天，依据病情再行第2个疗程。

（十二）穴位注射法

1. 取穴　有固定压痛点者取压痛点或其周围腧穴；压痛较广泛者，取压痛范围内的腧穴，如两肩胛间压痛取肺俞、大杼，背痛伴肩臂牵涉痛取天宗、肩井等；局部可触及硬结或条索状改变者取硬结或条索状改变的中心点。

2. 操作　用5mL一次性注射器抽取当归注射液4mL和维生素B$_{12}$注射液1mL，充分混匀后备用。选取患部1～3个穴位，常规消毒后，将注射针斜刺入注射穴位，得气后回抽无血液反流即可缓慢注入药液，每穴注射1～2mL。隔日1次，5次为1个疗程。

（十三）皮肤针法

1. 取穴　以阿是穴为主，辅以邻近腧穴，如肩井、天宗、巨骨、肩外俞、华佗夹脊穴等。

2. 操作　每次选取4～6穴，常规消毒后，以皮肤针快速围刺病变部位所取腧穴，使其出现红晕充血为佳，刺后拔罐5～10分钟。隔日1次，5次为1个疗程。

（十四）浮针疗法

1. 定位　首先寻找阳性反应点，即压痛最明显处，取此点左或右2.0～3.0寸处为进针点。

2. 操作　局部常规消毒后，用6号0.6 mm×32 mm一次性浮针针具1枚，针尖对准阳性反应点，快速平刺进针，透过皮肤后将针身平贴皮下横向进针直至针柄。进针过程中，无疼痛，无得气感，否则，应退回针尖至皮下，重新进针。完成后按压阳性反应点，一般压痛立即明显减轻或消失，若疼痛未见减轻，则检查针尖是否正对阳性反应点，若有偏差，应重新校正。完毕后，嘱活动颈肩部，如不影响活动，则以胶布固定针柄，视天气情况留针12～48小时。取针后，若疼痛仍未消失，可间歇1天或选取其他进针点再行浮针治疗。5次为1疗程。

（十五）芒针法

1. 取穴　肩背（位于斜方肌上缘中部；肩井穴前1寸）、风池、大椎。

2. 操作　患者采取侧卧位，病侧向上。刺肩背穴时，针尖向后下方，缓缓按压推进，并可捻转，进针深度为3～4寸，使局部产生胀感，有时可有麻电感向背部放散；刺风池穴可进针1.5～2寸；大椎穴向上斜刺0.5～1寸。留针30分钟，每日1次，5次为1个疗程。

（十六）火针法

1. 定位　术者用拇指按揉法，循足太阳经筋、足少阳经筋、足阳明经筋进行全线查灶，重点查第3腰椎横突点、腰方肌、髂肌、棘肌、臀大肌、臀中肌、梨状肌、髂胫束等，若触及条索状、小颗粒状结节，按压疼痛异常敏感即可定为筋结病灶点。

2. 操作　确定筋结病灶点后，医者以左手拇指尖按压固定上述病灶点，右手持5号注射针头置于酒精灯上烧红，快速刺入病灶点，当出现酸、麻、胀、痛或向四周放射后即可出针，对病灶较大者可采用"一孔多针"法。然后用不同型号的玻璃罐，在病灶火针针孔施闪火拔罐术，留罐10分钟。隔天施治1次，10次为1疗程。

第十八节　慢性疲劳综合征

慢性疲劳综合征（chronic fatigue syndrome，CFS），曾有慢性疲劳-免疫功能失调综合征（chronic fatigue immunodeficiency syndrome，CFIDS）、慢性EB病毒病（chronic EB virus，CEBV）、肌痛性脑脊髓炎（myalgia encephalomyelitis，ME）、雅皮士感冒等名称。1988年美国疾病控制中心正式将本病命名为慢性疲劳综合征。是指具有明显发作期限的慢性疲劳表现，不是持续用力的结果，也不因休息后明显缓解，表现为在工作、教育、社交或个人活动能力等方面有明显的下降，同时伴有短期记忆力或集中注意力的明显下降、咽痛、颈部或腋下淋巴结肿痛、肌痛、无红肿的多关节疼痛、类型新或程度加重的头痛、不能解乏的睡眠与运动后疲劳持续超过24小时等，经临床病史、体格检查、必要的实验室检查除外其他可以解释慢性疲劳的临床情况的一类综合征。在我国的发病率为10%～20%，在科技、新闻、广告、公务员、演艺、出租汽车司机等行业中高达50%。本病一般属中医学"虚劳""心悸""不寐""郁证"等范畴。

针灸治疗法

（一）毫针法

1. 取穴　主要为脾经的足三里、中脘、脾俞、三阴交，心经的心俞、神门、内关，肝经的行间，任脉的气海、关元，肾经的肾俞。肝气郁结型选肝俞、膈俞、血海、内关、足三里，行间、解溪，湿毒内阻型选足三里、间使、丰隆、脾俞、章门，脾肾阳虚型选百会、关元、肾俞、复溜、足三里、百劳、心俞、膏肓俞，心脾两虚型选内关、心俞、脾俞、三阴交、气海、照海、神门、中脘。

2. 操作　根据病情选取相应穴位，局部皮肤常规消毒后，快速针刺，辨证运用补泻手法。每次留针30～60分钟，每日1次，15次为1疗程。

（二）电针法

1. 取穴　主穴取心俞、肝俞、脾俞、肾俞、肺俞；气虚型加足三里、百会，气血两虚型加关元、气海，气阴两虚型加三阴交、气海，气虚肝郁型加太冲、足三里，气虚夹瘀型加足三里、三阴交，肝脾不调型加太冲、阴陵泉，脾肾阳虚型加命门、大肠俞，肝肾阴虚型加太溪、太冲。

2. 操作　采用直径0.35mm一次性无菌毫针，进针得气后接G6805型电针治疗仪，采用直流电疏波，频率3次／秒，强度以患者舒适为度，通电30分钟后出针。每天1次，

5次为1疗程，疗程期间休息2天。

（三）头皮针法

1. 取穴　主穴选上星透神庭，根据病情酌情加用配穴。

2. 操作　穴位局部皮肤常规消毒，平刺透穴或透经，平补平泻留针1~2小时，可加温灸。每日1次，10次为1疗程。

（四）梅花针法

1. 定位　背部督脉。

2. 操作　背部穴位皮肤用75%的酒精消毒，用梅花针沿背部督脉由下至上进行叩刺，强度以患者能耐受为宜，至局部皮肤潮红有热感为佳。每日1次，5次为1疗程，疗程间休息3天。

（五）磁圆针法

1. 定位　背部督脉、华佗夹脊、膀胱经背部第一、第二侧线。

2. 操作　局部常规消毒后，以磁圆针叩击，先沿背部督脉、华佗夹脊、膀胱经背部第一、第二侧线顺序叩击穴位，重点叩大椎、膏肓、命门、肝俞、胆俞，每穴叩10~20次，以皮肤微红即可。然后可根据疲劳程度，伴随症状选叩穴位气海、足三里等；如伴周身不适，颈背腰、四肢酸痛者，可循经叩颈、背、四肢。一般治疗1次30~40分钟，每2~3天治疗1次，10次为1个疗程。

（六）穴位埋线法

1. 取穴　大椎、心俞透膈俞、脾俞透胃俞、肾俞透关元俞。

2. 操作　穴位局部常规消毒，用利多卡因作局部麻醉，用埋线针将4cm长的0号羊肠线注入穴位，行透刺法，寻找强烈针感后注入。出针后以创可贴覆盖针眼，每15天左右埋线1次，5次为1疗程。

（七）腹针治疗法

1. 取穴　患者取仰卧位，暴露腹部，以神阙为中心定位取穴。脐与胸剑联合之间为8寸，脐与耻骨联合之间为5寸，脐至腹侧壁的水平距离为6寸。中脘位于前正中线脐上4寸，下脘位于前正中线脐上2寸，气海位于前正中线脐下1.5寸，关元位于前正中线脐下3寸，滑肉门位于前正中线脐上1寸旁开2寸，外陵位于前正中线脐下1寸旁开2寸。

2. 操作　常规皮肤消毒，选用32~34号细针，根据体形胖瘦选择针具长短，直刺，轻轻捻转，缓慢进针，中脘、下脘、气海、关元深刺至地部，滑肉门、外陵中刺至人部，不要求患者有酸、麻、胀感，留针30分钟。病情重者可加灸神阙穴，每日1次，10次为1个疗程。

（八）耳压法

1. 取穴　内分泌、神门、眼、心、肝、肾、皮质下、颈、胸、腰等耳穴。

2. 操作　耳郭常规消毒后，将粘有王不留行籽的胶布贴于所选穴位上，轻揉之，以使耳穴有热、胀、痛感。每日按揉3~5次，每次5分钟左右。7天为1个疗程。

（九）循经灸法

1. 定位　背部督脉、双侧膀胱经循行线的第一侧线。

2. 操作　用循经灸疗器灸背部督脉、膀胱经循行线的第一侧线（双侧），每次灸1板（每板含艾灸炷10个，每艾灸炷含纯艾绒2g），每次灸疗时间30分钟，6天为1疗程，休息1天后进行下一疗程，一共治疗4个疗程。

第十九节　三叉神经痛

三叉神经痛是一种原因未明，出现在三叉神经分布区域内的短暂性、阵发性、反复发作的电击样剧烈性疼痛二本病好发于中老年人，40岁以上患者占70%~80%，女性略多于男性，多数为单侧性，右侧较左侧稍多。三叉神经痛常分为原发性与继发性两种类型。原发性三叉神经痛是指临床上未发现神经系统体征，检查又未发现器质性病变；继发性三叉神经痛是指在临床上有神经系统体征，检查发现有器质性病变，如肿瘤、炎症等。本病一般属中医学"面痛""齿槽风""偏头痛""面风"等范畴。

针灸治疗法

（一）毫针法

1. 按疼痛部位选穴　第一支取太阳、攒竹、头维、合谷、解溪；第二支取下关、颧髎、四白、迎香、合谷、内庭；第三支取听会、下关、地仓、夹承浆。攒竹穴针尖宜向外下方刺入，针刺四白穴针尖向外上方刺入，夹承浆宜向内下方刺入，均用捻转泻法。

2. 辨证选穴　在按部选穴的基础上，根据不同病因和兼证，再做如下配伍。风袭经络型取穴风池、后溪。风池穴可向舌根方向刺，后溪直刺，均施泻法。肝胃郁热型取穴行间、内庭，均直刺泻法。阴虚火旺型取穴合谷、三阴交。合谷向三间方向斜刺，施泻法，令针感放射至食指端；三阴交直刺，施补法。

（二）电针法

1. 取穴　第一支痛取攒竹、阳白或头维，第二支痛取四白、下关或颧髎，第三支痛取颊髎（颊孔）、颊车。

2. 操作　攒竹穴针尖斜向下方刺入0.5～0.8寸，进入眶上孔，使患者有针感并放射到额部；颧髎穴针尖斜向内上方刺入1.5寸，进入眶下孔内，针较固定，针感明显，并放射至上唇部；针颊髎穴时可由地仓旁开0.5寸进针，针尖斜向内下方刺入1.5寸，进入颊孔，针较固定，针感放射至下唇处。余穴常规刺法，以得气为度。然后按各支穴位配对接G6805电针治疗仪，采用频率为300～500次／分钟，强度以患者能耐受为宜，每次40～60分钟。每日1次，10次为1疗程。

（三）温针法

1. 取穴　下关、颧髎、颊车、阿是穴。

2. 操作　常规消毒后，快速针刺，得气后行温针灸。留针30分钟，每日1次，10次为1疗程。

（四）芒针法

1. 取穴　主穴取上脘、风池；第一支痛加鱼腰透攒竹、阳白透鱼腰，第二支痛加太阳透下关、太阳透下颊车。

2. 操作　局部消毒后，取芒针常规针刺，得气后行泻法，隔日1次，7次为1疗程。

（五）火针法

1. 取穴　听宫、率谷、下关、翳风及所病的患支最痛处。

2. 操作　局部常规消毒后，将火针置酒精灯上烧至白亮，迅速刺入穴位，速刺疾出。每日1次，3～5次为1疗程。

（六）针挑法

1. 取穴　下关、翳风、风池；第一支痛加阳白、鱼腰，第二支痛加颧髎、四白，第三支痛加颊车、地仓。

2. 操作　每次取主穴1个和相应配穴。患者选择适当的体位，常规消毒后用2%普鲁卡因0.5mL注射于穴位皮下成一小皮丘。术者左手食指按住穴位皮肤，右手持三棱针刺透皮肤，并纵行挑破皮肤0.2～0.3cm，然后用针尖把皮下白色纤维挑断，纤维露出皮肤外者用手术剪剪平，后用碘酒消毒，覆盖纱布，胶布固定。每7日1次。

（七）齐刺法

1. 取穴　颧髎、阳陵泉、丰隆。

2. 操作　取一次性0.30mm×50mm无菌性针灸针，常规消毒后用指切法进针，先直刺颧髎穴，然后距此穴左右的1.5cm处成45°斜刺，呈三点一线，进针2～4cm，得气后采用平补平泻的手法，留针40分钟，每10分钟行针1次，采用捻转手法，捻转次数为80～100次／分钟，每次捻针时间为2分钟。取一次性0.30mm×60mm无菌性针灸针，阳陵泉进针3～4cm，得气后施以捻转泻法，丰隆进针2～3.5cm，得气后施以提插捻转泻法。阳陵泉及丰隆施针应使患者有气流通过感。每日1次，6次为1疗程，疗程间休息1天。

（八）捣刺法

1. 针具　用直径0.40mm的不锈钢毫针7枚，距针尖约6cm处将其剪断，然后用缝合线将7枚针扎成1捆。

2. 取穴　主穴取下关；第一支痛加太阳、丝竹空、阳白或鱼腰穴，第二支痛加颧髎、迎香，第三支痛加颊车、大迎或承浆。再根据疼痛部位，可适当选加压痛敏感点。

3. 操作　每次选4～6穴，局部皮肤用75%酒精棉球消毒，然后滴上少许陈醋。随即将针对准陈醋之处进行快速反复捣刺数十次乃至上百次，直至皮破出血为度，再拔小火罐5分钟。起罐后用消毒纱布擦干血迹。间隔4天再行第二次治疗，2次为1疗程。

（九）冷冻针

1. 针具　取直径1.2mm的不锈钢丝约10cm，一端制作一圆形手柄，使其余下长度长于外套6mm。用16号注射针头作为外套，使用时先将外套针头刺入固定，再行冷冻治疗。外套保护可避免皮肤、皮下或黏膜组织冻伤。

2. 确定分支　先行确定分支，用2%利多卡因行神经孔（眶上孔、眶下孔、颏孔或腭大孔）阻滞麻醉，若能止痛，则为穿刺冷冻治疗的适应证。

3. 穿刺冷冻　常规消毒蘸部皮肤或口腔，铺无菌洞贴。用2%利多卡因2mL行分支神经干的阻滞麻醉。将穿刺冷冻针刺入骨孔，回抽无血后，固定穿刺针外套，退出针芯。将针芯末端置入液氮内，使其降温。然后，取出针芯将其迅速穿入外套，推向组织内，留置针芯2～3分钟。重复以上操作2次，最后将穿刺针整体拔出，局部加压包扎。

（十）九针法

1. 针具　用细火针及师氏毫针。

2. 取穴　主穴取下关；框上神经痛加太白、鱼腰、丝竹空，框下神经痛加四白，第三支神经痛加承浆、颊车、地仓。

3. 操作　下关穴以细火针直刺2～3寸，使患者产生强烈针感，留针30～60分钟，同时以酒精灯烘烤针柄，使热力往里传导；其余各穴使用师氏毫针，留针30～60分钟。隔日治疗1次。

（十一）头针法

1. 取穴　头维穴、颞前线，均为患侧。

2. 操作　头维穴用十字刺法，即一针由前向后，一针由上向下，两针垂直交叉，成十字形。颞前线由颔厌穴沿皮进针1寸，向悬厘穴透刺。针刺入一定深度后，在头维穴的两针上同时行抽气手法（紧提慢按，三退一进泻法）。并嘱患者或其家属抚摸按揉面部痛点（扳机点），先轻后重，直至引出剧烈疼痛，立即加强抽气手法强度，使疼痛逐步缓解，直至疼痛不再因抚摸按揉引出为止。颞前线可行抽气法，但不宜强刺激。留针30～60分钟，每15分钟行针1次，每次1～2分钟。发病时每日治疗1～2次，7天为1个疗程。

（十二）眼针法

1. 取穴 双侧上焦区。

2. 操作 选用30号1寸毫针，患者平卧，闭眼。医者左手指压住眼球，右手持针距眼眶边缘2分处刺入穴区，针刺深度以达到骨膜为度。进针要快，不捻转，不提插，得气时有触电样或酥酥样上下窜动，或酸麻、胀或发热、发凉等感觉。不得气者可将针稍提出一点重新调整后轻轻刺入。留针15分钟，每天1次，5次为1疗程。

（十三）耳针法

1. 取穴 额、枕、交感、皮质下、面颊、上颌、外耳。

2. 操作 每次选用2～3个穴位，迅速刺入，行捻转手法，中等强度刺激，留针30分钟，每日1次，两耳交替进行。若找到效应点可用埋针法，2～3日1换。

（十四）耳压法

1. 取穴 主穴取面颊区、屏尖或肾上腺、外鼻或外耳、心、皮质下、脑干、神门；第一支痛加眼、目1、目2，第二支痛加上颌、上腭、牙，第三支痛加下颌、下腭、牙；肝肾不足、肝阳上亢加肾、肝，肝胃郁热加肝、脾、胃、大小肠、耳迷根。

2. 操作 每次以王不留行籽贴压一侧耳穴，两耳交替。每周1～2次，10次为1疗程，疗程间隔10天。疼痛减轻后，继续巩固治疗5次。嘱患者每日按压所贴耳穴4次以上，三餐后及睡前各1次，疼痛发作时随时按压。

（十五）皮内针法

1. 取穴 患侧下关穴。

2. 操作 选用麦粒型皮内针，下关穴碘附消毒后，用镊子夹住针身直刺，患者有酸胀感或向面部放射感后，提起针身，沿皮下向前刺入皮内0.5～1.0cm，留在体外针柄用胶布固定。嘱患者留针期间，每4～5小时按压针身2分钟。每次留针2～5天，取针后，休息1天继续下一次治疗。

（十六）皮肤针法

1. 定位 1方为后颈部、颊孔、耳垂下、颌下部、眶上孔、眶下孔、三叉神经分布区阳性物处；2方为脊柱两侧、肩部痛点。

2. 操作 疼痛发作时，选1方区域操作，间歇期选2方区域操作。用皮肤针中度或重度叩刺。对后颈部、眶上孔、眶下孔、颊孔重点叩刺。隔日1次，10次为1疗程。

（十七）全息针法

1. 定位　患者坐位或仰卧位，于患者患侧第二掌骨拇指侧查找对应部位的压痛反应最强点，一般在头穴或颈穴处。

2. 操作　局部用75%酒精消毒，用毫针于患侧第二掌骨拇指侧，并顺其长轴方向在反应最强点进针，针与掌骨成30°角刺入，进针1～1.5cm。留针15～30分钟，每日1次，2周为1疗程。必要时可考虑全息穴位封闭疗法。

（十八）针刀疗法

1. 取穴　患者取仰卧位，第一支痛取太阳、攒竹、头维、阳白，第二支痛取下关、四白、龈交，第三支痛取听会、颊车、承浆，均取患侧，此外亦可选取最痛点处。

2. 操作　除龈交外，用碘酒、酒精消毒，戴无菌手套。左手拇指甲切按进针刀点，右手持朱氏Ⅰ型4号小针刀顺左手指切点刺入，刀口线与血管、神经走行一致，到达一定深度后纵行疏通剥离3～4次，患者局部胀满感后出针，创可贴覆盖针孔。每7日治疗1次，可连续治疗3～5次。

3. 注意　太阳穴进针刀不宜过深，刀尖不能达骨面；针刀以纵行疏通剥离为主，亦可配以切割；每点出针令其出血少许，尔后按压止血，防止血肿发生；针刀手法不宜过重；刀口线一定要与面部血管、神经走向平行；针刀在患侧进行。

（十九）穴注Ⅰ法

1. 取穴　主穴取下关；第一支痛配鱼腰、阳白，第二支痛配四白、颧髎，第三支痛配颊车、承浆。

2. 操作　取2%普鲁卡因、曲安舒松、维生素B_{12}注射液各1mL，混匀后等量注入3个穴位内。下关针刺要求有酸麻胀感向面颊、唇部放射。隔5～7日注射1次。

（二十）穴注Ⅱ法

1. 取穴　第一支痛取太阳、上关，第二支痛取四白、上关，第三支痛取夹承浆、下关；高血压患者加患侧曲池，心脏病、低血压、贫血患者加患侧内关。

2. 操作　取等量复方麝香注射液、当归注射液，混合应用。以5mL注射器抽药物，选好穴位，当注射针尖刺中穴位时，患者有类似"电击样"的感觉在患病部位内放散，即可把药物缓缓注入2mL。每日或间日1次，10次为1个疗程。

（二十一）穴注Ⅲ法

1. 取穴　患侧痛点（扳机点）、完骨、合谷、太冲、内庭；第一支痛配太阳、阳白、四白，第二支痛配下关、颧髎，第三支痛配颊车、迎香、地仓、承浆。

2. 操作　每取3～4个穴位，严格消毒皮肤，抽取适量丹参注射液，每穴注入0.5～1mL。隔日1次，10次为1疗程。

（二十二）埋线Ⅰ法

1. 取穴　第一支痛选用主穴为太阳透阳白，阳白透印堂；第二支痛选用颧髎，从颧髎进针至翼腭凹内蝶腭神经节，加用迎香透颧髎；第三支痛用口外法进针，在下颌下缘下颌角至嚼肌前缘的中点刺入，至相当于下颌孔处，加用地仓透颊车。扳机点明确且疼痛严重均可选用阿是穴，即扳机点。

2. 操作　穿刺针选用12号注射针头，为避免进针时肠线被割断，将针头刃面切断，锐利边缘磨去并制作凹槽。埋植线选用4～0号肠线，从玻璃管取出后生理盐水冲洗，浸泡30分钟后，从针尖穿入针芯，针尖部露出1cm，以便刺入后使肠线留在组织内。皮肤消毒，局部麻醉。三叉神经第一支由患侧太阳穴进针达骨膜浅面，斜向前上方透至阳白穴后将针拔出，将肠线留在组织内。第二支由患侧颧髎穴进针，向上、向内、向后刺入约4.2cm，至翼腭凹内，拔出针头将肠线留在蝶腭神经节附近；或由四白穴刺入至眶下孔内。第三支由下颌下缘下颌角至嚼肌前缘中点刺入，紧贴下颌升支内侧约3.5cm，拔出针头将肠线留在下颌孔附近。

（二十三）埋线Ⅱ法

1. 取穴　每支疼痛均取患侧风池、大椎、曲池、下关以及阿是穴（即触发点或压痛点，多在鱼腰、攒竹、巨髎、禾髎、夹承浆穴附近）；第一支痛加太阳，第二支痛加颧髎，第三支痛加颊车。

2. 操作　将2／0号医用羊肠线剪成小段酒精浸泡备用，面部选取1.5cm长肠线，其他部位选取4cm长肠线。穴位严格消毒后，以1%普鲁卡因穴位表皮局麻。将肠线折叠，用止血钳夹住套入简易埋线针针钩内，把针刺入皮下，视不同部位平刺、斜刺、直刺，使肠线埋入皮下不露出皮肤，然后缓慢退出埋线针，出针后针孔用碘酒消毒，敷上创可贴。嘱患者4天内不污染创口，同时服用消炎药3天，以防感染。

（二十四）埋线Ⅲ法

1. 取穴　以扳机点为主，配夹承浆、四白、鱼腰、太阳、下关。

2. 操作　以扳机点为中心，左右各约1cm的两点作为出针点和进针点。皮肤常规消毒，带消毒手套。用利多卡因在穴位的进针与出针处作皮内浸润麻醉。用持针器夹住带0号羊肠线的小号三角皮肤缝合针，从侧局麻点刺入，穿过穴位下方的皮下组织或肌层，从对侧局麻点穿出，并像拉锯一样来回拉动穴位中的羊肠线数次，待患者产生酸胀重麻感后，捏起两针孔之间的皮肤，紧贴皮肤剪断两端线头，使之完全埋入皮下组织内。用碘酒消毒进出针眼，盖无菌敷料，用胶布固定3～5天。其他穴位（选1～2个穴位）用穿线法。15天埋线1次。

（二十五）埋线Ⅳ法

1. 取穴　第一支痛取合谷、天应、眉中，第二支痛取合谷、天应、四白，第三支痛取合谷、天应、下关、颊车、地仓、下颏孔。

2. 操作 穴位选定后，先用2%利多卡因浸润麻醉。将3号可吸收羊肠线置入30mL注射器内，线头露出针头5mm；合谷循经进针20mm，眉中沿皮下向后内20mm；四白向眶下孔方向进针20mm左右，以进入眶下孔为宜；天应为阿是穴，即疼痛之"扳机点"，不同分支引发疼痛的患者"扳机点"位置不同，针沿疼痛放射方向刺入20mm；下关、颊车、地仓为治疗本病下颌支的组穴，分别自3穴沿皮下刺向由该3穴组成的三角形的中心，进针20mm；下颏孔以刺入下颏孔5mm为佳。埋线后平皮剪断肠线，轻轻拉揉皮肤，勿使线头外露。每周1次，3次为1个疗程。

（二十六）环针透刺法

1. 取穴 以患侧迎香、地仓、颊车、听会、耳门、上关、太阳、颧髎为主；以双侧合谷、足三里，患侧翳风穴为配穴。

2. 操作 患者仰卧，自然放松。皮肤常规消毒后取4寸毫针先刺迎香，向下直透地仓；取4寸毫针由地仓平行直透颊车；取4寸毫针由颊车向上直透听会；取2寸毫针由听会向上过听宫直透耳门；取2寸毫针由耳门斜向下直透上关；取2寸毫针由上关斜向上直透太阳；取3寸毫针由太阳斜向下直透颧髎；取2寸毫针由颧髎平行直透迎香。主穴刺完，并成针针相接的无端环状。继续刺完配穴。取2寸毫针直刺合谷1寸，取3寸毫针直刺足三里2寸，取2寸毫针直刺患侧翳风1寸。所取穴位针刺时均要有酸沉、麻木、胀痛、热及触电样感觉。透刺每穴必先直刺到应达之深度，至行气后再提针到表皮下以45°角延皮下顺时针方向透刺，其针必须到位，或略过所达穴位。每10分钟行针1次，仍按针刺顺序。留针30分钟，每日1次，20次为1疗程，疗程间休息3天。

（二十七）透刺电针法

1. 取穴 第一支主穴取鱼腰、阳白、头维，第二支主穴取四白、颧髎、下关、太阳、头维，第三支主穴取承浆、地仓、颊车、下关；配穴取外关、合谷、足三里、三阴交、太冲、内庭。

2. 操作 选用2～3寸毫针。第一支以鱼腰为基点，沿皮透刺阳白，再沿阳白透刺头维，使针感扩散至前额部；第二支以四白为基点，沿皮透刺颧髎，沿颧髎透刺下关，使触电样针感传至下颌及舌根，再沿下关透刺太阳，沿太阳透刺头维；第三支以承浆为基点，沿皮透刺地仓，沿地仓透刺颊车，使针感扩散至面颊口齿部，再沿颊车透刺下关。配穴以病变侧为主，交替使用，采用泻法。脉冲电针仪负极置主穴，正极置配穴，选用密波，频率70Hz以上，电流量由小至大，以患者能耐受为宜。通电10分钟，休息5分钟，连续2～3次。每日1次，10次1疗程，疼痛缓解后可隔日1次。

（二十八）刺络拔罐法

1. 取穴 第一支痛取鱼腰、太阳，第二支痛取下关、四白，第三支痛取夹承浆。

2. 操作　局部常规消毒后，以三棱针点刺出血，出针后拔罐。视患者具体情况决定拔罐放血量的多少，一般每穴出血量宜控的在1～3mL。隔日治疗1次，5次为1疗程，疗程间隔1周。

（二十九）灯火灸法

1. 取穴　第一支痛取太阳、鱼腰、攒竹，第二支痛取颧髎、四白，第三支痛取颊车、地仓；寒邪入络加合谷、太冲、耳后淋巴结，痰湿阻滞加合谷、足三里、下关。

2. 操作　取灯芯草蘸油点燃后对准穴位灼灸，以听到"啪"响声为佳。隔日1次，10次为1疗程。

（三十）天灸疗法

1. 施灸药物　蟾酥、冰片、细辛、斑蝥，按3∶3∶3∶1的比例共研细末备用。

2. 施灸部位　第一支疼痛取太阳穴，第二支疼痛取下关穴，第三支疼痛取颊车穴，如扳机点（即按压时能引起疼痛发作或者能缓解症状的敏感部位）明显者，可同时于该点施灸。

3. 操作　选好穴位后，皮肤常规消毒，将上药0.3～0.5g敷于穴位表面，外以胶布固定。一般要求对病史较长、病情较重或年龄偏高、皮肤松弛者，用药量可稍重，反之酌减。

第二十节　面神经炎

面神经炎是指茎乳突孔内急性非化脓性面神经炎，产生周围性面神经麻痹的临床表现，又称为Bell麻痹或特发性面神经麻痹。本病任何年龄均可发生，但以20～40岁最为多见。男性较多于女性。本病一般属中医学"口僻""口眼㖞斜"等范畴。

针灸治疗法

（一）毫针法

1. 风寒外袭型　取穴阳白、地仓、攒竹、颊车、翳风、列缺、合谷。局部皮肤常规消毒后，选30号1.5寸毫针。由患侧阳白穴进针，沿皮刺向攒竹；由地仓透颊车，沿皮透刺1.5寸；翳风穴直刺1.2寸；合谷穴直刺1.5寸；列缺向上沿皮刺1寸。针用泻法，得气后留针20～30分钟。可同时用艾条温和灸翳风。每日1次，7次为1疗程。

2. 风热侵络型　取穴完骨、翳风、鱼腰、阳白、地仓、颊车、曲池、内庭。局部皮肤消毒后，选30号1.5寸毫针。面部腧穴用透刺法，如完骨透翳风，阳白透鱼腰，地仓透颊车，曲池直刺1.5寸，内庭直刺1寸，针刺得气后，均行泻法，留针30分钟。每日1次，7次为1疗程。

3. 瘀血阻络型　取穴太阳、四白、地仓、颊车、阳白、鱼腰、太冲。局部皮肤常规消毒后，先取患侧太阳、四白，以三棱针刺出血；再用30号1.5寸毫针，由地仓沿皮刺向颊车，由阳白透鱼腰，施以泻法，太冲直刺0.5寸，平补平泻。每日1次，7次为1疗程。

4. 气血不足型　取穴地仓、颊车、阳白、攒竹、合谷、足三里。局部消毒后，取地仓透颊车，阳白透攒竹，再取健侧合谷、足三里，直刺1.5寸，针用补法，中等强度刺激。每日1次，10次为1疗程。

（二）粗针法

1. 取穴　翳风、颊车透地仓、太阳透率谷、下关透巨髎，亦可取面神经干。

2. 操作　常规消毒后，用0.4mm直径粗针从翳风进针，以刺中面神经干为主，刺中后，半侧面部有触电感，强刺激3～5下即可出针。其他穴位用3寸长，0.7mm直径粗针，留针1小时。

（三）温针法

1. 取穴　翳风、颊车、地仓、阳白、下关。

2. 操作　常规消毒，快速针刺，得气后，用5块4cm×4cm的方板，中心扎孔，分套在5根针上，再取5节2cm长艾条段，分套在5根针柄上，距纸板3～5cm处。点燃艾条，每次每穴各灸1壮。每日1次，10次为1疗程，疗程间休息2天。

（四）电针法

1. 取穴　主穴取下关、颊车、地仓、阳白、四白、风池、合谷（健侧）；配穴取太阳、承浆、攒竹、鱼腰、人中。每次选用5～7穴，分2组交替使用。

2. 操作　除合谷穴刺健侧外，其余穴均刺患侧。以平补平泻手法浅刺为宜，刺激量中等，透穴效更佳，如地仓透颊车、太阳透颊车、阳白透鱼腰、攒竹透鱼腰。四白穴从下向上浅刺，人中穴向患侧横刺。针刺得气后接电针治疗仪，选用断续波，通电30分钟漫流强度以患侧肌肉出现颤动为宜。每日1次。

（五）半刺法

1. 取穴　阳白、攒竹、地仓、颊车、瞳子髎、四白、人中、承浆等局部穴位为主，耳部疼痛者加翳风、听会。

2. 操作　分穴位刺法和经脉刺法。穴位刺法选取上述部分穴位浅刺至皮下即迅速出针，不留针，不按压针孔，每日1次。经脉刺法在额部从眉头至前发际的足太阳经脉，面颊部的手阳明、足阳明经脉的循行路线上同样采用浅刺疾出的针刺法多处点刺；每日或隔日1次。

（六）芒针法

1. 取穴　攒竹、鱼腰、地仓、颊车、耳门、迎香、睛明。

2. 操作　穴位常规消毒，取6～8寸28号芒针。攒竹透鱼腰、地仓透颊车、地仓透耳门、迎香透睛明，针用泻法，留针30分钟。每日1次，7次为1疗程。

（七）火针法

1. 取穴　取主穴地仓、阳白、颊车、牵正、太阳、下关、水沟、承浆，配穴取合谷、四白、颧髎、迎香、翳风、风池。每次取4～6个主配穴为宜。

2. 操作　将酒精灯点燃放在顺手位置，用针柄以压痕作为选穴标记。常规消毒针刺穴位，持针在灯上将针尖烧红发亮，对准穴位，速进疾出，用消毒干棉球按压针孔以减轻疼痛。针处出血，一般不处理，待其自止。

（八）针挑法

1. 取穴　太阳、地仓、风池；阳白、迎香、颊车。

2. 操作　局部常规消毒后，用三棱针斜刺，挑破穴处皮肤，挑刺深度1～1.5mm，然后用荆芥末5～10g清水调敷于穴上，24小时取下。每日1次，2组交替使用，7次为1疗程。

（九）割治法

1. 定位　上部病变者取患侧口腔黏膜后部（即大臼齿对侧），中部病变者取患侧口腔黏膜中部（即小臼齿对侧），下部病变者取患侧口腔黏膜前部（即口角上下犬齿对侧）。

2. 操作　术者手常规消毒，拇指戴消毒手指套。令患者张口，用刀划割患侧口腔黏膜相应部位，长1.0～1.5cm，斜切口，深0.85～0.10cm，小儿深度减半。用拇指或其余四指按摩挤珏患侧，用刮血板向下刮血，体壮者多出血，体弱者少出血，鲜红色为止。吐出血后用5%盐水棉块敷贴在切口处。每日或隔日1次，体弱或病程久者3～5日1次。紫癜症、贫血、孕妇禁用。

（十）腹针法

1. 取穴　引气归元（中脘、下脘、气海、关元）、上风湿毒（滑肉门外5分上5分处）。

2. 操作　患者取仰卧位，暴露腹部，以神阙为中心进行定位取穴。常规皮肤消毒，选用32号细针，根据体形胖瘦选择针具长短。直刺，轻轻捻转，缓慢进针，引气归元深刺至地部，上风湿点中刺至人部，并在中脘穴根据患病部位选用三角针刺，浅刺至天部。腹部进针时应避开血管，施术要轻缓，抵达预计深度时，一般采用只捻转不提插和轻捻转慢提插的手法，不要求患者有酸、麻、胀感。留针30分钟，每日1次，10次为1疗程。

（十一）烧针法

1. 取穴　下关、翳风。

2. 操作　患者取坐位或仰卧位，翳风、下关穴均进针1～1.5寸，行捻转刮针手法，得气后用酒精灯烧针柄，至针柄烧红后再持续烧2分钟，然后移开酒精灯，候针身冷却后起针。此时针孔处出现白色小泡，但患者无疼痛等不适感。隔日1次，7次为1疗程。

（十二）头针法

1. 取穴　同侧或对侧面运动区。

2. 操作　患者取坐位或卧位，分开头发，常规消毒。选用28号1.5寸长的毫针，针尖与头皮成30°角快速进针，快速捻转1分钟，然后静留针5～10分钟再重复捻转，用同样的方法再捻转2次，即可起针。每日或隔日治疗1次，10～15次为1疗程。

（十三）眼针法

1. 取穴　眼针上焦区、肝胆区。

2. 操作　取32号0.5寸毫针，以左手指压住眼球，并使眼眶内的皮肤绷紧，右手持针，沿眼眶边缘刺入皮下。先针上焦区穴，继针肝胆区穴。初期宜用泻法，若正气不足，配脾胃区穴。每日1次，10次为1疗程。

（十四）耳针法

1. 取穴　主穴取肝、肺、大肠、口、眼、面颊区；风寒袭表型加神门、下屏尖，气滞血瘀型加颞、皮质下，肝肾亏损型加肾、屏间。

操作　每次取6～8穴，以0.5寸毫针顺时针方向捻转进针，局部产生热、胀、麻、重感即可。留针1小时，每10分钟行针1次。每日1次，10次为1疗程。两耳交替治疗。

（十五）耳压法

1. 取穴　面颊、眼、口、神门、屏尖、胃、交感。

2. 操作　常规消毒耳郭后，每穴贴王不留行籽1粒，每日自行按压4～6次，双耳交替，3日更换1次。

（十六）烧山火法

1. 取穴　邻近取穴和手足阳明经穴为主，颊车、四白、翳风、阳白、下关；配穴取太阳、迎香、风池、足三里、承浆。每次主穴必用，配穴视病情而定。

2. 操作　选定穴位后，皮肤常规消毒。以1～1.5寸毫针快速直刺或斜刺5～8分，得气后施以烧山火法：将预定针刺深度分为浅、中、深三层，操作时由浅到深三层进针，得气后每层紧按慢提9次，如此反复几遍，至患者自觉某一局部或全身有温热感时出针，揉闭针孔。每日1次，10天为1疗程，疗程间休息2天。

（十七）运动针法

1. 取穴　患侧地仓、颊车、迎香、颧髎、翳风、攒竹、阳白。

2. 操作　穴位常规消毒，用0.3mm×40mm一次性无菌针灸针，以浅刺、斜刺为主。地仓向颊车方向平刺1寸，颊车、迎香斜刺0.3寸，攒竹、阳白平刺0.5寸，颧髎直刺1寸，翳风直刺0.3寸，平补平泻，得气后留针30分钟。翳风穴另加艾条温灸20分钟。进针得气后，在留针状态下，令患者做患侧面、额肌运动，要求慢而有节律，连续10分钟后停止。对于重度面神经麻痹患者，可令其运动健侧面肌以带动患侧运动。注意及时调整针体并保持针感。每日1次，10次为1个疗程，疗程间隔3天。

（十八）三棱针法

1. 取穴　患侧太阳、下关、颊车、地仓，每次取3个穴位，轮流施用。

2. 操作　患者取侧伏坐位，选准穴位，皮肤碘酒、酒精常规消毒。取小号三棱针对准穴位点刺2～3点，深3～4mm，轻轻挤压针孔周围，令出血数滴后，用内口直径约3.5cm的小号玻璃火罐，采用闪火法拔之，留罐5～10分钟。隔日1次，3次为1疗程，疗程间休息3日。

（十九）皮肤针法

1. 取穴　患侧阳白、攒竹、鱼腰、丝竹空、四白、地仓、颊车、牵正。

2. 操作　穴位消毒后，以皮肤针轻叩至局部微红为度，或轻微出血，用小火罐吸拔5～10分钟。每日或隔日1次，多用于后期面部有板滞感者。

（二十）皮内针法

1. 取穴　听宫、下关、瞳子髎、四白、地仓、颊车、夹承浆、颧髎、翳风、外关、足三里、大椎。

2. 操作　每次选用头面部患侧2～4穴，健侧1穴，远部1穴（单侧）。穴位消毒后，以皮内针或撳针，前者平刺入3～5mm，后者直刺于穴位上，胶布固定，留针24小时取下，换穴埋针。每日1次，5次为1疗程，疗程间休息3～5日。

（二十一）腕踝针法

1. 取穴　腕踝针上2区（取患侧上肢掌侧横纹正中上2寸处）。

2. 操作　用32号1.5寸毫针，令患者取坐位，患侧上肢平伸。局部常规消毒后，针体与皮肤成30°角快速刺入皮内，进针后针体放平，针尖向肘，并与前臂平行，在皮下缓缓送入1.5寸。医者手下无抵抗感，患者无酸麻胀痛。若有酸麻胀痛感表明刺入深层，须将针退至皮下，重新刺入。留针30～40分钟，每日1次，7次为1疗程。

（二十二）埋线Ⅰ法

1. 取穴　牵正透颊车、四白透颧髎、地仓透散笑（迎香穴外下方，当鼻唇沟之中点）、阳白透头光明（眼平视，瞳孔直上方向，当眉毛上缘处，即鱼腰穴稍上）。

2. 操作　患者侧卧位，病侧面部朝上。在穴位处用紫药水作一记号，行常规消毒。用75%酒精棉球将术者双手擦拭消毒完毕，取9号穿刺针，用镊子将用五香排毒液浸泡过的0号羊肠线1cm放入穿刺针中。左手提起所取穴位部皮肤，右手将穿刺针刺入所取穴位，使患者有胀感，把羊肠线注入。左手按住针眼，右手将穿刺针缓缓退出，用酒精棉球盖住针眼，用胶布固定1天。所取穴位分2次治疗，每次2穴，隔3天1次。

（二十三）埋线Ⅱ法

1. 取穴　局部透穴取太阳透阳白、太阳透瞳子髎、太阳透颧髎，下关透颊车、下关透颧髎、下关透颊地，颊地透颊车、颊地透地仓、颊地透巨髎；远端配穴为双侧足三里、膈俞，面肌痉挛者加后溪透劳宫。

2. 操作　选准穴位，做好标记，局部常规消毒。用1%～2%普鲁卡因局麻后，再用酒精消毒。埋线时左手持镊夹备用羊肠线4～5cm长，将线中央置于进针点上，右手持医用埋线针，缺口向下压线，以15°角向穴位中心进针透穴（足三里、后溪垂直进针），直到线头全部进入皮下，再进针0.5cm，快速拔针，依法将羊肠线分别埋入穴位。压迫针眼，用酒精小棉球小胶布保护针眼1～2天。根据病情各组穴位可交替使用或合用，20～30天治疗1次。术后面部应尽量免受风寒，配合以手按摩揉搓面部，可以提高疗效。

（二十四）埋线Ⅲ法

1. 取穴　地仓、颊车。

2. 操作　外科无菌操作，洗手，戴消毒手套，用75%的酒精消毒皮肤，铺消毒洞巾。穴位用利多卡因作皮内浸润麻醉（针尖可斜向对刺，使地仓、颊车两点一线，均有0.3～0.5cm的直径皮丘），再以穿上羊肠线的血管针，从颊车穴进针，经穴位深层肌肉组织达肌层穿过穴位，从地仓穴的皮丘处出针，牵拉弹拨数十下，然后再从地仓穴的穿出处进针，避开原来的羊肠线，经穴位的浅层组织（达肌层上、脂肪层下）回到颊车穴原来的穿入处出针，将两线头适当拉紧打结（外科结），贴近打结处剪断羊肠线，盖上消毒纱布。嘱患者1周内不沾水，1个月埋线1次。

（二十五）埋线Ⅳ法

1. 取穴　下关、颧髎、颊车。

2. 操作　先用龙胆紫定好穴位，按手术常规严格消毒。在已消毒的穴位皮肤上注射1%利多卡因局麻。先取下关穴，用手术刀尖顺皮肤纹理刺破皮肤全层，切口长约2mm，将血管钳从切口斜插到肌层，找到敏感点后适当作按摩拨动，使患者产生酸胀感觉，然后用持针钳夹住羊肠线的大号缝皮三角针，由下关穴进入，经肌层到颧髎穴，出皮肤后从出口穿入，经肌层到颊车穴，出皮肤，沿颊车穴出口穿入至下关穴切口，牵紧结扎羊肠线，剪去线头，将线结埋入切口深处，局部按压后消毒包扎。1个月埋线1次。

（二十六）穴位割敷法

1. 药物　白花蛇、乌梢蛇各1g，冰片0.5g。上药共研细末，装瓶密闭备用。

2. 取穴　太阳、头维、颊车、地仓、风池、百会、翳风、印堂、四白、攒竹、迎香、禾髎、人中、承浆、颧髎、大迎。取患侧穴，每次选4~8个穴位。

3. 操作　选穴后，将穴位局部须发剃去。消毒后将要割的穴位皮肤捏起，持已消毒的小针刀在穴位上轻、快划割数条"十"字或"井"字形小口，0.5~1.0cm大小，深至皮内不出血为度。将一耳勺割敷散撒在1.0~1.5cm大小的胶布或伤湿止痛膏上，贴敷于穴位，并轻轻按揉3~5下。每次割敷间隔4~6天，4次为1个疗程。割穴的手法应根据患者的自身状况、病情经过、性质、部位、久暂及伴随的症状，结合临床辨证，按轻、中、重进行。

（二十七）穴位注射法

1. 取穴　阳白、四白、地仓、颊车、承浆。

2. 操作　分三期进行穴位注射，急性期用维生素B_1 100mg，维生素B_{12} 0.5mg于上穴注射；恢复期用加兰他敏2.5mg，三磷酸腺苷20mg，维生素B1 100mg混合液，除注射上述穴位外，尚可按经选择曲池、足三里等穴，或用黄芪、当归注射液2mL混合后交替穴位注射；后遗期注射氯丙嗪25~50mg，分别于患侧面部穴位，每穴0.1~0.2mL。

（二十八）旋磁针法

1. 取穴　牵正、四白、人中、阳白、下关、夹承浆。均取患侧，两组交替。陈旧性面神经炎还可选配百会、攒竹、地仓及上肢有关穴位。

2. 操作　患者坐位或卧位，常规消毒后，将旋磁针的固定探头及导电橡胶片分别贴于穴位处，打开电源开关，调节频率及波幅，使发出之高频电脉冲和旋磁束达到适当强度，患者即感到面部酸麻胀困，并有传导感。持续刺激10分钟，每日2次，10日为1个疗程。

（二十九）拔药罐法

1. 取穴　翳风、颊车、阳白；四白、下关、地仓。每日取一组穴位，两组交替。

2. 操作　将生姜榨汁，姜渣加水煎成姜液，两者混合配成50%生姜液250mL，加芥末10g及少量二甲基亚砜（增加生姜液水溶解度和穿透性）备用。将青霉素空瓶磨掉底部并洗净，取5mL注射器1具，6号针头1个。将磨掉底部的青霉素空瓶（用瓶塞塞上）3个各装入生姜液达半瓶，分别置于患侧穴位处，然后用注射器经瓶塞将瓶内空气抽出，使药罐紧紧吸附于穴位上，留罐30分钟后将罐取下。15天为1疗程，疗程间隔5天。

（三十）温和灸法

1. 取穴　迎香、牵正、地仓、颊车、阳白。

2. 操作　以艾条温和灸，从迎香依次至地仓、颊车、牵正、阳白，温度以皮肤微红，患者能够耐受为宜，共灸10分钟左右。可配合推、揉、抹、按等手法。每日1次，10次为1疗程。

第二十一节　面肌痉挛

面肌痉挛，又称偏侧面肌痉挛、阵挛性面肌痉挛、面肌抽搐，是指一侧面部肌肉阵发性不自主的抽搐，通常发生在一侧的某个表情肌或某组肌纤维束，无神经系统其他阳性体征。本病病因尚未明了，病程较长，易反复发作，好发于中年及老年人，尤以女性多见。本病一般属中医学"面风""筋惕肉瞤"等范畴。

针灸治疗法

（一）毫针法

1. 风寒滞留型　取穴风池、外关、合谷、足三里；抽搐日久加颧髎、地仓。局部常规消毒，进针得气后，施以提插捻转之补法，若能激发经气循经感传，达于病所者疗效更佳。颧髎、地仓不针刺，而于患侧取穴施以温和灸。留针20～30分钟，每5分钟行1次针。每日或隔日1次，12次为1疗程。

2. 脾胃虚弱型　取穴脾俞、章门、中脘、气海、百会、足三里、合谷；脾虚湿重者加阴陵泉、三阴交，情绪易激动者加后溪透劳。局部常规消毒，进针得气后，对后溪透劳宫施以提插捻转泻法，其余各穴均施以补法，并可结合催气法，促使经气感传，使气至病所。留针20分钟，每5分钟行针1次。每日或隔日1次，12次为1疗程。

3. 阴虚阳亢型　取穴风池、百会、太溪、太冲、内关、合谷；耳鸣者加翳风、中渚，口苦咽干者加照海、廉泉。局部常规消毒，进针得气后，提插捻转，对太溪、合谷、照海、廉泉施以补法，余穴均施以泻法。留针20～30分钟，每5分钟行1次针。每日或隔日1次，12次为1疗程。

（二）电针法

1. 取穴　主穴取翳风、牵正、下关，配穴取合谷、风池、三阴交、太冲；眼睑抽搐者加太阳、四白、鱼腰、阳白，面颊抽搐者加颧髎、迎香，口角抽搐者加地仓、颊车。

2. 操作　以上穴位均取患侧，每次选4~6穴，交替使用。常规消毒，进针得气后，接G6805治疗仪，甩连续波，弱电流；频率为120次／分钟，通电45分钟左右。每日1次，10次为1疗程。

（三）火针法

1. 取穴　主穴取翳风、下关、肝俞、太冲、照海；眼轮匝肌抽痛加太阳、阳白、四白，口角肌肉抽搐加颊车、地仓、承浆，颈阔肌肉抽搐加完骨、风池、肩井。

2. 操作　在选好的腧穴上做常规消毒，然后涂上一薄层万花油。点燃酒精灯，右手持小号贺氏火针，以酒精灯的外焰将火针烧至由红到白，迅速点刺入穴位，面部腧穴刺入0.1~0.2cm，其他部位腧穴刺入0.2~0.3cm。然后迅速拔出，并用消毒干棉球按压针孔片刻，最后涂上一层万花油。每3天1次，5次为1疗程，疗程间隔7天。

（四）腹针法

1. 取穴　引气归元（中脘、下脘、气海、关元）、上风湿点（滑肉门外5分上5分）、患侧阴都。

2. 操作　患者取仰卧位，暴露腹部，以神阙为中心进行定位取穴。常规皮肤消毒，选用32~34号细针，根据体形胖瘦选择针具长短。直刺，轻轻捻转，缓慢进针。引气归元深刺至地部，上风湿点中刺至人部，阴都穴浅刺至天部，不要求患者有酸、麻、胀感。留针30分钟，每日1次，10次为1疗程。

（五）透针法

1. 取穴　眼睑抽搐以阳白透鱼腰、丝竹空透太阳，口角抽搐以水沟透地仓，面颊抽搐以地仓透颧髎、颊车透大迎，根据具体病情选用2~4组。血虚生风者加足三里，心脾两虚者加三阴交，肝风内动者加太冲。

2. 操作　皮肤常规消毒后，面部用1.5寸毫针常规进针，不用提插捻转，针入皮肤后卧针，针尖指向止穴，慢慢推进，同时可用手拇指或食指贴附皮肤上，感觉针尖和针身的位置、方向，以针尖到达止穴后，再刺0.3寸左右，以将针身置于肌纤维之间为佳。再配以TDP照射。远道穴位则根据病情辨证施刺，或补或泻，或平补平泻，阻得气为度。每日1次，10次为1疗程，疗程间休息5天。

（六）三针法

1. 取穴　患侧鱼腰、攒竹、瞳子髎、承泣、四白、迎香、地仓、颊车、合谷。

2. 操作　患者仰卧，常规消毒，取30号毫针1~1.5寸等长的3根针，先使针尖在术者押手的指腹上对齐，3根毫针并在一起同时迅速垂直刺入同一个穴位，针刺1分深。因其刺入皮肤内甚浅，针常呈下垂状。进针后不提插，不捻转。每次留针40分钟，每日1次，6次为1疗程，疗程间休息1天。

（七）滞针法

1. 取穴　眼区（上明、鱼腰、太阳、承泣）、面颊区（颧髎、下关、颊车）、口区（地仓、水沟、迎香）；气血亏虚型配足三里，肝肾阴虚型配三阴交，肝风内动型配太冲，痰湿阻络型配丰隆，风寒稽留型配风池或加灸。

2. 操作　根据痉挛部位及范围的不同，每次选用2～4穴。采用捻转进针法，边捻转边下压，针尖刺入皮下后，继续捻转下压深刺入，达到所需深度后，行拇指向前捻转一圈，食指向后捻转半圈手法，使针尖轻绕肌纤维。然后留针1小时，以使滞针自然解除，起针后轻轻按闭针孔。

（八）巨刺法

1. 取穴　太阳、四白、下关、颊车、地仓、太冲、三阴交，均取健侧。

2. 操作　嘱患者仰卧位，穴位皮肤常规消毒，取28号1寸毫针，针刺得气后，以提插捻转为主，用泻法。留针40分钟，每10分钟行针1次，中等强度刺激。每日1次，10次为1疗程，疗程间休息2日。

（十）缪刺法

1. 取穴　取健侧穴位风池、翳风、太阳、合谷、太冲；以眼睑部肌肉抽搐为主者加四白、瞳子髎、鱼腰、攒竹、阳白，以面颊肌肉抽搐为主者加颧髎、巨髎、下关，以口角肌肉抽搐为主者加地仓、颊车、迎香；实证加阳陵泉、足临泣，虚证加太溪、三阴交。

2. 操作　面部腧穴均用轻而浅刺法，不行针。其余穴位实证用泻法，虚证用补法，得气后留针30～40分钟，每隔10分钟行针1次。每日1次，10次为1疗程，疗程间休息3天。

（十）吊针法

1. 取穴　以眼睑肌痉挛为主者用第1组穴位阳白、攒竹、鱼腰、太阳、丝竹空、四白，以额面肌痉挛为主者用第2组穴位下关、四白、颧髎、牵正、迎香、巨髎，以口轮匝肌痉挛为主者用第3组穴位颊车、地仓、大迎、水沟、承浆。全面肌痉挛者在3组穴位中酌情选用相应穴位，每次4～8个。

2. 操作　取1寸毫针，右手持2支，使针尖对准左手平放的拇指甲上，将针尖对齐对平放在同一个平面上，针身相依，左手切压穴位后，右手持针快速刺入皮下2分，随即将手松开，使针柄自然下垂吊置，针尖则自然将穴位处皮肤挑起。留针20分钟，每日1次，10次为1疗程。

（十一）蜂针法

1. 取穴　阳白、四白、攒竹、太阳、地仓、迎香、颧髎、颊车。

2. 操作　先做过敏试验，无蜂毒过敏者方可治疗。所选穴位局部皮肤消毒，用止血钳夹住活蜂，以其尾部对准穴位，蜂针刺入皮肤，夹离蜜蜂，让蜂针留于皮内5～10分钟，然后取出蜂针。每日或隔日1次，第1次用1～2只蜜蜂，逐日增加，一般不超过15只。10次为1疗程，可连续治疗2～3个疗程。

（十二）眼针法

1. 取穴　取患侧眼穴肝区、肾区、心区、上焦区。

2. 操作　选30号0.5寸毫针，术者用左手指按住眼球，使眼眶皮肤绷紧，右手持针在所取穴区紧靠眼眶内缘向眼眶方向刺入0.3～0.5寸，勿刺入眼球，不旋手法，留针30分钟。每日1次，10次为1疗程，疗程间休息3天。

（十三）耳针法

1. 取穴　神门、皮质下、肝、脾、肾、眼、面颊区。

2. 操作　每次只取一侧耳穴，选用经消毒后的28号，长15毫米的不锈钢毫针。所取耳穴皮肤按常规消毒后，用左手拇指、食指固定耳郭，中指托着针刺部的耳背，用速刺法对所选穴进行针刺，刺入皮下2～3分即使用平补平泻法行针。留针20分钟，每10分钟行针1次。每天取一侧耳穴治疗1次，两耳交替。10天为1个疗程，疗程间休息5天。

（十四）竹针法

1. 取穴　足部反射区之脑、三叉神经、肝、肾、眼、耳区，十四经穴之太冲、解溪、太溪、涌泉。

2. 操作　选坚韧竹杆削成竹针，消毒备用。患者卧位或直腿坐位，双足放松。医者先以竹针点刺上述区、穴，单针或多针集束应用，刺激强度依病情、病程、年龄、体质和足部皮肤厚薄而定。点刺后即以指腹揉按之。每天1次，5次为1疗程，疗程间休息2天。

（十五）头皮针法

1. 取穴　选面肌痉挛对侧运动区、感觉区。

2. 操作　局部常规消毒后，用头皮针法，进针时向前斜刺入帽状腱膜0.5寸，用拇指、食指捻转至酸胀感，每隔5分钟捻转1次。留针20分钟，每日1次，10次为1疗程。

（十六）腕踝针法

1. 取穴　取腕踝针上4、上6。

2. 操作　局部皮肤常规消毒，采用30号L 5寸毫针，拇指、食指固定针柄，中指紧贴针身，与皮肤成15°角快速进入皮下，针尖朝近心端，针体贴近皮肤表面，针体沿皮下浅表层刺入约1.4寸，用胶布固定针柄，留针1小时。每日1次，左右手交替使用，5次为1个疗程。

（十七）电透针法

1. 取穴 百会透曲鬓、神庭透额厌、头维透悬厘、本神透率谷。

2. 操作 患者坐位，皮肤常规消毒后，取50mm毫针，将针尖与头皮成30°角快速刺入头皮下帽状腱膜下层，以快速小幅度捻转，每分钟200转，行针2～3分钟。然后接通G6805-2型电针仪，百会接负极，神庭接正极，头维接负极，本神接正极，采用密波，强刺激，以患者能耐受为宜，通电30分钟。每日1次，15天为1疗程，疗程间休息3天。

（十八）梅花针法

1. 定位 依据面神经分布及支配区域分3组穴位区域。以眼眶肌痉挛为主，取眼针区域、太阳穴区为第1组；以颧面肌痉挛为主，取胃经循行区域、颧髎区域为第2组；以口轮匝肌痉挛为主，取唇周区、地仓区域为第3组穴位。全面肌痉挛则在3组穴位区域中酌情选用。

2. 操作 穴位常规消毒，以右手拇指、中指、无名指、小指握住针柄，食指伸直压住针柄，针尖对准皮肤先用轻刺法，即用力较小，针尖接触皮肤的时间愈短愈好。待患者适应后予以中等度叩刺法，操作时，针尖起落要成垂直方向，运用腕部的弹力，施行弹跳式叩打。注意在眼针区域叩刺时，嘱患者闭目，不要转动眼球，医生用拇指按压瞳子髎穴区并向太阳穴牵扯，使眼部皮肤拉紧，以便于操作。眼周及唇周采用环形叩刺。叩刺以面部潮红，患者感受轻度热、胀痛，表皮少许渗血为度。每次叩刺5～10W分钟，然后依痉挛部位不同分别在太阳、颧髎、地仓穴区拔小号罐，时间5～8分钟。隔日1次，10次为1个疗程。

（十九）激光针法

1. 取穴 主穴取患侧翳风、牵正，按病情需要选配太阳、四白、迎香、地仓、人中、承浆、鱼腰。

2. 操作 采用He-Ne激光仪，输出功率4～8mW，激光波长6328A，光斑直径为1.5～2.0mm，光距为0.5～1.0m，以75°角照射。每次4穴，每穴照射10分钟，每日1次，10次为1疗程。

（二十）穴注I法

1. 药物 复方丹参注射液2mL；肌苷注射液2mL，维生素B_{12} 1mL，2%利多卡因1mL。两组药液隔日交替注射。

2. 取穴 主穴取太阳透眉中、丝竹空、瞳子髎；阳白透眉中、攒竹、丝竹空；迎香透颧髎；大迎透地仓、颊车。配穴取头维、四白、下关、听宫、牵正、翳风。每次选1组主穴及1个配穴。

3. 操作 患者平卧，穴位消毒。取5号口腔针头，左手拇指、食指拉紧皮肤，针头垂直刺入穴位，轻提插，患部有酸麻胀感后注药。针退至皮下与皮肤成30°角斜刺向透穴，有同感后注药。迫针眼3～5分钟。每日1次，12次为1疗程。

（二十一）穴注Ⅱ法

1. 药物　维生素$B_1$100mg，维生素B_{12}0.5mg，柴胡注射液2mL，安定注射液.10mg。

2. 取穴　风池、内关、足三里、三阴交，均取双侧。

3. 操作　常规消毒局部皮肤，快速刺入穴位，并上下提插，得气后，回抽无血，注入药液，每穴约0.5mL。针眼处压上消毒棉球。面部痉挛处注入适量安定注射液。隔日1次，5次为1疗程。

（二十二）穴位埋线法

1. 取穴　一组取四白→承泣（→表示四白穴为进针点，透刺向承泣穴，下同）、阳白→鱼腰；二组取攒竹→丝竹空、太阳→瞳子髎；三组取地仓→颊车、牵正→颧髎；四组取巨髎→口禾髎、下关→上关。若为眼周痉挛取一、二组交替进行，若为口角痉挛取三、四组交替进行，若为一侧面部痉挛取一三、二四组交替进行。

2. 操作　根据取穴部位，患者可采用仰卧位或侧卧位。常规消毒，医者戴无菌手套，铺无菌洞巾。用带有8号针头的10mL针管抽取含2%利多卡因3mL、维生素B_{12}0.5mg、维生素$B_6$100mg、当归针剂2mL的混合液。医者右手持针管，左手固定透穴部位皮肤，使针管与皮肤成15°角，针尖指向透穴处，缓慢地边推药边进针，左手食指尖始终随着皮下针尖的移动而移动，右手根据左手的感觉，随时调节针尖的深度，使针体始终保持在皮下，直至针尖达到透穴处，每个透穴处注药0.5－2.0mL。拔下针管，将针头留置皮下，根据透穴部位间的距离，选择适宜长度的3／0号肠线，用镊子将肠线放入8号针头内，然后用去掉针尖的30号毫针作针芯，将肠线推出针尖少许，用左手食指尖压针尖外的肠线，轻轻退出注射针头及针芯，肠线即留置皮下。压迫针眼片刻，不出血后，针眼处贴敷创可贴2～3天。半个月后选取另_组穴位埋线，4次为1个疗程。

3. 注意　鉴于面部血管丰富，眶区特殊的形态学结构，在操作前一定要熟悉局部解剖关系，尽量避开大的血管和神经，操作时动作宜特别柔缓，不宜做大幅度的提插与捻转，出针后一定要按压针孔片刻，以防皮下及针孔出血；严格无菌操作，防止感染；埋线后3天内局部不要浸及生水；皮肤局部有感染或溃烂、发热、结核活动期、急性心脑血管病、有出血倾向、妊娠期、月经期妇女应慎用或忌用本法；注意术后反应，个别患者可出现局部红、肿、热、痛、酸、胀等无菌炎性反应现象，一般不需处理；若埋线后局部微量出血或小块青紫，一般不需处理，可自行消退；若局部青紫肿痛较甚或出血不止者，可先按压、冷敷止血，血止后再行热敷，或在局部轻轻按揉，以促进局部瘀血消散。

（二十三）穴位埋针法

1. 取穴　止痉穴4个。止痉1：睛明与四白连线与由承泣向鼻引水平线的交点；止痉2：下关与听会连线的中点；止痉3：地仓与大迎连线的中点；止痉4：丝竹空与太阳连线的中点。

2. 操作　穴位局部常规消毒后，在患侧4个止痉穴埋皮内针。每次1～2穴，4～7天更换1次。

（二十四）穴位割敷法

1. 取穴　以局部取穴为主，远端取穴为辅，常用穴位有印堂、攒竹、太阳、阳白、头维、颊车、地仓、下关、四白、承泣、翳风等，还可根据病情取百会、风池、风府、大椎等。

2. 操作　患者仰卧位，根据眼面肌痉挛部位。选好穴位。局部用75%酒精消毒，医者持自制穴位割敷刀在穴位上割刺，深度为1mm，长约0.4mm，以出血为度。再将定痉散（麝香、白花蛇、全蝎、蜈蚣、龙脑香、天麻等，将白花蛇、全蝎、蜈蚣分别置于瓦上或砂锅内焙干，研末过120目筛，其他药物研末过筛，混合装瓶备用）少许涂置已备好的伤湿止痛膏上（止痛膏约1.5cm×1.5cm），贴敷于割刺的穴位上。儿童2天揭掉，老年人3天揭掉。根据病情的虚实、轻重、时间长短，分别采用轻、中、重三种手法。每7天治疗1次。

3. 注意　割敷时若患者出现头晕、心慌、恶心、出冷汗、面色苍白，令其仰卧休息几分钟即可；割治后配合挤揉效果更好；贴敷期间不要洗脸；对伤湿止痛膏过敏者，贴敷3～4小时即可揭掉。

（二十五）小针刀疗法

1. 面神经干刺激法　在乳突尖与下颌骨髁状突联线的中点处进针刀，刀口线与身体纵轴平行，垂直皮肤刺入1.0～1.5cm处，沿面神经干走行纵行剥离2～3刀，出针。

2. 眼轮匝肌痉挛重者加刺点

（1）以眉中穴（即眶上缘中点正对瞳孔处）为进针刀点，刀口线与眼轮匝肌纤维平行，刺入后调转刀口，向眉两旁垂直切断部分肌纤维。

（2）以四白穴为进针刀点，刀口线与身体横轴平行，针体垂直皮肤，刺入0.5cm，先纵行再横行剥离2～3刀，出针。

3. 面口肌痉挛重者加刺点

（1）在双侧鼻翼外缘中平齐的鼻唇沟向内侧定一点，用针刀向内上刺入，刀口线与鼻翼线平行，刺入1～2cm，先纵行再横行剥离2～3刀，出针。

（2）在爷颌部，下唇的下方，颏唇沟中央的凹陷（承浆穴）处左右旁开1寸处，刀口线与口轮匝肌纤维平行，刺入0.5cm，调转刀口，切断部分肌纤维，出针。

第二十二节　重症肌无力

重症肌无力是由于神经肌肉接头传递障碍，造成随意肌长期的时轻时重的无力症状，休息或用抗胆碱酶药后症状改善。它是一种自身免疫性疾病；其发病率为30～40／10万人。本病任何年龄均可发病，女性略多于男性，国内肌无力患者14岁以下儿童约占15%，成年患者第一个发病高峰为20～30岁，以女性多见，第二个高峰为40～50岁，男性多见，常伴有胸腺肿瘤。本病一般属中医学"痿症""虚劳"等范畴。

针灸治疗法

（一）毫针法

1. 取穴　主穴取中脘、血海、三阴交、足三里、气海、太溪。配穴：眼肌型取攒竹、鱼腰、太阳、四白，单纯上睑下垂取阳辅、申脉；球型吞咽困难加风池、哑门、天突、廉泉，咀嚼肌无力加下关、合谷，发音不清加哑门、廉泉；躯体型取肩髃、曲池、外关、合谷、环跳、风市、阳陵泉、太冲，抬头无力取风池、天柱、列缺。

2. 操作　常规消毒后针刺，平补法，中等强度刺激，留针20分钟左右，每日1次。

（二）电针法

1. 取穴　夹脊穴、肝俞、脾俞、肾俞、极泉、肩髃、曲池、合谷、手三里、环跳、殷门、委中、阳陵泉、承山、足三里、三阴交、悬钟、解溪。

2. 操作　颈夹脊穴向脊椎方向斜刺40mm，使酸困胀麻等感觉向上肢放射；腰夹脊穴向腰椎方向斜刺50mm，使酸困胀麻等感觉向下肢放射；环跳直刺80mm左右，使针感向下肢放射，有时可放射至足踝部；极泉针刺时应避开血管，针感可放射至整个上肢部；余穴常规消毒，常规刺法，行补法。得气后，每天取颈、腰夹脊穴各2个、上下肢穴各2个，接通G6805-2A-型电针治疗仪，用疏密波，中频刺激30分钟。隔日1次，10次为1疗程，疗程间休息5天。

（三）温针法

1. 取穴　肩髃、曲池、合谷、环跳、足三里、解溪、血海。

2. 操作　每次取4～5穴，常规消毒，取毫针针刺，行捻转补法得气后，留针30分钟，留针期间在针柄上套一段艾条点燃。每日1次，10次为1疗程。

（四）芒针法

1. 取穴　眼肌无力取鱼腰、攒竹、风池、完骨、睛明；延髓麻痹取风池、下颊车、廉泉、风府、内关、金津、玉液；全身肌无力取极泉、臂臑、青灵、少海、曲池、手三里、阴廉、手五里、伏兔、丰隆、血海、三阴交。

2. 操作　穴位常规消毒后，鱼腰透攒竹，下颊车透廉泉；其余穴位按常规操作。每日或隔日1次，10次为1疗程，疗程间休息3~5日。

（五）头针法

1. 取穴　双下肢无力为主者，取双运动区上1/5，加足运感区；双上肢无力为主者，取双运动区中2/5；吞咽困难，音哑者，取双运动区下2/5。

2. 操作　局部常规消毒后，用26号不锈钢毫针斜刺于头皮下，达所需深度，然后以200次/分钟左右频率持续捻转2~3分钟，重复1~2次后出针。

（六）耳针法

1. 取穴　眼、皮质下、脾、内分泌、肾、交感。

2. 操作　取双侧耳穴，每次3~4穴。穴位局部常规消毒，选用0.5寸短毫针，快速平刺，每隔5分钟左右强刺激捻转1次，施以补法，留针30分钟。隔日治疗1次，10次为1疗程。

（七）耳压法

1. 取穴　上睑下垂为主者，取眼睑、脾、上纵隔；声音嘶哑者，取声带、咽喉、肺；并可选皮质下、肝、肾、胃、内分泌、肘、膝、腕、指、肌肉等穴。

2. 操作　耳郭常规消毒，采用王不留行籽在相应穴位贴压，5天更换耳穴1次。

（八）合谷刺法

1. 取穴　阳白、鱼腰、攒竹、丝竹空、足三里、申脉、脾俞、肾俞、三阴交。

2. 操作　穴位常规消毒，取30号1.5~2寸毫针，沿皮向下斜刺入阳白穴，针尖透刺鱼腰1寸，捻转得气后留针10分钟，然后将针缓慢退至皮下，调整刺入方向，透刺攒竹1.5寸，得气后留针10分钟，再依上法透刺丝竹空1.5寸，行捻转补法3分钟，留针10分钟。取30号1寸和3寸毫针分别刺入申脉及足三里穴中，申脉穴用平补平泻手法，足三里穴用提插补法，得气后留针30分钟。起针后，取俯卧位，背俞穴常规消毒，取艾条做成标准小艾炷，放置于脾俞、肾俞、三阴交处，每穴各灸3壮。每日1次，10次为1疗程。

（九）皮肤针法

1. 定位　肺俞、胃俞、肝俞、脾俞，以及足太阳膀胱经在腰背部，经线。

2. 操作　皮肤局部常规消毒，用皮肤针轻叩，至皮肤局部充血为度。隔日1次，10次为1疗程，疗程间休息3~5日。

（十）眼睑针刺法

1. 取穴　内睛明、球后、瞳子髎、瞳上（患者正视前方，眼眶上缘外1／4与内3／4交界处为是穴）。

2. 操作　用30～32号0.5～1.5寸长毫针，找准穴位，常规消毒。针瞳上及瞳子髎时，左手紧按眼睑，保护眼球，右手持针沿眼眶边缘斜刺；针内睛明穴时，正坐直视，不可眨眼，左手掀开眼角处皮肤，然后右手准确快速而直刺；针球后穴，用左手上推眼球固定，右手持针沿眼眶下缘，从外斜向内下，向视神经孔方向刺入。如短期内疗效不理想，可加用点睑法及穿睑疗法（点睑法：一手紧按下垂眼睑，另一手持0.5寸或1寸毫针，使针柄倾斜，轻而均匀地点划皮肤，勿使其出血。穿睑法：用1.5寸30～32号毫针，从上睑内穿过，由外眦到内眦，必须穿在眼睑皮的中层）。10天为1疗程。

（十一）穴位埋线法

1. 取穴

（1）阳白、鱼腰、太阳、合谷、足三里、昆仑；

（2）攒竹、脾俞、四白、曲池、三阴交、束骨。

2. 操作　用注线法。将9号穿刺针装入0号羊肠线1cm，穴位消毒局麻后，阳白向鱼腰平刺；鱼腰向丝竹空平刺；攒竹向鱼腰平刺；太阳向前斜刺；四白向下斜刺，余穴直刺，注入羊肠线。10天埋线1次，两组穴交替使用，4次为1疗程。

（十二）穴位注射法

1. 取穴　膈俞、脾俞、足三里、外关、曲池、合谷、血海、阳陵泉、阴陵泉、三阴交。

2. 药物　当归注射液、黄芪注射液、维生素B_1注射液、维生素B_{12}注射液、维生素B_6注射液。

3. 操作　每次选取3～4穴，常规消毒，用10mL注射器接7号注射针头，抽取上药中1～2种注射液6～8mL，快速进针刺入皮下，稍作提插，待有酸、麻、胀或触电样等明显针感时，经回抽无血后，缓慢将药液注入，每次每穴注入2mL。每日注射1次，10次为1疗程。

（十三）隔药饼灸法

1. 取穴　百会、膻中、丝竹穴、阳白、攒竹、太阳。

2. 操作　将补中益气丸平均分成两半，压成圆饼状，放于百会、膻中及眼周穴位丝竹穴、阳白、攒竹、太阳，在药饼上放置小艾炷点燃，每穴3～5壮，以施灸局部皮肤潮红为度。隔日1次，1个月为1疗程。

第二十三节　不安腿综合征

不安腿综合征又称不宁腿综合征，系指小腿深部于休息时出现的难以忍受的不适，运动、按摩可暂时缓解的一种综合征。本病由Wills在1685年首次提出，1945年Ekbom在总结一系列患者的基础上，第一次给予全面的描述，故有时也称Ekbom综合征。本病是一种常见疾病，大约影响10%~15%的人口，可发生在任何年龄，大约40%的患者在20岁之前就已出现症状，无性别差异，严重者老年人更为多见。本病一般属中医学"痹证"范畴。

针灸治疗法

（一）毫针法

1. 取穴　将临床检查的阳性发现与神经生物学理论相结合，并根据神经走行解剖特点，选取发病侧腰4腰5和腰5骶1夹脊为主穴，沿腰骶神经根及主要神经干的解剖走向，选取腰宜、臀中、胞肓、秩边、环跳为配穴。

2. 操作　患者取俯卧位，选用直径0.30mm，长50~75mm毫针，穴位皮肤常规消毒。主穴脊柱旁开1寸，直刺进针25~40mm，至针尖有抵硬物感时稍退针，针尖变向沿上位椎体横突下缘方向缓慢斜刺进针25~40mm，采用提插捻转平补平泻手法，待患者出现下肢触电感或跳动为宜，此时针尖常有疏通感；腰宜直刺进针40~50mm，捻转手法，以放射感到达膝部为度；胞肓、秩边针尖向外下方斜刺进针50~70mm，提插补法，以针感达小腿为度；臀中针尖向下斜刺入针50~70mm，环跳直刺50~70mm均采用提插补法，以针感达足踝部为好。留针30分钟，其间不行针。每日1次，5次为1疗程，疗程间休息2天。

（二）温针法

1. 取穴　足三里、丰隆、阴陵泉、三阴交、承山；症状波及膝关节以上者加膝眼、血海、梁丘。

2. 操作　穴位常规消毒，用28号1.5~2寸毫针针刺，捻转进针，得气后行提插捻转手法，针感以患者能耐受为宜。然后将艾绒捻予针柄上，如橄榄大小，从下端点燃艾绒。每次2~3壮，每日1次，12次为1疗程，疗程间休息3天。

（三）电针法

1. 取穴　肾俞、膀胱俞、上髎、次髎、承山、承筋、后溪、足三里、三阴交、公孙。

2. 操作　穴位局部常规消毒，用毫针快速刺入穴内，用平补平泻，以补为主的手法，得气后加用G6805电针仪，用疏密波，强度以患者能耐受为宜，留针30分钟，留针期间加神灯于背部及双下肢小腿处照射。每天1次，10次为1疗程。

（四）齐刺法

1. 取穴　双侧血海、三阴交、足三里、阴陵泉、阳陵泉、绝骨等。

2. 操作　穴位局部常规消毒后，采用齐刺针法，即在每个穴位上针刺一针后在其旁等距离各刺一针，得气后留针30～40分钟。每日1次，10日为1个疗程，疗程间隔3～5日。

（五）针挑法

1. 定位　患者取俯卧位或侧卧位，在患肢的环跳、承扶、殷门、风市、委中、委阳、合阳、承筋、承山各穴，每次选取2～3穴作为针挑点。

2. 操作　针挑点皮肤常规消毒后，在每个针挑点作局麻。然后用挑针刺入深达皮下后，将皮肤向上挑提，牵拉摆动，牵拉频率每分钟达30次。术毕，用消毒棉球压迫针挑点止血，再用小块消毒纱布外敷，胶布固定。隔日针挑1次，10次为1疗程。

（六）头针法

1. 定位　头针足运感区。

2. 操作　穴位局部常规消毒，用毫针快速刺入，达到所需深度后留针30分钟，施以半补半泻法。每日1次，10次为1疗程。

（七）眼针法

1. 取穴　取眼针的下焦区、心区、肾区、脾区，均取双侧。

2. 操作　选用0.38mm×13mm毫针，患者取仰卧位或端坐位，常规消毒后，下焦区采用内刺法，脾区、心区、肾区均采用外刺法，进针得气后留针15～20分钟，不行针。留针期间嘱患者带针进行双下肢的屈伸活动数次。若不得气，采用双刺法加刺1针。出针时要缓慢，且需干棉球按压1分钟左右。每日1次，10次为1个疗程，疗程间休息2～4天。

（八）耳针法

1. 取穴　神门、内分泌、皮质下、心、脾、肾、肝。

2. 操作　常规消毒耳郭，取0.5寸毫针快速针刺，以不刺穿对侧皮肤为宜，留针20分钟。起针后再用王不留行籽贴压于穴位上，令患者每日早晚按压耳穴1分锋左右。每隔3天换另一侧耳穴。

（九）刮痧法

1. 定位　两侧膝关节腘窝部及背部膀胱经部位。

2. 操作　用古铜钱蘸香油刮两膝腘窝和背部脊椎两旁肌群，从第2胸椎旁肌肉向下直线刮至第5腰椎为止。操作要柔和，顺着向下刮，至皮肤呈紫红色为度。

（十）小宽针法

1. 针具　小宽针是长、宽、厚各异的6种不同型号剑形钢针，根据患者身体胖瘦、年龄大小、肌肉的厚度不同灵活选用。如5号针长9cm，宽0.25cm，厚0.14cm，多用于成人四肢部位的针刺操作。

2. 操作　取小腿部承山穴，常规消毒。医者用右手拇指和食指捏住针体，控制进针深度，小指顶住针柄，以中指和无名指扶住针体。针尖与皮肤成90°垂直角，直接刺入穴位。手势端正，动作灵巧，快刺速拔。然后用闪火法将玻璃罐吸拔于承山穴上，持续1分钟左右，待穴位部位出血约1mL时即起罐。间隔7天治疗1次，3次为1疗程。

（十一）合谷刺法

1. 取穴　主穴取足三里、阳陵泉；外侧肌群症状明显者加刺阳交、绝骨，后侧肌群症状明显者加刺合阳、承山，外后侧混合肌群症状明显者加刺阳交、承山。

2. 操作　以28号不锈钢针，直刺1～2寸，得气后留针30分钟，起针时将针提至皮下，与皮肤成15°角再向左、右各刺一下，得气后遂即起针。每日1次，7次为1疗程，疗程间休息3天。

（十二）梅花针法

1. 取穴　合阳、承筋、承山、飞扬、跗阳等。

2. 操作　穴位局部常规消毒，用梅花针进行穴位叩刺，刺激强度为中等，使局部皮肤潮红，但无渗出，患者稍觉疼痛。每日早晚各1次，10日为1疗程。

（十三）三棱针法

1. 取穴　取患侧承山穴。

2. 操作　局部皮肤常规消毒，然后刺入承山穴，产生针感后再提针向上斜刺2～3寸，可稍留针，即起针。迅速用闪火法在所刺承山穴处拔罐，3～7分钟，以针刺部位出血1～3滴为度。隔1～2日治疗1次，3次为1个疗程。

（十四）穴注Ⅰ法

1. 定位　双侧小腿腘窝至足跟连线上各取2～3个封闭注射点。

2. 药物　5%当归注射液6mL，风湿灵注射液2mL，维生素B_1注射液100mg，维生素B_{12}注射液0.5mg，地塞米松注射液2mg，2%盐酸普鲁卡因注射液4mL。

3. 操作　局部皮肤常规消毒后，用20mL注射器接6～7号注射针头，抽取上述混合药液后，快速进针刺入皮下，稍作提插，待有酸、麻、胀或放射样等明显针感时，经回抽无血后，将药液徐缓注入。隔日1次，10次为1疗程，疗程间休息3天。

（十五）穴注Ⅱ法

1. 取穴　合阳、承筋。

2. 药物　654-2注射液10mg，盐酸利多卡因5mg，复方丹参注射液2mL。

3. 操作　上药混合吸人注射器中，合阳、承筋穴区皮肤常规消毒后，将针刺入，轻微提插，得气后回抽无血，将药液注入，每穴1.5mL。隔日1次，7次为1疗程，疗程间隔3天。

第二十四节　癫痫

癫痫是指由多种原因（或原因不明）引起的反复发作性的脑部兴奋性过高的某些神经元突然、过度的重复放电而致暂时性突发性脑功能障碍的一种疾病。发病率为0.5%～1.0%，尤以青少年型多发。癫痫的分类有部分性发作（局灶性、局限性发作），包括单纯部分性发作、复杂部分性发作、部分性发作发展至全身性强直-阵挛性发作；全身性发作（非局限开始的发作），包括失神发作、全身性强直-阵挛发作、肌阵挛发作、阵挛发作、强直发作、失张力发作；不能分类的癫痫发作，包括某些新生儿发作，如节律性眼球运动、咀嚼和游泳样动作。本病一般属中医学"痫证""癫疾""痫厥"等范畴，俗称"羊痫风"。

针灸治疗法

（一）毫针法

1. 发作期重症　取穴内关、人中、风府、大椎、后溪、申脉；长强、鸠尾、阳陵泉、筋缩；头维透率谷、百会透强间。夜间发作加照海，白昼发作加申脉。直刺内关，进针1寸，施捻转提插泻法1分钟；水沟施雀啄法，刺向鼻中隔，以眼球湿润为度；风府垂头取穴，进针2.5寸，施震颤进针、雀啄法，以电击感达头为度；大椎施迎春泻法；后溪、申脉进针0.5～1寸，施捻转提插泻法；长强膝胸卧位取穴，严格消毒，进针1.5～2寸，捻转泻法；鸠尾令患者两臂上举后取穴，进针1.5～2寸，施提插泻法；阳陵泉进针1寸，施捻转提插泻法；筋缩施提插泻法；头维进针2.5～3寸，沿皮透向率谷；百会进针沿皮透向强间达2.5寸左右，施捻转泻法1分钟。

2. 发作期轻症　取穴上星透百会、风池、合谷、太冲；头维透率谷、百会透强间。上星平刺进针3寸，透向百会，施捻转泻法；风池进针1～1.5寸，施捻转补法；合谷进针1～1.5寸，施捻转泻法；太冲进针0.3～0.8寸，施呼吸泻法；头维透率谷、百会透强间，操作方法如前述。

3. 肝火痰热型　取穴本神、丰隆、行间。失眠者加内关、神门。本神平刺，进针0.5～1寸，施捻转泻法；丰隆直刺，进针1～1.5寸，施捻转提插泻法；行间进针0.5寸，施呼吸泻法，令足趾酸胀感。

4. 脾胃虚弱型　取穴脾俞、胃俞、中脘、天枢、丰隆、足三里。精神倦怠者加灸气海。脾俞、胃俞针尖向脊柱斜刺1寸，施捻转补法，令针感向胃部放射；中脘直刺1～1.5寸，呼吸提插补法，令胃脘部酸胀感；天枢直刺1.5～2寸，施平补平泻法，令针感向腹部放射；足三里直刺1.5～2寸，捻转补法，针感向局部放射；丰隆直刺2寸，捻转提插结合之泻法。

5. 肝肾阴虚型　取穴肝俞、肾俞、太溪、风池、完骨、天柱、四神聪、太冲。心悸者加内关、郄门。肝俞、肾俞针尖向脊柱方向斜刺1～1.5寸，施平补平泻手法，令局部酸胀感；太溪直刺0.5寸，捻转补法，令足跟部酸胀感；太冲直刺0.5寸，呼吸捻转泻法，令针感向足大趾放射；风池、完骨、天柱进针1寸，施捻转补法，令头部酸胀感。

（二）电针法

1. 取穴　百会、神庭、太阳、风池、内关、足三里、神门、太冲、仆参、涌泉。

2. 操作　每次选1～2对穴，采用疏密波，以中度脉冲电刺激，电流强度及通电时间根据病情因人而异。隔日治疗1次，5次为1疗程。

（三）芒针法

1. 取穴　主穴为内关、人中、上脘、巨阙、三阴交；配穴为风池、合谷透后溪、三阴交；大发作加太冲透涌泉、风府；小发作加四神聪、通里、神门；肌震挛性小发作加四神聪、三阳交、曲池；颞叶发作加完骨、通里、三阴交、印堂；局限性运动性发作加四神聪、合谷透后溪、太冲透涌泉；局限性感觉性发作加通里、神门、印堂。

2. 操作　穴位局部消毒后，以芒针常规方法操作，宜重刺激，直至发作停止。

（四）头皮针法

1. 取穴　额中带、额顶带后1／3、顶枕带中1／3。

2. 操作　患者端坐，局部常规消毒后，取30号毫针，与头皮成30°角快速刺入头皮下，进入帽状腱膜下层后将针体放平，继续捻转进针刺入1～1.2寸，捻转每分钟达200次，行针3分钟。同时嘱患者闭目，全身放松，设想有气直达患处。医者应将注意力集中在行针的指端，有意识地将针感向患处引导。其中额中带、顶枕带中1／3由上向下刺，额顶带后1／3由前向后刺。用小幅度提插泻法，行针时用手轻叩击患者头部，留针4小时。隔日1次，10次为1疗程。

（五）小针刀法

1. 第一组方案

（1）在头顶正中线与两耳尖连线的交点处（即百会穴）进针刀，刀口与人体纵轴平行，针体与进针平面垂直刺入，达骨面纵行剥离2~3下，速度宜慢。

（2）在第7颈椎棘突下（即大椎穴）进针刀，刀口线与脊柱纵轴平行，针体与背部下段成80°角，刺入0.3~0.5cm，纵行剥离2~3下。

（3）在人中沟中上1/3交点处（即人中穴）进针刀，以左手拇指与食指将上唇捏紧，使该点隆起，刀口线与人体纵轴平行，针尖向上与下部平面成45°角斜刺入0.5cm，横行小幅度剥离2下即可。

（4）患者俯卧位，在尾骨下端与肛门之间的凹陷处（即长强穴）进针刀，刀口线与尾骨和肛门连线平行，针锋紧靠尾骨前面，斜刺入0.8~1cm，有酸胀感扩散即可。

（5）在尾骨尖上2寸，骶角之间凹陷中（即腰奇穴）进针刀，刀口线与脊柱纵轴平行，先直刺0.3cm，再将针锋沿脊柱正中向上平刺2cm，纵行及横行剥离各2~3下。

2. 第二组方案　以下列4点为进针刀点：第4腰椎棘突下凹陷中（腰阳关穴）、第1胸椎棘突下凹陷中（陶道穴）、第3胸椎棘突下凹陷中（身柱穴）、第11胸椎棘突下凹陷中（脊中穴）。在进针刀点，刀口线与脊柱纵轴平行，针体向上倾斜与下段脊柱成30°角刺入，在上棘突的下缘横行剥离2~3下。再在第一、第二跖骨间隙的中点（即太冲穴）进针刀螺刀口线与骨纵轴方向平行，针体垂直皮肤刺入0.3cm，横行剥离2~3下。与第一组方案交替使用，每5~7天1次。

3. 发作期加点　在第五掌骨小头后下方的凹陷处赤白肉际（即后溪穴）进针刀，刀口线与掌骨纵轴平行，针体垂直皮肤刺入0.3~0.5cm，横行剥离2~3下，速度宜快；在外踝尖直下凹陷处（即申脉穴）进针刀，刀口线与下肢纵轴平行，针体垂直皮肤刺入0.3cm，快速横行剥离2~3下，出针。

4. 间歇期加点　在内踝尖直下凹陷中（即照海穴）进针刀，刀口线与下肢纵轴平行，针体垂直皮肤刺入，快速横行剥离2~3下；在内踝尖上3寸，胫骨后缘（即三阴交穴）进针刀，刀口线与下肢纵轴平行，针体垂直皮肤刺入，快速横行剥离2~3下。

（六）梅花针法

1. 定位　发作时重刺后颈、骶部，可在指尖放血，配用大椎、中脘、期门、足心阳性物。未发作时调治，取脊柱两侧、头部、颌下部、足心阳性物处、内关、行间。以后颈部、骶部为重点。如小便失禁加刺腰部及腹股沟；头晕、头痛者加刺头部、太阳。

2. 操作　平时治疗用中度刺激，发病时用较重刺激。

（七）穿刺针埋线法

1. 取穴　主穴取大椎、脊中、中脘、关元，配穴取膻中、鸠尾、筋缩、长强和身柱。

2. 操作　患者取俯、仰卧位。督脉穴上埋线时尽量低头，充分暴露椎间隙。距穴位旁开1cm处为埋线进针点，常规皮肤消毒，用注射器吸取1%利多卡因，局部浸满麻醉。继则用套管针放置羊肠线2～3cm。在进针点处将管针刺入皮下，向穴位斜刺一定深度（勿刺入脊髓腔及胸膜腔内），待患者局部出现酸麻沉胀感后，边退针边推针芯。出针后压迫针眼，以防出血，用创可贴保护针眼。3个月埋线1次。

3. 注意

（1）埋线前患者服用的抗癫痫药，埋线后仍服，不可突然停药，待临床症状控制后逐渐减量、停服。

（2）14岁以下儿童视体质强弱选用0～1号羊肠线，14岁以止一律用2号羊肠线，体质强壮者用3号羊肠线。

（3）以上穴位交替使用，每次主穴1～2个，配穴2～3个。

（4）埋线后禁烟酒以及辛辣燥热肥厚油腻之品，避免情绪刺激及劳累过度。

（八）医用埋线针埋线法

1. 取穴　主穴取风府、大椎、腰奇，配穴取陶道、筋缩。

2. 操作　患者俯卧在床上并尽量低头，取后发际正中点以及大椎、腰奇穴旁开2cm处为埋线进针点，皮肤常规消毒（其中风府穴处需先备皮），用2%利多卡因先作皮内麻醉，使表皮出现直径1cm的小皮丘，继则向穴位中心边注药边进针，然后将羊肠线置于皮丘上，双手持埋线针缺口向下压线的中点，以30°角向穴位中心进针，直至线头全部埋入皮下再进针1cm，快速拔针，压迫针眼以防出血，最后用小敷料保护针眼3天。头3个月每月埋线1次，从第4次起每次埋线间隔均顺延1个月。

3. 注意

（1）若埋线前患者服用抗癫痫药，埋线后则继服，待半年内不发作后再逐月减量，直至停药。

（2）14岁以下儿童视体质强弱选用0～1号羊肠线，14岁以上一律用2号线。

（3）风府穴每次必取，进针方向为自下而上斜刺，注意掌握进针力度，切勿猛然发力。

（4）若大椎、腰奇穴下出现硬结，可改埋陶道、筋缩，待硬结消失后再埋。

（5）埋线后要禁酒及辛辣燥热之品，避免情志刺激及过度劳累。

（九）切口埋线法

1. 取穴　患者俯卧，四肢垂直，取督脉筋缩穴。

2. 操作　局部皮肤常规消毒，铺上孔巾。用2%普鲁卡因局部麻醉后，沿背部正中线切一切口，深至棘突骨膜，长约1.5cm左右。用止血钳在切口内按横纵方向进行适当钝性分离，以触及棘突骨顶部骨膜为度。剪取长1cm左右的0号羊肠线4根，于切口内纵行置入1根，横行置入3根，以使肠线在肌层内。链合切口，用消毒纱布固定，7天后拆线。如病情严重，发作频繁，可同时取癫痫穴（背部正中线第12胸椎与第1腰椎之间中点处，即脊中穴下方），操作方法同上。每年治疗1次，连续3次为1疗程。

（十）三角缝合针埋线法

1. 取穴　大椎、陶道、经验穴1（$T_{2\sim3}$棘突间之凹陷中取之）、神道、灵台、至阳、中枢、脊中、经验穴2（$T_{12}\sim L_1$棘突间之凹陷中，奇穴癫痫穴在大椎穴至尾骨端之中点亦即此穴）、上髎（双）、次髎（双）、中髎（双）、腰奇（背部奇穴，在尾骨端上2寸处取之）、腰俞。

2. 操作　常规皮肤消毒，于穴位两侧的埋线进出针部位注入2%利多卡因，使成皮丘，腰俞、上髎穴之中点亦注射使之成皮丘。再将羊肠线穿于三角针上，提捏所埋部位皮肤，从一侧植入穴位中点正中适当深度，由另一侧穿出，剪断肠线两端，再稍提皮肤，盖上无菌敷料，胶布固定。大椎、陶道、经验穴1、神道、灵台、至阳、中枢、脊中、经验穴2、上髎、次髎、中髎横向埋植，腰俞过腰奇出双侧上中点之针纵向埋植。每月埋线1次，连续3次，3次埋线半年后加强1次为1个疗程。

3. 注意

（1）12岁以下儿童视体质强弱选用0～1号羊肠线，13岁以上患者一律用2号羊肠线。

（2）每个穴位及埋线部位一律双股埋植，腰俞至上中点之纵向埋植必须用四股羊肠线。

（3）若第二次埋线时，前次所埋线的穴位出现硬结或条索状结节时，可暂缓1周，或最多15天时间再埋植。

（4）埋线后禁酒和辛辣燥热之品，避免情志刺激及过度劳累。

（5）首次埋线时必须做血常规、肝功、心电图、脑电图等检查，并预防乙肝等传染病的交叉感染。

（十一）切口羊肠线结扎法

1. 取穴　取腰奇、百会、外关为甲组，鸠尾、大椎为乙组，合谷、癫痫为丙组；白天发作加申脉，夜间发作加照海。

2. 操作　用0～1号羊肠线，先浸入消毒生理盐水内泡浸备用。第一次结扎甲组穴位，第二次用乙组，第三次取丙组。常规消毒穴位皮肤，以0.5%普鲁卡因2mL浅层局麻。用尖刀在局麻皮丘上切开皮肤2mm纵口，将穿上肠线的缝合针从切口处刺入，经穴位深层组织穿出皮肤，再从穿出处刺入，经穴位的浅层组织穿出，两线头适当拉紧打结，然后将线埋在皮下，包扎伤口5～7天。每月结扎1次，3次为1疗程。

（十二）穴位埋药法

1. 取穴　三角肌下端的内侧或外侧，分别与肱二头肌、肱三头肌的交界处（或取承山、风市）。

2. 药物　甲组为苯妥英钠0.4g，苯巴比妥0.06g；乙组为苯海索0.008g，苯巴比妥0.06g；丙组为麦苏林0.5g，苯巴比妥0.06g。上药均不带糖衣。

3. 操作　施术部位常规消毒后，铺洞巾，局部用1%盐酸普鲁卡因3mL麻醉（为避免出血可加少量肾上腺素），呈斜纵向切开皮肤约1cm。用中号止血钳分离至肌层，而后自切开口下端向下分离1cm，再自切口上端向上内和上外方深部各分离1cm。将已高压消毒好的3片药分别置于下、上内、上外3点肌层里。缝合切口，用无菌敷料包扎，7日拆线。3次为1疗程。如病情较重，发作频繁，每次间隔30～40天；病情较轻，发作次数少，每次间隔50～70天。第1疗程用甲组药物，如有效可继续第2疗程。如无效，则第2疗程改用乙组药。若第2疗程仍无效，则第3疗程改用丙组药。每疗程间隔70天。如经药物埋藏1～4次后停止发作，精神状态正常，可停止治疗，继续观察。

4. 注意　手术操作要细致轻柔，防止损伤血管和神经；严格无菌操作，药物高压消毒1小时；药物埋藏后，不宜马上停服抗癫痫药物，一般埋药后2个月无发作者，可减药量1／3，4个月无发作者可减原量的1／3，半年无发作者，精神状态恢复正常，可停服抗癫痫药物。

（十三）穴位针挑法

1. 用具　大号缝衣针2～3枚消毒备用，选取1枚套在自制的针柄上；2%碘酒；75%酒精棉球数粒；手术刀柄及刀片，胶布及小纱布数块；2%普鲁卡因2～4mL；5mL一次性注射器1支；4～5号皮试针头2支。

2. 取穴　主穴取鸠尾至神阙之间的任脉经穴，大椎至长强之间的督脉经穴，每次先取4～6穴；配穴取上腹部任脉旁胃经穴、背俞穴或夹脊穴、背部阳性反应点，每次取4～6穴。

3. 操作　在选取的穴位上严格消毒，局麻成直径约1cm的皮丘；用针挑起皮肤，酌情进行上、下、左、右牵拉，用刀割断，再挑取皮下白色纤维拉断或割断，至纤维挑尽为止。最后用碘酒消毒创口，敷上纱布。在选定的穴位上逐个挑治。每周挑治1次，10次为1疗程。

4. 注意　选取背部阳性反应点时应与红痣、毛囊炎等相鉴别；治疗中注意无菌操作；2～3日后揭去纱布，1周内勿洗澡；禁烟、酒及辛辣食物，避免情志刺激。

（十四）穴位割治法

1. 取穴　大椎、癫痫、腰奇；陶道、膈俞、命门；身柱、肝俞、阳关。三组穴位交替运用。

2. 操作　局部消毒，局麻后，甩手术刀割长约0.5cm切口，并将皮下纤维组织挑净。在每穴上拔罐，30分钟取下，将割治部位消毒，敷以消毒纱布，用胶布固定。每周1次；3次为1疗程。

（十五）穴位注射法

1. 取穴　大椎、陶道、脾俞。肺俞、肾俞。三阴交、足三里、丰隆、孔最。

2. 药物　当归注射液（或其他临床常用于穴位封闭的药物）。

3. 操作　每次选2~3穴，以督脉穴、背俞穴为主，并可根据病情选用其他穴位。进针得气后注入药液4 mL，15天为1疗程，每疗程相隔5天。

（十六）化脓灸法

1. 取穴　第一年取百会、大椎、身柱，成人病久加膏肓；第二年取前顶、神道、筋缩；成人发作频繁加肝俞；第三年取囟会、脊中、腰奇、鸠尾。

2. 操作　每年灸1次，每次从农历小暑至处暑止。穴位消毒后用1%普鲁卡因注射于穴位皮内，皮丘直径5~7 cm，取大蒜汁涂于皮丘上，再将艾炷（高2.5 mm，直径1:5~1.8 mm）点燃置于穴位上，待其燃烧至熄灭。头部穴位4~5壮，胸背部正中穴位5~7壮，脊部穴位7~9壮，儿童及体弱者酌减。灸后即贴药油膏药，每日换1次，直至灸疤愈合为止。

3. 注意

（1）灸疤周围脓液多者可用酒精棉球拭去，或用生理棉球擦干后再贴膏药。周围出现湿疹作痒者用青蛤散扑之，亦可用马齿苋、枯矾同捣外敷，以免感染。

（2）灸后即食公鸡、鱼类等，以促使化脓，10天左右灸疤脱落即停止。忌海味、烟酒、辛辣等物。

（3）灸后1个月不能在强烈阳光下蒸晒，以防局部发炎。

第二十五节　脑损伤后综合征

脑损伤后综合征是患者在脑损伤后3个月以上，仍然有许多自主神经功能失衡和癔症样症状，但经神经系统检查并无客观体征的一种临床现象。又称为脑震荡后综合征或脑外伤后神经症等，但都不确切，目前多数学者认为称之为"脑损伤后综合征"较为合适。本病一般属中医学"外伤性脑病"等范畴。

针灸治疗法

（一）毫针法

1. 取穴　主穴取百会、风池、哑门、十宣、涌泉、人中。言语不清，吞咽困难者加上廉泉、通里；听觉障碍加听宫、听会、中渚；烦躁失眠加内关、神门、太冲；痰多加丰隆；眼睑下垂取阳白、合谷；口角㖞斜加地仓；上肢瘫痪加肩髃、曲池、外关、合谷；下肢瘫痪加环跳、阳陵泉、足三里、悬钟、昆仑。

2. 操作　选用28号1~1.5寸毫针，常规消毒，一般用平补平泻手法。每次选主穴2~3穴，配穴3~4穴，交替使用，小儿不留针，成人留针30分钟。每10分钟行针1次，行针时用提插捻转手法，使患者有酸麻胀感。昏迷期用强刺激，每日1~2次；神志清醒后每日1次。10次为1疗程，疗程间休息5~7天。

（二）温针法

1. 取穴　肾俞、心俞、肝俞、膈俞、大陵、内关、百会。

2. 操作　百会穴由前向后平刺，针刺得气后，捻转补法，使患者感头部闷胀沉重；肾俞、心俞、肝俞穴均常规针刺，施以补法；膈俞、大陵、内关穴均施以平补平泻法。然后于各穴行温针灸法，每穴灸2~3壮，留针30分钟。每日1次，10次为1疗程，疗程间休息3~5天。

（三）电针法

1. 取穴　风池、哑门、百会、四神聪。

2. 操作　局部常规消毒后，快速针刺。风池穴取双侧穴位对刺，哑门穴直刺0.8~1寸，四神聪穴由四穴分别向百会穴透刺，百会穴直刺0.2寸。得气后，接G6805电针仪，以疏密波，中等强度刺激，留针30分钟后取针。每日1次，10次为1疗程，疗程间休息3天。

（四）腹针法

1. 取穴　引气归元（中脘、下脘、气海、关元），腹四关（滑肉门双侧、外陵双侧）。另外配合水沟、百会，血压不高者在神阙穴位置神阙散适量，加温灸器艾灸。

2. 操作　以上穴位根据病情加减。患者平卧，定位取穴，常规消毒。快进针，只捻转，不提插，视病程长短、身体强弱，在天、人、地三个深度（表浅、中度、深度）施术治疗。留针30~60分钟，10次为1疗程。

（五）头针法

1. 取穴　足运感区、运动区、晕听区、感觉区。

2. 操作　用毫针刺入所选穴区，达一定深度后快速捻转；频率每分钟为150~200次；或接通脉冲电，频率为150 Hz。留针20分钟，每日1次，10次为1疗程。

（六）耳针法

1. 取穴　脑点、枕、额、皮质下、神门、交感、肝、肾。

2. 操作　每次选取耳穴3~5食，在穴区用火柴棒探压找寻最敏感点作为针刺点。耳郭常规消毒后，用30号0.5寸毫针针刺，深度以不透过耳郭软骨为宜。中强刺激，以患者能耐受为度，留针30分钟，留针期间行针2~3次。每日针一侧耳穴，双耳轮换针刺。10次为1疗程，疗程间休息2~3天。

（七）耳压法

1. 取穴　主穴取心、肝、肾、皮质下、颈椎、枕、额、交感；恶心加胃，食欲不振加脾、胃，烦躁加肝阳或耳尖放血，剧烈头痛、失眠加神门。

2. 操作　患者正坐位，耳壳用75%酒精消毒后，把王不留行籽放在0.8cm×0.8cm胶布上，对准所选耳穴，贴在敏感点上，用强刺激的泻法。行手法时，嘱患者用意念引导耳穴酸麻胀等感觉向病所放射。每日自行按压3～5次，每周治疗3次，每次贴压1侧耳穴，两耳交替应用。10次为1疗程，疗程间休息1周。

（八）埋线Ⅰ法

1. 取穴　百会、风池、安眠、神门、内关、三阴交。

2. 操作　用注线法。穴位消毒局麻后，取0号羊肠线装入9号穿刺针，刺入穴内。百会向前平刺于肌层，神门向上斜刺，余穴直刺，注入羊肠线1cm。15天埋线1次，5次为1疗程。

（九）埋线Ⅱ法

1. 取穴　主穴取太阳、头维、合谷、率谷、百会；气滞血瘀加风池、内关、足三里，心阴不足加神门、内关，肝肾阴虚加肝俞、肾俞、太冲。

2. 操作　用注线法。穴位消毒局麻后，取0号羊肠线1cm，装入9号穿刺针内，刺入穴位。头部穴斜刺针肌层，背俞穴向脊柱斜刺，余穴直刺，进针2cm，注入羊肠线。15天埋线1次，5次为1疗程。

（十）穴注Ⅰ法

1. 取穴　主穴取百会、心俞、内关、足三里；神痴抽搐加筋缩，心悸痰盛加丰隆，失眠多梦加三阴交，反复发作加长强。

2. 操作　采用10%大脑注射液2mL，加5%当归注射液2mL。每次选4～5穴，每穴注射0.8～1mL。左右交替，每日或隔日1次，10次为1疗程，疗程间隔3～5天。

（十一）穴注Ⅱ法

1. 取穴　肾俞、肝俞、心俞、风池、足三里、关元、气海。

2. 操作　用5mL一次性注射器抽吸维生素B_1注射液2mL，维生素B_{12}注射液2mL。每次选用2穴，常规消毒后，快速将注射器针头刺入穴内，达一定深度出现酸麻胀感时，回抽无回血时，每穴注入药液1～1.5mL。每日或隔日治疗1次，10次为1疗程。

（十二）穴注Ⅲ法

1. 取穴　血海、膈俞、三阴交、长强、大椎。

2. 操作　抽取麝香注射液、丹参注射液各2mL，混匀注入5mL注射器中。每次选取2穴，常规消毒后，将注射器刺入穴内，回抽无回血时，缓慢推入药液，每次每穴注入混合药液1~1.5mL。每日或隔日治疗1次，10次为1疗程。

（十三）醒脑针法

1. 取穴　主穴取内关、人中、三阴交，副穴取极泉、委中、尺泽；吞咽障碍加风池、翳风、完骨，手指握固加合谷，语言不利加金津、玉液放血。

2. 操作　先刺双侧内关，直刺0.5~1寸，采用捻转提插结合的泻法，施法1分钟；继刺入中，向鼻中隔方向斜刺0.3~0.5寸，用雀啄法，至眼球湿润或流泪为度；再刺三阴交，沿胫骨内侧缘与皮肤成45°角斜刺，进针1~1.5寸，用提插补法，使患侧下肢抽动3次为度；极泉在原穴沿经络下移2寸，避开腋毛，直刺1~1.5寸，用提插泻法，使患侧上肢抽动3次为度；委中仰卧直腿屈胯取穴，直刺1寸，用提插泻法，使患侧下肢抽动3次为度；风池、翳风、完骨均针向喉结，进针2~2.5寸，采用小幅度高频率捻转补法，每穴施法1分钟；合谷针向三间穴，针刺1~1.5寸，采用提插泻法，使患侧第二手指抽动或五指自然伸展为度；金津、玉液用三棱针点刺放血，出血1~2mL。

（十四）夹脊针法

1. 取穴　患者取俯伏位或俯卧位，于脊椎棘突间两侧，背正中线各旁开0.5寸处，自第1胸椎至第5腰椎，每侧17穴，左右共34穴。

2. 操作　每次行针刺后加电针2~4组，用断续波，中等刺激30分钟。每日1次，10天为1疗程，疗程间休息3天。

（十五）皮肤针法

1. 取穴　大椎、颈夹脊、风池、百会、膈俞、肝俞。

2. 操作　先叩刺百会，中等刺激3~5分钟，患者头部轻微胀闷感即可；两侧颈夹脊由上向下循经叩刺，重点叩击风池、大椎两穴，均中强刺激，至局部皮肤红润充血；背部两侧膀胱经由上向下叩击，膈俞、肝俞予以重点强刺激叩击，以患者能耐受为度，叩至局部渗血后在穴区拔罐吸取瘀血。隔日治疗1次，7次为1疗程。

（十六）药栓植入法

1. 取穴　头面部取百会（药栓1cm）、双侧风池（药栓1cm）、率谷（药栓1cm）、廉泉（药栓1cm），上肢取肩髃（药栓1cm）、曲池（药栓1.5cm）、外关（药栓1cm）、合谷（药栓1cm），下肢取环跳（药栓3cm）、风市（药栓3cm）、足三里（药栓3cm）、上巨虚（药栓2.5cm）、太冲（药栓1.5cm）。

2. 操作　局部用碘附消毒，医者戴手套、帽子、口罩，用9号腰穿针作套管，把前面削成斜面，把针芯尖磨平，先将针芯向外拔出，把药栓从针管口置入，再从套管针尾处注入2%利多卡因0.5mL，把针芯放进套管针，以不把药栓顶出为准。将套管针刺入穴位后上下提插，得气后，将针芯向内按，同时针管向外提，将药栓植入穴位内，拔出针管，针孔用无菌纱布按压。检查药栓断端无外露，无出血，再用创可贴固定。5日内不要着水。每月治疗1次。

第二十六节　老年痴呆症

老年痴呆症是老年人脑的功能失调引起的一种病症，其特点为智力衰退及日常行为和人格发生变化，导致社会交往、工作、学习、思维判断、生活能力下降，严重者甚至不能正常进行日常生活。本病是由于慢性或进行性大脑结构的器质性损害而引起的高级大脑功能障碍的一组症候群，主要表现为大脑皮层高级功能（包括记忆力、处理日常生活问题的能力、语言和交流能力、情感反应的控制）的后天性的全面损害。据不完全统计，在65岁以上人群中患重度老年痴呆的比率为5%～8%，而到80岁，比例就上升为15%～20%。本病的分类因标准不同而有多种多样，目前尚无统一的分类标准。根据脑的病理变化可分为皮质萎缩型、脑血管闭塞型和混合型；按临床表现可分为皮质型、皮质下型和混合型；按病情进展的快慢可分为慢性痴呆和急性痴呆；按症状可分为单纯型（单纯智能减退）、抑郁型（以抑郁和多疑为主）、躁狂型（伴有躁狂型兴奋或夸大）、幻觉型痴呆四类。目前，临床上被广泛采用有简明实用的一种分类方法是依据病因来划分的，它把老年痴呆分为四种类型：老年性痴呆、血管性痴呆、混合性痴呆和其他类型的痴呆，其中老年性痴呆和血管性痴呆是老年人中最常见的两种类型，大概占全部痴呆的70%～80%，也是老年痴呆中临床研究最多的。本病一般属中医学"老年呆病""痴呆""郁证""文痴""白痴"等范畴。

针灸治疗法

（一）毫针法

1. 主配取穴法　主穴取百会、脑户、风池、膻中、大椎、神门、大陵；心脾两虚配心俞、厥阴俞、脾俞、足三里，肝肾亏虚配肝俞、肾俞、志室、太溪、复溜，痰阻血瘀配公孙、车隆、合谷、三阴交，阳虚火旺配人中、劳宫、后溪、太冲、复溜、行间。一般选主穴3～4个，并随症取配穴2～3个，各穴除任督两经穴位外均取双侧，进针得气后运用提插捻转补法（行间用泻法），留针15分钟，背俞穴可不留针。隔日1次，15次为1疗程，疗程间休息5天。

2. 分组取穴法　第1组取穴大椎、安眠2、足三里；第2组取穴哑门、安眠、内关；备用穴取肾俞、副哑门（第3、第4颈椎棘突旁开0.5寸）。常规针刺，强刺激，每日1次，两组交替使用。10天为1疗程，疗程间休息3～4天。

3. 经验取穴法　选用水沟、百会、大椎、风池、内关透外关、太溪、悬钟。水沟、内关透外关穴得气后提插强刺激，太溪、悬钟穴得气后行捻转补法，以上各穴留针30分钟；百会、风池穴行平补平泻法，留针20分钟；大椎穴行补法留针20分钟；百会、大椎加温和灸3～5分钟。每日1次，10次为1疗程，疗程间休息2天。

（二）电针法

1. 取穴　以四神聪、风池、内关为主穴；髓海不足取绝骨、风府，肝肾亏虚取肝俞、肾俞、足三里，脾肾两亏取足三里、三阴交、太溪，心肝火盛取太冲、行间、侠溪、神门，痰浊阻窍取丰隆、中脘、足三里，气滞血瘀取血海、四关。

2. 操作　常规消毒，快速针刺，得气后连接G6805电针治疗仪，施以连续波，频率为2～4次／秒，刺激量以患者能耐受为度。

（三）透刺法

1. 取穴　百会透四神聪、神庭透当阳（两目正视时，瞳孔直上入发际1寸处）再透上星、首面（印堂穴直上1寸5分处）透鼻交（鼻梁后高骨微上凹陷处）、定神（人中沟正中线下1／3与2／3交界处）透水沟、足三里透丰隆、风府透哑门、大椎透身柱、命门透肾俞、内关透大陵、灵道透神门、复溜透太溪。

2. 操作　穴位常规消毒，取28号1～5寸毫针。先取仰卧屈膝位，针足三里透丰隆，捻针2分钟，不留针；针复溜向下透刺太溪，捻针2分钟，不留针；针百会向前、后、左、右透刺神聪；针神庭，先透刺左右当阳穴，后透刺上星穴；针首面穴向下透刺鼻交穴；针定神穴向上透刺人中穴。再取伏卧位，两手扬掌式，针风府透哑门；针大椎先向上斜刺8分深，捻针1分钟，再把针尖退到皮下向下透身柱；针内关透刺大陵穴；针灵道透刺神门穴；针命门穴，先透刺两肾俞穴，再把针退回到命门穴上，针尖向上斜刺8分深。以上每透刺1穴，捻针1分钟，再留针20分钟，每5分钟运针1次。每日1次，10天为1疗程，疗程间休息2天。

（四）围针法

1. 取穴　以CT所示病灶在周侧头皮的投射区周边为针刺部位。

2. 操作　常规消毒局部皮肤，以0.35mm×40mm毫针，用平刺法进针1寸，方向皆刺向投射区的中心，以捻转手法行针，得气后接G6805治疗仪，以疏密波，电流强度以患者能耐受为宜留针30分钟，每日1次，15次为1疗程。

（五）头针法

1. 取穴　双侧语言区、晕听区。

2. 操作　局部常规消毒，针尖与头皮成30°角快速刺入，得气后快速捻转，频率为每分钟200次左右，留针30分钟，期间行针3次，每次1～2分钟。每日1次，15次为1疗程。

（六）眼针法

1. 取穴　双眼眶外区上下焦、心、肝、肾、脾穴位。

2. 操作　局部常规消毒后，以31号25mm毫针，沿皮横刺，得气后留针15分钟，无须手法。每日1次，5天为1个疗程，疗程间隔2天。

（七）耳针法

1. 取穴　神门、皮质下、肾、脑点、交感、心、枕等。

2. 操作　针刺选用0.5寸毫针，每次选用2~3穴（双侧取穴）。每日1次，20次为1疗程。注意消毒，防止耳郭感染。亦可将王不留行籽用胶布固定在相应的穴位上，每日按压数次。

（八）靳三针法

1. 取穴　主穴取四神针（百会前、后、左、右各旁开1.5寸）、脑三针（脑户和脑空穴）、智三针（神庭和本神穴）；痰浊阻窍加人中、丰隆、内关，气滞血瘀加四关、血海，肝肾亏虚加肝俞、肾俞、足三里、太溪，脾肾两虚加脾俞、肾俞、足三里、太溪，心肝火盛加太冲、神门、侠溪、三阴交，口角㖞斜加地仓、颊车、下关、健侧合谷，半身不遂加肩髃、曲池、合谷、外关、环跳、阳陵泉、足三里。

2. 操作　头针均用平刺法，余穴常规针刺，得气后用电针治疗仪，以连续波，频率2.5~4.2 Hz，刺激量以患者能耐受为宜，每次30分钟。每日1次，10次为1疗程，疗程间休息3天。

（九）电头针法

1. 取穴　根据国际标准头针穴选取顶中线（MS_5），双侧额中线、额旁1~3线（$MS_1 \sim MS_4$），颞前线（MS_{10}），颞后线（MS_{11}），MS_{10}及MS_{11}均取病灶侧。

2. 操作　以28号不锈钢针，沿头皮15°~30°角斜刺进帽状腱膜下，进针深度3cm，得气后留针，在针柄上连接多用电子穴位测定仪，密波变动频率200次／分钟，强度一般以患者能耐受为宜。留针30分钟，每日1次，每周治疗5次。

（十）皮肤针法

1. 定位　取头部督脉后顶、百会、前顶、囟会、上星、神庭穴连线及左右膀胱经曲差、五处、承光、通天、络却穴连线。

2. 操作　患者取坐位或卧位，常规消毒后，用七星针顺经叩刺，采用弱或中等刺激强度，每隔1cm左右叩刺一下；每条穴线叩刺20~40次，三条穴线交替叩刺（刺后用双手对捏叩刺部位，挤压出血即可）。每次10~20分钟。

（十一）激光针法

1. 取穴　主穴取百会、风府，双侧风池；髓海不足取绝骨（双）；肝肾亏虚取肝俞、肾俞、足三里（双），脾肾两虚取足三里、三阴交（双），心肝火盛取太冲、神门（双），痰浊阻窍取丰隆、足三里（双）．气滞血瘀取血海、太冲、合谷（双）。

2. 操作　采用半导体激光器（输出功率0～2 W，连续可调），波长808 nm，输出功率120mW，距离1cm，实测光斑长1.1cm，宽0.3cm，每穴照120秒。

（十二）背俞走罐法

1. 定位　第7颈椎至骶尾部督脉及其两侧足太阳膀胱经循行的部位。

2. 操作　首先，在取穴部位的皮肤表面或健身罐口涂少量液状石蜡，将健身罐扣在大椎穴上，用力压出的罐内空气，使罐内负压吸附在皮肤表面，用手将罐体在患者背部督脉循行的部位来回缓慢推移3次，将罐留拔于大椎穴；紧接着另取健身罐，依前法从左侧肾俞向上至大杼穴来回缓慢推移3次，将罐留拔于左侧肾俞穴；然后如同左侧方法将罐留拔于右侧肾俞穴。如此按督、左、右顺序反复走罐拔吸，至局部皮肤出现潮红为度。最后将3个健身罐分别拔吸在大椎和两侧肾俞穴上，留罐30分钟。每日1次，15天为1个疗程。起罐后将液状石蜡擦净。

（十三）穴位注射法

1. 取穴　肾俞、足三里。

2. 操作　用当归注射液或丹参注射液1mL穴位注射。记忆衰退明显，甚至人格障碍，CT扫描合并脑萎缩者，用醋谷胺注射液1注射液1mL穴位注射哑门、风池、肾俞。

第二十七节　精神分裂症

精神分裂症是以基本个性改变、思维、情感、行为的分裂，精神活动与环境的不协调为主要特征的一类最常见的精神病。本病多在青壮年起病，病程迁延，缓慢发展；有发展为衰退的可能。临床类型目前常分为单纯型、青春型、紧张型、偏执型、未定型等五型。也有将急性发病，以阳性症状为主要临床相的称为Ⅰ型精神分裂症；将隐袭起病，以阴性症状为主要临床相的称为Ⅱ型精神分裂症。不论城乡，精神分裂症的患病率和家庭经济水平呈负相关，即家庭水平为下等的人群中患病率较高，家庭经济水平为上等的人群中患病率则较低。此外与职业亦高度相关。无职业的人群的患病率明显高于在业人群的患病察，根据国际精神分裂症试点调查资料，一般人群中精神分裂症年发病率在0.2‰～0.6‰，平均0.3‰。本病一般属中医学"癫狂""狂症""痴呆"等范畴。

针灸治疗法

（一）毫针法

1. 痰气交阻型　取穴风池、百会、太冲、丰隆、内关、大陵、足三里。常规消毒后，风池穴采用双侧对刺法，得气后平补平泻法；百会穴浅刺，亦用平补平泻法；太冲、丰隆采用强刺激泻法；内关、大陵、足三里常规针刺，得气后均用补法。每日1次，每次留针30分钟，间隔10分钟行针1次，15次为1疗程。

2. 痰火内扰型　取穴太冲、大陵、委中、水沟、印堂。常规消毒后，上述各穴常规针刺，得气后均施以强刺激泻法。每日1次，每次留针20分钟，间隔5分钟行针1次，10次为1疗程。

3. 气滞血瘀型　取穴神门、膈俞、血海、合谷、太冲。采用28号毫针针刺，得气后神门穴用平补平泻法，余穴用泻法为主。留针20~30分钟，间隔5分钟行针1次，10次为1疗程。

4. 肝肾阴虚型　取穴太冲、太溪、肾俞、百会、三阴交。以30号毫针快速针刺，太冲穴用轻泻法；余穴均用补法。留针30分钟，每10分钟行针1次，15次为1疗程。

5. 阳气亏损型　取穴百会、关元、足三里、神门。以30号毫针快速刺入穴内，达到一定深度后予以补法，并加艾条间接灸。留针30分钟，每穴约灸5分钟左右，中间间隔10分钟行针1次，15次为1疗程。

（二）电针法

1. 电风岩法　风岩穴在耳垂下缘与哑门穴连线上，位于内5/9与外4/9分交界处。治疗时取双侧风岩穴，配双侧合谷穴。风岩穴用二寸半针（26~28号）向对侧眼球方向刺入1.5~2寸（向上向内方向，刺入至针尖抵颅骨为止）；合谷穴用1寸针，一般深度即可。用G6805型电针仪，每个插头的两条导线分别连在同侧风岩穴与合谷穴。电量1.0~2.0刻度，穴位局部可见抖动，头部较微摇动，患者无严重不适为限，电流频率以每分钟60~80次闪光为宜。通电时间开始为15分钟，以后可增至1小时。每日1次，12次为1疗程，疗程间休息3~5日。

2. 电百印法　即在百会和印堂同时通电，简称"电百印"。据初步观察对精神分裂症的兴奋状态、幻觉妄想及焦虑抑郁状态等有一定疗效。百会穴沿头皮下向前方进针1寸许，印堂穴沿头皮下向上方进针1寸许。治疗机用G6805型电针仪，电量为1.0~2.0刻度，电压一般为5~6 V，电流强度一般是3~4mA，效率为每分钟180次闪光（开至5刻度），治疗时缓慢增加电量。当患者自觉穴位局部有麻胀舒适感为限，一般局部可见轻微肌肉抽动，每日1次，30次为1疗程。

3. 电头穴法　取穴头颞、太阳、听宫、百会、定神。常规消毒穴区，取30号毫针快速刺入穴内，达一定深度得气后，通电20~30分钟，采用疏密波，输出频率每分钟

200次以上。每日1次，10次为1疗程。

（三）芒针法

1. 取穴　狂证取穴鸠尾、上脘、水分、风池、风府、太冲透涌泉；癫证取穴中脘、阴交、风池、通里、内关、四神聪、丰隆；百合病取穴中脘、水分、通里、神门、风池、完骨、阳陵泉。

2. 操作　刺鸠尾时让患者仰卧，双手举过头，向上进针5寸深，令感应先上后下；风池、风府针感散至顶部；四神聪沿皮刺并留针。第一周连续针刺，待症状好转，隔日1次。

（四）头针法

1. 取穴　运动区、感觉区、足运感区。

2. 操作　选择好刺激区，然后将针斜刺于皮下，当达到所需深度时，加快捻转频率，每分钟240~260次，留针5~10分钟，共行针3次可起针。

（五）耳针法

1. 取穴　取耳穴神门、心、幻听（耳孔后缘中点）、脑干、额顶等。

2. 操作　每次进针一侧穴位，双侧交替，留针2~3小时。每日1次，每周进行6次，12次为1疗程，疗程间休息5~7日。操作时要特别注意严格消毒，以防感染引起耳软骨炎。据报道对幻觉特别是幻听疗效较好。

（六）耳压法

1. 取穴　主穴取神门、内分泌、肾上腺；肝郁气滞者配以肝、胆，阴虚阳亢者配以皮质下、交感，心脾两虚者配以心、脾。

2. 操作　常规消毒，用王不留行籽贴压于耳穴部位，并嘱患者或其家属每日早晚各1次揉按，每次1分钟。每3天左右侧交替贴压1次，10次为1疗程，疗程间休息5天。

（七）刺血法

1. 取穴　太阳、神庭、曲泽、委中、大椎、腰俞。

2. 操作　每次选用2~3穴，用磨快的三棱针，迅速刺入穴位所在部位瘀血络脉，深1cm左右，使瘀血畅通流出，待出血变色后再加拔火罐，进一步吸出瘀血。每次出血达60~100mL，每隔1~2周刺血1次。

（八）挑治法

1. 定位　第2胸椎至第10胸椎两侧阳性点。

2. 操作　在患者T_2~T_{10}两侧3cm范围内，寻找1~2个阳性反应点，如硬结、条索、红痣等。常规消毒后，用三棱针刺入穴区，上下左右挑刺，以挑断穴区硬结纤维和组织为度。局部敷以无菌纱布。隔半月治疗1次。

（九）割治法

1. 取穴　第一组于2~3胸椎间距中线各1.4cm和3~4胸椎间；第二组于4~5和5~6胸椎间；第三组于6~7和7~8胸椎间；第四组于8~9和9~10胸椎间。

2. 操作　局部常规消毒后，用手术刀横割1.5cm，深2~3mm，先左后右，先上后下。割后即在该处用闪火法连续拔火罐2次，每次6~8分钟，第1次拔出血液10~30mL，第2次少量出血或不出血，边擦血迹边去罐，去罐后在刀口处撒上云南白药，覆盖敷料胶布固定。按顺序每次割1组，2周割拔1次。

（十）小针刀法

1. 定位　患者取俯卧位，由2名助手固定在治疗床上，前胸垫5~10cm厚小垫1个，使患者头部自然下垂，术者用大拇指顺第一颈椎至尾椎两侧由上至下往返按压，当拇指触摸感觉局部有索状硬块或患者能指出按压部位有酸、胀、麻、酥或压痛感时，即为病理反应点。一般有3~5个，每次选2~4个部位为进针点。

2. 操作　在病理反应点进针部位用紫药水做记号，局部常规消毒，右手持小针刀，使刀口线和大血管、神经及肌肉纤维走向平行垂压在进针点上，右手拇、食指捏住针刀柄，加猛将小针刀缓慢刺入，深度2~4cm，先纵行切割2~3刀，然后左右剥离2~3刀，患者感到酸、胀、酥感并能耐受为宜，待施术点肌肉松解后，将小针刀拔出。依次做完2~4个点，再用75%酒精棉球覆盖，胶布固定。每7天治疗1次，3次为1疗程。其间每周口服五氟利多10~20mg。

（十一）小宽针法

1. 取穴　主穴取背部十一穴，配穴取太阳、前顶、百会。

2. 操作　小宽针刺督脉穴，首先第一组督脉五穴，2次复诊时再配合其他穴位，拔火罐只拔上、下两个穴位。再令患者端坐位，针刺太阳、前顶、百会。

3. 注意　针刺时要轻、快、稳，防止患者意识不清时做出不理智的行动。

（十二）三棱针法

1. 取穴　百会、太阳、大椎、身柱、曲池、劳宫、中冲、委中。

2. 操作　每次选1~2穴，在穴位上做上下推按，使瘀血积聚一处，血管显露后，用三棱针刺破浅静脉血管，放血数滴。每日或隔日1次，3次为1疗程。

（十三）穴位注射法

1. 取穴　督脉大椎、陶道、身柱、神道、灵台，经外奇穴——光穴（位于颈正中线第5、第6椎棘突间点），足阳明胃经足三里（双）、丰隆（双）。

2. 操作　背部督脉及经外奇穴注射法。患者俯卧，不合作用绳子绑在床上或叫护理人员协助，胸前垫一枕头。用10mL注射器接上7号针头，抽吸2%复方当归液6mL，分别注入6个穴位。针刺椎间略向上成45°左右，得气后回抽无脑脊液，将药液快速注

111

入。全过程约2分钟左右，每日1次。阳明胃经穴注射法。患者仰卧，用10mL注射器接上牙科5号长针头，抽吸维生素B_1注射液6mL，将针垂直快速刺入穴位，得气后回抽无血，快速将药液分别注入4个穴位。全过程约1分钟，每日1次。

（十四）穴位穿线法

1. 取穴 取华佗夹脊穴第1胸椎至第7胸椎，第4、第5腰椎至第1骶椎，两旁夹脊穴。左右夹脊穴之间包括：大椎、陶道、无名、身柱、神道、灵台、至阳、腰阳关、第17椎下、腰俞等10个督脉穴位。计10个埋线点，（两侧共20个埋线点）。配穴：天泉、大肠俞、委中、承山。在一个区域内，构成三个埋线点以上，并列取穴的一次性治疗，为"埋线调神法"特征之一；利用适当型号的三角缝合针、羊肠线作刺激穴位工具为其特征之二；取双侧夹脊穴透刺埋线的操作方法为其特征之三。

2. 操作 患者反向坐在椅子上，充分暴露背部，室内温度适宜，避免精神紧张。令患者低头，选定穴位，在棘突间正中处用龙胆紫做标记，常规消毒皮肤。于两横突间，平棘突之间旁开5~8分，相当于脊神经根处，两侧注入2%盐酸利多卡因适量，斜向棘突间韧带进针，边推药液边退针，避免直刺或深刺，防止患者因活动刺入肺部或刺入脊髓腔内。再将00~1号铬制肠线穿入三角全层缝合针上，从一侧夹脊穴刺向另一侧（对侧）夹脊穴出针。注意出针时的手法要稳准，不要偏离脊柱中线或用力过猛出现折针现象。精神患者往往配合不好、需有人协助完成。穿入肠线之后两头剪断，使肠线留在体内，防止线头露在皮肤外。稍提起皮肤，盖上无菌敷料胶布固定。视埋入的羊肠线吸收的情况，一般15~20天1次，3次为1疗程。

3. 术后反应

（1）局部反应：埋线后3~5天内可出现疼痛，背部发沉、重现象。

（2）全身反应：埋线后1周内多数患者出现全身不适，疲乏无力，原来症状加重，类似强烈针感等反应，均属正常现象，一般不需处置，可自行消失。反应强的治疗效果更佳，反之则差。反应过去后出现疗效。少数患者远期效果更好。

4. 注意事项

（1）三角缝合针的选择与年龄、胖瘦而异；肠线的选择与体质、年龄、病情而异。

（2）注意无菌操作，炎热夏季尤为慎重。

（3）防止患者在术中精神紧张发生滞针、晕针或折针。密切观察患者的状态，晕针时停止继续埋线，保持安静，适当处置。

（4）注射局麻药液时掌握药量，勿注入血管、肺部或脊髓腔内。

（5）使用持针器时要选择型号，用力恰当，适度。

5. 禁忌证 同时患有心脏病、出血性疾病、糖尿病、高热、妊娠期、过敏（有其他药物过敏史者）、过度肥胖、牛皮癣、传染性疾病、脑肿瘤等患有器质性疾病，急、危、重或待进一步确诊的患者，处于体质过度疲劳与饥饿状态，严重躁狂不能配合治疗者均不宜用"埋线调神法"或暂时不用。

（十五）穴位注线法

1. 取穴　阴证取哑门、膻中，气郁痰结明显者加肝俞、丰隆，血瘀加膈俞、血海，肾虚加肾俞；阳证取大椎、中脘，痰火盛者加丰隆，阴虚火旺者加三阴交。

2. 操作　用龙胆紫标志穴位，穴位处皮肤常规消毒。普鲁卡因皮下麻醉，取0～1号羊肠线在生理盐水中浸泡至软，严格消毒，剪成3cm长小段。取消毒过的12号腰穿针，退出针芯，针管内套入羊肠线小段，迅速刺入穴位。所用督脉穴位均以15°～30°角向脊柱侧斜刺进针，当局部出现酸、麻、胀后立即退针，再推入针芯，边推针芯边退针管，将肠线埋植在穴位处的皮下组织或肌肉内。埋中脘、膻中穴时，用圆形缝合针，用手捏起穴位处的皮肤，持针在距穴位中心1cm处进针，穿过穴位中心约1cm处出针，将肠线两端紧贴皮肤剪断，放松穴位处捏起的皮肤，肠线两端即进入皮下，注意勿使线头露于皮肤外。血海、三阴交、丰隆等穴可直刺进针留线。操作完毕后，消毒针孔，盖以无菌纱布。嘱患者1周内勿洗澡。15～20天埋线1次，每次不超过3～4个穴位，3次为1疗程，一般作1～2个疗程。同时配合小剂量抗精神病药物。

（十六）穴位埋鬃法

1. 取穴　抑郁型取百会、神门、内关、心俞、肝俞、脾俞、足三里等；狂躁型取百会、神门、中脘、上脘、丰隆、大椎、长强等。每次取2～3穴，每3日施术1次，直至所取穴位埋完结束。

2. 操作　将健壮成年猪鬃浸泡于84消毒液中半小时后取出清洗干净，剪成长1cm左右的若干小段，取一段置于9号腰穿针针管前端，经高压消毒备用。患者暴露穴位后，局部消毒，以2%利多卡因局麻，将装有消毒猪鬃的腰穿针准确地刺入穴位肌层，得气后将针芯插入腰穿针内，边插边退，以保证猪鬃埋入穴位肌层，出针后以消毒纱布盖之，胶布固定。

第二十八节　抑郁症

抑郁症是情感精神障碍的一个临床类型，或一组疾病的总称。通常包括躁狂抑郁症、性抑郁症（内源性抑郁症）、更年期抑郁症、反应性抑郁症和神经性抑郁症。也有学者认为，这些基本上是一回事，仅侧重于病情轻重及发病时间盼不同。通常，本病以心情抑郁，常伴有强烈自杀意向，思维迟缓，意志活动减退及若干躯体症状为临床主要表现。本病多起病于青少年期，成年患者女性多于男性。根据本病的临床表现，常将其归属于中医学"郁证""癫证"等范畴。

针灸治疗法

（一）毫针法

1. 痰气郁结型　取穴肝俞、太冲、脾俞、丰隆、心俞、神门。妄见者加睛明，妄闻者加听宫。链用平补平泻法。

2. 气虚痰结型　取穴脾俞、丰隆、足三里、神门、心俞。不思饮食者加下脘、内关。针用平补平泻法。

3. 心脾两虚型　取穴心俞、脾俞、神门、三阴交、足三里。自汗短气者加大椎、内关。针用补法，并加灸。

4. 阴虚火旺型　取穴肾俞、太溪、心俞、大陵、三阴交。心悸者加神门。针用补泻兼施法。

（二）温针法

1. 取穴　百会，双侧外关。

2. 操作　穴位局部常规消毒后，快速针刺，针感向头部方向传导，将纯艾条段1cm插在针柄点燃。每日1次，10天为1,疗程。

（三）电针法

1. 取穴　督脉之神庭、百会、大椎、身柱，任脉之膻中、巨阙，阳维与足少阳胆经交会穴风池，八脉交会穴内关；肝郁脾虚型配足三里、三阴交、太冲，肝血瘀滞型配合谷、太冲、血海，心脾两虚型配神门、大陵、三阴交、足三里，脾肾阳虚型配太溪、太白、三阴交、关元。

2. 操作　神庭、百会沿皮刺，风池刺双侧，此.四穴得气后接G6805电针仪，频率为每分钟80～100次，刺激量以患者能耐受为宜。其余各穴用平补平泻手法。每日1次，10次为1疗程。

（四）芒针法

1. 取穴　主穴取巨阙、中脘、水分、阴交；配穴取百会、四神聪、率谷、风池、耳神门、内分泌；肝气郁结加阳陵泉、三明交，心脾两虚加足三里、丰隆、内关、通里，肝肾阴虚加太溪、三阴交。

2. 操作　嘱患者仰卧位，腹部放松，呼吸自如。取上主穴，用6寸芒针轻捻缓进，深度3～5寸，针感为局部酸胀感并向胸及两胁或小腹放散，气至病所即可出针，急按针孔约1分钟。针巨阙、中脘时患者空腹双臂上举，针时避开腹白线，刺入后勿反复上下提插，防刺入时损伤肝脏或针尖刺伤胃壁将胃内容物引至腹腔引起腹膜炎。百会、四神聪直刺0.3～0.5寸，施小幅度高频率捻转补法，以局部酸胀为度。风池向对侧眼区

114

针1.5~2寸，使头部有清凉感。率谷捻转泻法进针沿皮刺入0.5寸。耳神门、内分泌进针0.1~0.2寸，旋平补平泻法。每日1次，10次为1疗程，疗程间休息2~3天。

（五）头针法

1. 取穴　头部额中线、顶中线、额旁1~3线、颞前线及颞后线。

2. 操作　常规消毒后，用1.5寸毫针沿皮刺0.5~0.8寸，针用平补平泻法。每隔5分钟捻转1次，每次捻转200转／分钟。留针30分钟，每日1次，1个月为1疗程。

（六）腹针法

1. 取穴　主穴取中脘、下脘、气海、关元，配穴取阴都（双）、商曲（双）、滑肉门（双）、太乙（双）、外陵（双）、大横（双）、气旁（双）、气穴（双）、关元下。

2. 操作　每日针1次，留针30分钟，行腹针手法三部法，即候气、行气、催气法。治疗60次为1个疗程。

（七）三针法

1. 取穴　智三针，前发际与头部正中线交界为第一针，左右旁开3寸各一针，共三针；手智针，由内关、神门、劳宫三穴组成。肝胆火旺、痰热闭阻者取十二井穴、大椎刺血，不超过3次；气阴两虚者取气海、足三里、三阴交；风痰内盛取风池、太冲、百会。

2. 操作　智三针以0.35mm×40mm不锈钢毫针平刺进针，深刺1.5寸，强刺激，留针1~2小时；躯干、四肢按常规操作，得气后留针30分钟，每5~10分钟行针1次，有阴阳偏盛者，随症施用补泻手法。

（八）导气法

1. 取穴　主穴取神庭、百会、大椎、至阳；心脾两虚者加内关、足三里，心胆气虚者加胆俞、神门，肝气郁滞者加太冲、三阴交、内关，郁而化火者加风池，痰热内扰者加丰隆、三阴交。

2. 操作　要求医者手持毫针，缓慢、反复地提插捻转，从而使患者产生柔和的、舒适的、持久的针感。医者手法宜缓和，做到低频率、小角度、小幅度均匀提插捻转，频率每分钟60~100次，角度小于90°，幅度不超过1~2mm，均匀地、和缓地边捻转边提插，上提与下插、左转与右转的用力均匀，幅度、频率相等，速度缓慢，始终如一而有连续性。行针时间每穴需1~3分钟，顽固性病症可酌情加减。

（九）刺血法

1. 取穴　大椎、神道、太阳、十二井穴。

2. 操作　穴位用75%酒精局部常规消毒，用三棱针直刺进针约5mm，退针血出。血液从穴位处的血络中流出，以自然停止为度。大椎、神道两穴在出血停止后，在刺络的部位进行拔罐，并留罐10分钟，起罐后在局部用碘酊进行再次消毒。间隔2天治疗1次，10次为1疗程。

（十）走罐法

1. 取穴　为背腰部督脉以及两侧足太阳膀胱经的腧穴，即背俞穴。

2. 操作　患者采取俯卧位，肩部放平。先采用连续闪罐法把罐吸拔在背俞穴上，随后用腕力取下反复操作，由上至下，以皮肤潮红时为止。然后在取穴部位的皮肤表面和玻璃罐口涂上少许液状石蜡，用闪火法把罐吸拔在大椎穴处，向下沿督脉至尾骶部，上下推拉数次后，推拉旋转移至夹脊穴及背俞穴，依次垂直于脊柱方向上下推拉，吸拔力的大小，以推拉顺手，患者疼痛能忍为宜。观察经走罐部位皮肤充血情况，颜色变为紫红色尤以局部出现紫色血瘀为最佳。起罐后将液状石蜡擦净。每周2次，6周为1个疗程。

（十一）穴位埋线法

1. 取穴　主穴取内关、合谷、三阴交、太冲、膻中、肝俞、气海；肝气郁结者配期门，气郁化火者配侠溪，阴虚火旺者配太溪，心脾两虚者配心俞、脾俞，忧郁伤神者配心俞、胆俞。

2. 操作　用简易注线法，取一次性医用8号注射不锈钢针头做套管，直径0.3mm，长50mm不锈钢毫针（剪去针尖，高压蒸汽消毒）做针芯。将0号医用羊肠线剪成1cm长线段若干，浸泡在95%的酒精内备用。穴位无菌消毒后，将针芯后退少许，羊肠线放入针头内，垂直穴位快速进针至皮下，缓慢进针到所需深度，稍作提插，患者得气后，推动针芯将羊肠线留于穴内，外贴敷小块纱布24小时。每周埋线1次。

（十二）穴位注射法

1. 取穴　心俞、脾俞、间使、足三里、三阴交。

2. 操作　每次选用1~3穴，用氯丙嗪25mg或氯普噻吨15mg，加适量生理盐水稀释，每穴注射1mL。也可选用当当归注射液、丹参注射液、胎盘注射液等，每穴注射1mL。

第二十九节　癔症

癔症，又称歇斯底里症，通常是指由精神刺激或不良暗示引起的一类神经精神障碍。多数突然发病，表现为短暂的精神失常或感觉、运动障碍，但无器质性病变基础。在症状的发生和治疗过程中，暗示常起着重要作用。病程较短，但易反复发作。癔症的发病率受城乡、性别、年龄和社会文化因素等多方面的影响。本病好发于青壮年时期，女性远多于男性。本病临床表现极为复杂，其主要症状可见于中医学"梅核气""郁证""脏燥""奔豚气""气厥""百合病""失音""暴聋"等多种病证之中。

针灸治疗法

（一）毫针法

1. 取穴 主穴取人中、百会、印堂、鸠尾、巨厥、中脘、气海、内关、合谷、大椎、足三里、丰隆、涌泉。脏燥加劳宫、神门、曲池、至室。瘫痪加外关、神门、阳陵泉、太冲。气郁加膻中、噫嘻、肝俞、太冲。奔豚加膻中、气穴、三阴交。嗜睡木僵加四神聪、涌泉、风池。角弓反张加风府、阳陵泉。四肢僵直加曲池、阳陵泉、合谷。口唇震颤加地仓、合谷。眼睑震颤加血海、照海。面肌痉挛加下关、颊车。痉挛性斜颈加风池、绝骨。痉挛性腰扭转如肾俞、委中。头项震颤加天柱、列缺。周身震颤加肝俞、血海。癔症性失语加天突、廉泉、通里。癔症性失明加风池、丝竹空。癔症性耳聋加听宫、翳风。癔症性瘫痪加极泉、环跳、三阴交。咽喉异物感加天突、膻中、照海。吞咽不利加廉泉、金津、玉液。癔症性呕吐、呃逆加天突。胸闷气短加膻中。多汗加合谷、复溜。遗尿加中极、三阴交。肠鸡腹胀加天枢、足三里。

2. 操作 根据辨证辨病选取穴位，局部皮肤常规消毒，以毫针快速针刺，施捻转之泻法。

（二）电针法

1. 取穴 下关、神庭、人中、太阳、风池、大椎、关元、鸠尾、合谷、内关、行间、三阴交等

2. 操作 脉冲及感应电流。发作期每日治疗1次，通电1小时；发作停后，可间隔1～2日治疗1次，以巩固疗效。每次通电30～40分钟。

（三）芒针法

1. 取穴 主穴取中脘、人中、内关。嗜卧、木僵加风池、足三里、合谷；角弓反张加大椎、后溪、阳陵泉；四肢强直加曲池、足三里、三阴交；震颤加风池、百会、四神聪；失语加天突、廉泉、通里；失明加风池、太阳；耳聋加风池、翳风；尿闭加三阴交、归来；呼吸障碍加天突、列缺；呕吐加内关、足三里；咽喉异物感加天突、支沟；胸闷气短加支沟；遗尿加关元、三阴交；瘫痪加委中、阳陵泉、环跳、极泉、三阴交；呃逆加膻中、内关。

2. 操作 中脘穴深刺旨在通调三焦气机，进针轻捻缓进，刺4～5寸，以捻转泻法，针感以缓缓下行至少腹为度，气至病所后，立即出针，急按针孔，按压1～2分钟；内关穴针1～1.5寸，施提插捻转之泻法，针感向手指和肘腋部放散；针刺人中穴针尖斜

向鼻柱，针2～3分，作轻轻雀啄手法10秒，癔症大发作时，加刺合谷透后溪、太冲透涌泉，以缓解其病势。待患者病情稳定后，再做善后处理。

（四）头针法

1. 取穴　根据患者不同症状选择相应的刺激区，如运动异常选用相应的运动区或舞蹈震颤控制区，感觉异常选择相应的感觉区。

2. 操作　用2寸毫针刺入帽状腱膜下，横卧针身，快速捻转，使患者有较强的针感，症状缓解后即可出针。

（五）耳针法

1. 取穴　主穴取心、皮质下、枕、脑点；配穴取肝、内分泌、神门、交感、脑干、肾、胃。

2. 操作　每次选4～6穴，强刺激，留针20～30分钟。每日1次，10次为1疗程。

（六）耳压法

1. 取穴　主穴取心、肝、神门、皮质下、缘中；哭笑无常、肢体痉挛抽搐者加枕，肢体瘫痪或木僵者加上、下肢相应部位，耳聋加内耳穴，失明加眼、目1、目2，梅核气加咽喉，呕吐、呃逆加胃、食管，自主神经功能紊乱者加交感。

2. 操作　取所有主穴，随症选1～2个配穴。用王不留行籽黏贴后，施以对压或直压的强刺激手法。两耳交替轮换取穴，2～3天贴换1次，5次为1疗程。

（七）梅花针法

1. 定位　第一组取后颈、骶部、风池、内关、人中；第二组取后颈、骶部、头部、大椎、中脘、心俞、肝俞、胆俞、内关、小腿内侧、阳性物处。

2. 操作　中度或重度叩刺。第一组适用于发作时，宜重刺，必要时指尖放血。第二组适用于未发作者。

（八）腕踝针法

1. 取穴　癔症性精神障碍取腕部刺激点两下1，癔症性肢瘫取踝部刺激点两下6配两下4。

2. 操作　30号1.5寸毫针采用沿皮下平刺法，进针时针体与皮肤成30°角，针尖入皮后将针放平贴近皮肤，沿皮下组织缓慢进针1.4寸，留针30分钟。每日或隔日1次，一般10次为1疗程，可酌情增加疗程。

（九）过梁针法

1. 取穴　曲池、臂宁（腋窝之前端，胸大肌停止都，手掌触头仰掌，腋窝前端胸臂腔隙凹陷为上臂宁，上臂宁斜下1寸，肌腱下方为下臂宁，两穴合称臂宁穴，左右各1对）、尺桡（上肢内侧，腕横纹至肘横纹之中央）、天灵（腋窝前缘直上1寸，向内旁开5分，垂膊取之）、平顶（膝眼下3寸，胫骨旁开2寸）、大椎。

2. 操作　四肢部奇穴采用过梁针透刺法，进针后根据病情分别采用"凤凰理羽"或"凤凰展翅"手法，在获得针感基础上，加用电针，使患者肌肉出现节律性颤动或肢体抽动。留针20分钟，隔日治疗1次，5次为1疗程。

（十）粗针疗法

1. 针具　采用直径0.8mm的不锈钢丝制成长5寸的粗针。

2. 操作　截瘫取双侧丰隆、涌泉、足三里，根据具体情况随意选用一对穴位，涌泉穴刺激性较强；单肢瘫者上肢选用患侧曲池、手三里、肩髃穴任何1个均可，下肢瘫同样在患肢取穴，选穴同截瘫。

3. 操作　下肢瘫患者平卧在硬板床或诊断床上，按选定的穴位快速进针，结合语言暗示，嘱咐患者按照医生指定要求太高患肢，当达到指定的高度时，立即起针并让患者下床进行功能锻炼。上肢瘫者，根据患者的具体情况，坐位或卧位均可，针刺的强度和选穴，根据患者对针感的耐受情况而定，与病程不成正比；针刺前后停止其他治疗。

（十一）埋线Ⅰ法

1. 取穴　大椎、身柱、长强。

2. 操作　大椎、身柱用穿线法。局部消毒局麻后，用穿有2号羊肠线的三角针从穴旁1.5cm处进针，穿过穴位皮下，从另一侧1.5cm处出针，剪去两端线头，埋入羊肠线3cm。长强穴用注线法。用12号穿刺针放入1号羊肠线1.5cm，刺入穴位2.5cm，推线退针，外盖敷料。20天埋线1次。

（十二）埋线Ⅱ法

1. 取穴　主穴取安眠2、内关；耳聋配翳风，失语配廉泉，失明配风池，上肢瘫配风池，下肢瘫配阳陵泉，抽搐、震颤配太冲，呕吐、纳呆配中脘，木僵、嗜睡配大陵，头痛配太阳。

2. 操作　用注线法。将00号羊肠线置于9号腰穿针前端，在穴位消毒局麻后，将针刺入穴内。内关、太冲直刺1.5cm，埋入羊肠线1cm；大陵、太阳斜刺1cm，埋入羊肠线0.5cm；余穴直刺2~3cm，埋入羊肠线1~1.5cm。20天埋线1次。

（十三）刺络拔罐法

1. 取穴　第一组取大椎、心俞、肝俞；第二组取神道、脾俞、身柱。

2. 操作　交替使用上述两组穴位，每次取一组穴，刺络拔罐，每次15分钟，每日1次。

（十四）穴位注射法

1. 取穴　百会、人中、上廉泉、合谷、太溪。

2. 药物　癫平注射液（内含0.5%普鲁卡因10mL、苯巴比妥0.1g、安纳加0.5g/

2mL）。

3. 操作　每穴注射1~2mL，每天1次，5次为1疗程。

（十五）电兴奋疗法

1. 取穴　内关、外关、合谷、人中、涌泉。

2. 操作　常用感应电流，采用手动电极，将2个圆形电极分别置于以上穴位，每穴通电1~2分钟，每次2~4穴，交替运用。每日1次，1~5次为1疗程。

（十六）神经干刺激法

1. 刺激点　根据不同症状，按照神经的支配关系，灵活地选取相应的刺激点。

2. 操作　对症选点，结合暗示。主要用电刺激法或弹拨法，也可两法合用。宜从弱刺激开始；逐渐加大刺激量，至最大耐受量为止，争取1次治愈。

第三十节　焦虑症

焦虑症是以广泛和持续性焦虑或反复发作的惊恐不安为主要特征的神经症性障碍，常伴有头晕、胸闷、心悸、呼吸急促、口干、尿频、尿急、出汗、震颤等自主神经症状和运动性紧张，而这些焦虑情绪并非外界威胁和危险所引起，恐慌不安常与现实处境不相称。临床上将其分为广泛性焦虑障碍和惊恐障碍二个类型。我国精神疾病流行学调查，焦虑症的患病率为1.48‰，占全都神经症病例的6.7%。国外的统计高于国内，女性患病率高于男性，16~40岁为好发年龄段。根据本病的临床表现，一般属中医学"惊悸""百合病""脏燥""不寐""胸痹""郁证"等范畴。

针灸治疗法

（一）毫针法

1. 取穴　主穴取四神聪、上星透百会、印堂、人中、承浆；肝郁气滞加太冲、合谷，脾失健运加足三里、丰隆，心失所养加内关、神门。

2. 操作　穴位局部常规消毒后，以毫针快速针刺。四神聪施平补平泻法，上星透百会施捻转补法，印堂、人中、承浆施雀啄手法，太冲、合谷施提插捻转泻法，足三里施提插捻转补法，丰隆施提插捻转泻法，内关、神门施提插捻转补法。每日针刺1次，15天为1个疗程。

（二）电针法

1. 取穴　主穴取神门、三阴交、百会、足三里、大椎；心胆气虚配心俞、胆俞，心脾血虚配心俞、脾俞，心肾不交配心俞、肾俞、太溪，肝阳上扰配肝俞、太冲。

2. 操作　主穴每次2~3穴，配穴辨证选用。用32号1寸毫针刺入穴位后缓慢捻转，得气后接G6805型电针治疗仪，用疏密波，通以微弱电流，每次通电20~30分钟，每天1次。

（三）芒针法

1. 取穴　主穴取风府、百会、通里、神门、内关；痰郁加肺俞、合谷、列缺、天突、丰隆，心血虚加心俞、脾俞，瘀血加血海、膈俞。

2. 操作　以芒针常规方法操作，除心血虚用补法外，其余均用泻法。留针3小时，每30分钟捻针1次。

（四）头针法

1. 取穴　顶中线（百会）、顶旁一线（通天）、额中线（神庭）、额旁一线（本神）、颞后线（率谷）。

2. 操作　局部常规消毒，选用30号1.5寸毫针，快速进针，快速捻转，出现酸胀或沉重感即止，留针30~60分钟。每日1次，10次为1疗程。

（五）腹针法

1. 取穴　引气归元、左气穴、气旁。

2. 操作　采用一次性针灸针针刺，规格为0.22mm×30~40mm。引气归元均深刺，气穴、气旁均中刺，留针30分钟。针完后行鼻子深呼吸6次，休息1分钟，再深呼吸6次，直到出针。每周治疗2次。

（六）耳针法

1. 取穴　神门、交感、内分泌、脑点、心、肾等。

2. 操作　每次选2~3穴，耳郭局部常规消毒，用0.5寸毫针快速针刺，切勿刺穿耳郭，留针15~20分钟，每日1次，弱刺激或中等刺激。

（七）耳压法

1. 取穴　神门、心、皮质下。

2. 操作　用75%酒精消毒耳郭后，将王不留行籽贴放在小方块胶布上，贴在选定穴位上并按揉，一般中等刺激强度，以耳郭发热、发胀、发散感觉为宜。每贴压1次可留置3天，嘱患者每日自行按压2~3次。双耳交替贴压，5次为1疗程；疗程间休息1~2天。

（八）靳三针法

1. 取穴　四神穴（百会穴前、后、左、右各旁开1.5寸）、定神穴（印堂上5分，双侧阳白各上5分）、内关、神门、三阴交。

2. 操作　四神穴针刺取1寸针于百会穴前、后、左、右各旁开1.5寸向四周斜刺，使患者头皮有紧涩感或重胀感为度；定神3穴均向下平刺；内关、神门、三阴交均用补法。并可根据患者情况适当增加配穴2~3穴，如肝郁脾虚可加太冲（泻法）、足三里（补法）；肝郁痰火可加太冲（泻法）、期门（平补平泻）、膻中（平补平泻）、丰隆（泻法）；心脾两虚可加神门（补法）、足三里（补法）；心肝火旺可加行间（泻法）、劳宫（泻法）。每隔10分钟捻针1次，留针45分钟。每天1次，每周6次，疗程6周。

（九）刺血通经法

1. 取穴　主穴取"脑聪三线"特定区域。第一条主线位于头顶部正中督脉，从后顶穴开始，经过百会、前顶、囟会、上星，止于神庭穴连线；第二、第三条线位于督脉两侧旁开1.5寸，即足太阳膀胱经左、右线，从曲差穴开始，经过五处、承光、通天、络却，止于后顶两侧旁开1.5寸处脑点穴（脑点穴为经外奇穴，后顶穴旁开1.5寸）连线。心肝火旺者配大陵、太冲，痰湿中阻者配阴陵泉、丰隆，瘀血阻络者配血海，肝肾阴虚者配三阴交。

2. 操作　首先令患者仰卧，将肢体部位配穴常规消毒，取1~1.5寸毫针，直刺腧穴，得气后行小幅度提插捻转，平补平泻，留针20分钟。其间将七星针具和"脑聪三线"特定区域常规消毒后，采取轻弹叩刺，食指固定，腕关节用力，以弹刺的方法叩刺，刺后将部用双手对捏，挤压出血1~3mL即可。治疗过程中注意叩刺密度均匀，首次治疗以皮肤潮红充血为度，以后可以根据患者耐受程度决定出血量多少。隔日1次，6周为1疗程。

（十）穴位埋线法

1. 取穴　肝俞、膻中；大椎、中脘；肾俞、章门。

2. 操作　先令患儿俯卧位，选取肾俞、肝俞或大椎，再仰卧位取膻中或中脘、章门。局部皮肤常规消毒后，带上消毒手套，用2%利多卡因做穴位局部浸润麻醉。剪取0~1号医用羊肠线1~2cm，用小镊子将其穿入高压消毒后的9号腰椎穿刺针管中前端。垂直快速进针，当针尖达皮下组织及肌肉层时，迅速调整针尖方向，以15°角向前速刺，当有针感后，将针芯向前推进；边推针芯，边退针管，将羊肠线植入穴位的肌肉层，退针至皮下后出针。用消毒干棉球紧压针孔，查无线头外露，无出血，贴创可贴保护针孔。3组穴位交替使用，2周1次，3次为1疗程。

（十一）穴位注射法

1. 取穴　主穴取足三里、神门；心脾两虚加心俞、脾俞，心肾不交加心俞、肾俞，心胆气虚加心俞、胆俞，痰热扰心加中脘、内关，脾胃不和加脾俞、胃俞。

2. 药物　丹参注射液、维生素B_{12}注射液、黄芪注射液、维生素B_1注射液、胎盘注射液、当归注射液等。

3. 操作　穴位局部常规消毒，用6号针头穴位注射，每次每穴注入药液1mL，每日1次，7次为1疗程，疗程间隔5日。

（十二）单穴艾灸法

1. 取穴　取鬼哭穴，即位于大拇指背侧桡侧缘，拇指桡侧爪甲角1穴，直对桡侧指甲角处之皮部1穴，左右计4穴。

2. 操作　首先将患者两大拇指相并，指甲前缘、指甲根对齐，用普通缝衣线于两大拇指前缘稍后处缠绕数圈以固定，如果有助手，可令其甩手直接将患者大指固定。把艾炷（其底边周长大致与男士衬衫纽扣相近）置于鬼哭穴上，点燃，以患者难以忍受为宜，取下艾炷，为1壮。每次3壮，每日1次，5次为1疗程。

第三十一节　神经衰弱

神经衰弱是由于大脑神经活动长期持续性过度紧张，导致大脑的兴奋和抑制功能失调而产生的。常表现为精神疲乏，脑力迟钝，记忆力下降，难以坚持工作或学习等衰弱症状；或对声光敏感，控制力减弱，多联想等兴奋症状，并常以睡眠障碍，躯体不适而苦恼。但这些症状不能归于已存在的躯体疾病、脑器质性病变或某种特定的精神疾病，而在病前可存在持久的情绪紧张和精神压力，且起病一般较缓慢。本病在我国较常见，以脑力劳动者（如机关干部、教师）患病率最高，两性患病率近似，发病年龄在16～40岁，占90.2%。本病一般属中医学"健忘""不寐""郁证""虚劳""惊悸"等范畴。

针灸治疗法

（一）毫针法

1. 取穴　主穴取百会、风池、印堂、大椎、肾俞、关元、内关、足三里、三阴交；心脾两虚加神门、心俞、脾俞、气海，心肾阴虚加神门、太溪、命门，肝阳上亢加神门、风池、太冲，肝阳虚弱加阳陵泉、蠡沟、足三里、肝俞，气郁痰结加气海、阴陵泉、足三里、丰隆。

2. 操作　心脾两虚型施捻转之补法，心肾亏损型施提插捻转之补法，肝阳上亢型施捻转之泻法。

（二）电针法

1. 取穴　主穴取双侧安眠、内关、足三里、三阴交；心脾两虚型配脾俞、心俞，肾精亏虚型配肾俞、太溪，肝阳上亢型配肝俞、太冲。

2. 操作　患者取仰卧位，每次取主穴3个，配穴1个。常规消毒，快速针刺，得气后接G6805型电针仪，接主穴安眠与足三里，用疏密波通电20分钟，电流强度以患者能耐受为宜。每日1次，12次为1疗程。

（三）芒针法

1. 取穴　肝阳上亢取风池、四神聪、内关、通里；心脾两虚取风池、内关、三阴交、太溪、足三里；气郁痰结取中脘、气海、丰隆、公孙透涌泉。

2. 操作　以芒针常规方法操作，虚者用补法，实者用泻法。每日或隔日1次，10次为1疗程。

（四）针挑法

1. 定位　颞浅动脉额斜挑治点。

2. 操作　每隔1～2横指为1点，局部皮肤常规消毒后行针挑法，一般7～10天挑治1次，若需在同一部位施术，须间隔10～20天。

（五）头针法

1. 取穴　顶中线（百会）、顶旁一线（通天）、额中线（神庭）、额旁一线（本神）、颞后线（率谷）。

2. 操作　局部常规消毒，选用30号1.5寸毫针，快速进针，快速捻转，出现酸胀或沉重感即止，留针30～60分钟。每日1次，10次为1疗程。

（六）三棱针法

1. 取穴　主穴取神门、行间，配穴取窍阴、百会。

2. 操作　局部皮肤常规消毒后，以三棱针点刺穴位，使出血1～2滴。3日治疗1次，5次为1疗程。

（七）梅花针法

1. 定位　失眠、梦多、心悸、烦躁易怒、神乏取后颈、骶部、风池、内关、神门、三阴交；嗜睡、精神不振、乏力加胸背、腰背部、大椎、中脘、关元、足三里、骶部。

2. 操作　局部皮肤常规消毒后，以梅花针轻度或中度叩刺。上述症状基本好转后，取脊柱两侧，重刺第7胸椎至腰背部、骶部以及大椎、中脘、风池、内关；头痛加刺头部、太阳；眼睛不适刺眼区；饮食不佳、胃脘不适，加刺上腹部、足三里、中脘。

（八）磁圆针法

1. 定位　督脉、膀胱经、肾经、心包经。

2. 操作　首先用磁圆针叩击患者背部督脉、膀胱经、夹脊，叩击3～5分钟后，再由督脉向两侧进行疏散叩击1～2分钟，接着叩击下肢膀胱经及肾经、心包经，重点再叩击百会、太阳、风池和神门穴1～2分钟。叩击时要求用腕力弹叩；提针要稳，落针要快的手法，叩击力量以中等刺激为宜。每日1次，10次为1个疗程

（九）电兴奋法

1. 取穴　太阳、阳白、头维、风池。

2. 操作　用2～3伏的弱感应电流，双极置于双侧太阳穴上，放稳后通电。然后将电极向双侧阳白至头维穴移动。此法一般在4～5秒钟内完成。再稍加刺激量，按上述穴位操作一遍，共施3～4遍。此后改用强感应电流，将电极置于两侧风池穴，通电后患者立即有整个枕区甚至于头顶部麻木感及且颈向头顶部放射感，此时即达治疗目的。双电极可上下滑动，造成顶部颤动约半分钟可停止。本法每天上午1次，或每日2次，10～12次为1疗程。适用于失眠及白天疲乏无力的患者。

（十）刮痧疗法

1. 定位　头面部取百会、太阳、风府、风池、天柱，胸部取中府、膻中、期门、章门，背部取心俞、胆俞、脾俞、肾俞，上肢取曲池、内关，下肢取血海、足三里、三阴交。或以全头、督脉、足太阳膀胱经为主，取百会、四神聪、风池、大椎、肩井、心俞、肾俞，配内关、神门、合谷、足三里等穴。心肝火旺者加刮行间、太冲、三阴交，痰热内扰者加刮丰隆、足三里，心肾不交、阴虚火旺者加刮三阴交、涌泉，加强刮肾俞、命门，心脾两虚者加神门、内关，加强刮心俞、脾俞，气血两虚者加刮神门、内关、阳陵泉，加强刮胆俞、肝俞、心俞。

2. 操作　首先根据患者体质强弱、年龄大小、胖瘦、承受能力等不同而分别采用补法、泻法、补泻结合的刮拭手法，循督脉、足太阳膀胱经，重点刮拭百会、风池、风府、大椎，头部可直接隔着头发刮拭；接着刮颈侧至肩井一带；重点刮拭肩井穴；再沿脊柱及脊椎两侧线从风池、哑门至腰阳关、大肠俞刮拭；最后点按内关、神门、合谷、足三里等穴，摩揉百会穴。

（十一）针刀疗法

1. 定位　患者俯卧，在颈椎棘突两侧找寻筋结、筋索阳性反应物，以龙胆紫标记。

2. 操作　局部常规消毒，用无菌纱布包裹朱氏针刀，从标记处进针（对疼痛较敏感或对针刀有恐惧感者，可先用利多卡因注射液在进针处局麻），快速刺入皮肤后，缓缓推进，直达病变层次，做纵行摆动和横行摆动，遇筋结或筋索则纵行或横行切割1～3刀。拔针后用纱布按压3～5分钟，期间有出血按压时间可延长，然后以创可贴覆盖。嘱患者3天内针眼处勿沾水。每周治疗1次。本法适用于颈源性神经衰弱患者。

（十二）埋线Ⅰ法

1. 取穴　肝郁气滞型取肝俞，心血不足型取心俞，心脾两虚型取脾俞，脾肾两虚

型取脾俞、肾俞。

2. 操作　用切埋法。穴位消毒局麻后，用手术刀切开皮肤5mm，用血管钳分离皮下肌肉组织至针刺要求深度，再夹3根1cm长的2号羊肠线放入切口内，进行穴内按摩，待有酸麻胀感后退出，在切口处缝一针，7天后拆线。如仍需治疗，可间隔3个月进行。

（十三）埋线Ⅱ法

1. 取穴　百会、神门、足三里；安眠、内关、三阴交。

2. 操作　用注线法。将00号羊肠线装入9号穿刺针中，待穴位消毒局麻后刺入穴内。百会向前平刺2cm，埋入1cm羊肠线于肌层；神门向上斜刺1cm，埋入羊肠线0.5cm；余穴直刺2cm，埋入羊肠线1cm。两组穴位交替使用，20天埋线1次。

（十四）夹脊电针法

1. 取穴　患者俯卧位，取双侧华佗夹脊共34穴。

2. 操作　常规消毒后，毫针直刺0.5寸。电针导线接同侧3～5穴串联为一组，将所有的穴位全部接通，接KWD-808Ⅱ全能脉冲电疗仪，每输出端串联穴位相等，左为主极，右为负级。以疏密波，中等程度电刺激，留针30分钟。每日1次，10次为1个疗程，疗程间休息3～5天。

（十五）耳穴针刺法

1. 取穴　主穴取心、神门、皮质下、交感、脑干、神衰点；心阳偏亢加肾、耳尖、耳轮1、耳轮3，心胆气虚加肝、肾上腺、小肠，心脾两虚加脾、肝、小肠，肝郁气滞加肝、耳尖、内分泌，肝肾阴虚加肝、肾阳维、精官。

2. 操作　每次取5～6穴，中等刺激，留针1小时，每日1次。或用耳环针埋藏，留针3天换取。两耳交替针刺，10次为1疗程。

（十六）耳穴压籽法

1. 取穴　主穴取神门、心、皮质下交感；心脾两虚型加脾、小肠，肾精亏虚型加肾、内分泌，肝阳上亢型加肝。

2. 操作　患者取坐位，先以75%酒精棉球消毒患者耳郭。取0.5cm×0.5cm的块状胶布将王不留行籽按压在所取的穴位上，使耳郭潮红发热疼痛。嘱患者每天按压耳穴3～4次，每次每穴15下。3～5天换1次，换贴时中间休息1天，15天为1个疗程。

（十七）耳穴磁疗法

1. 取穴　取主穴神门、心、皮质下、脑点，配穴肾、脾、肝、内分泌、胃。

2. 操作　可用500～800高斯元磁珠贴敷耳穴，每周1次，每耳贴敷3～4粒，5次为1疗程。

（十八）耳穴割治法

1. 取穴　根据临床症状，失眠、头晕取神门，心悸取心，头痛取额、枕，食欲不振、胃痛取胃、交感。如有伴随症状，则随症加减。

2. 操作　患者取坐位，将头伏在桌上，低头。选取双耳背侧上1/3无名小血管1条，常规消毒。术者以左手拇指固定血管部，右手持刀片，用刀片尖端在无名小血管处迅速点割，横切血管，切口长0.1cm，以切破血管出血为度，用消毒干棉球反复将血擦去，后用小纱布敷创面，压迫止血，用胶布固定。再用酒精棉球消毒耳内穴位，用刀尖轻轻点割所选耳穴，使之出血，用棉球擦血，并压迫止血。每次双耳选割4～6穴。对体弱怕痛者，取轻割法，出血1～2mL；体强肥胖或有高血压者，用重割法，出血量3～6mL。每20天割治1次，3次为1疗程。

（十九）穴位注射法

1. 取穴　主穴取足三里；心脾两虚加心俞、脾俞，心肾不交加心俞、肾俞，心胆气虚加心俞、胆俞，痰热扰心加中脘、内关，脾胃不和加脾俞、胃俞。

2. 药物　丹参注射液、维生素B_{12}注射液、黄芪注射液、维生素B_1注射液、胎盘注射液、当归注射液等。

3. 操作　穴位局部常规消毒，用6号针头穴位注射，每次每穴注入药液1mL，每日1次，7次为1疗程，疗程间隔5日。

（二十）艾灸法

1. 取穴　百会、心俞、肝俞、风池、气海、关元、足三里、三阴交、太溪。

2. 操作　每次选用4～6穴，用艾条悬灸，每穴灸5分钟，灸至皮肤潮红、热力内透为止。亦可用麦粒灸，每穴5～7壮。每日或隔日1次，20次为1疗程。

第三十二节　偏头痛

偏头痛是由于血管舒缩功能障碍和神经功能失调而引起的一种特殊类型的慢性复发性疾病。临床反复发作，迁延难愈。本病国内外均较常见。以青年人，尤其是青年女性较多见，男女患病比率为1：4。病程长短不一，从几个月到几十年，但可以在一个阶段内频繁发作，另一个阶段内较少发作或者不发作。发病疼痛的部位多见于一侧或两侧颞部，也可见于枕部、头顶、前额或全头部。临床上根据其发作表现的不同，可以分为没有先兆的偏头痛和有先兆的偏头痛，又可分为发作期和间歇期。本病般属中医学"脑风""首风""正头痛""头风""真头痛"范畴。

针灸治疗法

（一）毫针法

1. 取穴 主穴取风池、太阳、头维、悬颅；肝阳上亢加百会、太冲、行间等，瘀血阻络加支沟、足三里、合谷、太冲、期门等；痰湿上蒙加中脘、内关、丰隆、解溪等；精血不足加三阴交、太溪、百会、气海、关元、肾俞、肝俞、脾俞、心俞等，风邪入脑加风门、外关、列缺、曲池等；前额痛（阳明经）加上星、印堂、攒竹、合谷，侧头痛（少阳经）加阳辅、侠溪，后头痛（太阳经）加天柱、后溪、昆仑，巅顶痛（厥阴经）加百会、通天、太冲。

2. 操作 穴位局部常规消毒，快速针刺，除精血不足用补法外，均用泻法，提插捻转，强刺激。留针30～50分钟，每10分钟针针1次。每日1次，10次为1疗程。

（二）电针法

1. 取穴 双侧风池、列缺、太阳、率谷；肾虚加双侧太溪、肾俞，痰热内阻加双侧丰隆，肝阳上亢加双侧行间、阴陵泉。

2. 操作 常规消毒后，选用30号1～1.5寸不锈钢毫针，进针到常规深度。得气后接G6805电针仪，使用疏密波，刺激强度以患者能耐受为宜，通电30分钟。每天1次，10次为1个疗程，疗程间休息5天。

（三）针刀法

1. 定位 将枕外隆突与C_2棘突连线的中点与患侧颞骨乳突尖作一连线，将此连线分为3等份，在中内1／3及中外1／3交界处的区域内寻找压痛、硬结或条索作为进针点，用龙胆紫做一点状进针标记。

2. 操作 患者反坐靠背椅，头颈前屈45°左右置于椅背上。术区按外科手术要求备皮，常规消毒，铺巾。选用4号针刀，针刀垂直于枕骨骨面，刀口线与脊柱纵轴平行，快速刺入皮下组织，缓慢深入到达枕骨骨面，在治疗点0.5cm范围内提插针刀，切割黏连、增生、增厚、紧张、挛缩的筋膜和肌腱纤维3～4下即可。出针后按压3分钟，以防出血，无菌纱布或创可贴外敷。7天治疗1次。

（四）弹针法

1. 取穴 百会、太阳、风池、合谷、太冲；前额疼痛加上星、阳白，顶部疼痛加前顶，颞侧疼痛加率谷，枕部疼痛加后顶。

2. 操作 百会沿头皮斜刺，针尖朝向痛处，进针1.2寸；太阳沿皮平刺，进针1寸；风池针尖指向对侧眼球水平，进针1寸；合谷、太冲均直刺0.5寸。得气后用弹针法：医者用手指轻弹针尾，使针体微微震动，中等刺激量，频率约每分钟500次，使酸胀感扩散，如百会穴针感扩散至痛区，太阳穴扩散至同侧颞部，风池穴沿少阳经脉传至同侧前额，合谷、太冲穴沿经脉上传。每穴行弹法半分钟，间歇留针30分钟，每隔5分钟施弹法1次。

（五）透刺法

1. 取穴　主穴取患侧风池、太阳透率谷、阿是穴；配穴取合谷、列缺；疼痛以颞部为主加神庭透印堂、头临泣透阳白、头维，疼痛连及巅顶者加百会透患侧四神聪。

2. 操作　穴位常规消毒后，选取28号1.5～2.5寸不锈钢毫针，直刺太阳穴，进针1寸左右，捻转得气后；退针至皮下，沿皮透刺率谷穴，进针1.5～2寸，使针感扩散至同侧颞部；风池向对侧目内眦方向直刺0.8～1寸，用捻转平补平泻法，行针30秒，使针感扩散至同侧颞额部；阿是穴向疼痛方向横刺。颔厌透悬颅，头维向后横刺，神庭透印堂，头临泣透阳白，百会向患侧四神聪透刺，合谷、列缺用平补平泻手法。每10分钟行针1次，留针30分钟。每日1次，10次为1疗程，疗程间休息3～5天。

（六）项针法

1. 取穴　主穴取风池、完骨、天柱，配穴取头皮阿是穴。

2. 操作　风池穴针尖向喉结方向，进针1.2～1.5寸，促使针感沿枕、耳后部放射至太阳部；完骨穴针尖向喉结方向，进针0.5～0.8寸，促使针感放散到颞额部；天柱穴直刺0.5～1寸，促使针感放射至后头部及头项部；头皮阿是穴取头皮疼痛点3～5点循经络走向，深1.5～2寸，促使局部有麻胀热感。均施以小幅度快频率的捻转手法1～3分钟，留针30分钟，期间施手法2次。每日1次，10天为1个疗程，疗程间休息3天。

（七）火针法

1. 取穴　病侧头维、率谷、阿是穴，双侧阳池、丘墟。

2. 操作　在选好的穴位上作常规消毒，再涂上万花油。点燃酒精灯，右手持小号火针，在酒精灯的外焰上将针烧至红白，点刺上穴0.2～0.3寸，迅速拔出，并用消毒干棉球按压针孔片刻，再涂上一层万花油。3天1次，3次为1疗程，疗程间休息10天。

（八）头针法

1. 取穴　头针感觉区、运动区、足运感区。

2. 操作　局部常规消毒，取30号2寸毫针，与头皮成30°左右角，快速刺入皮下，沿皮进针，行进气法，即行紧按慢提9下后持针不动，可反复行5～7次。留针30分钟后快速出针，按压针孔。每日1次，10次为1个疗程。

（九）耳压法

1. 取穴　少阳头痛取肝、胆、额、太阳为主穴，神门、皮质下、交感、内分泌、肾为配穴；阳明头痛取肝、脾、胃、眼为主穴，神门、皮质下、交感、内分泌为配穴。

2. 操作　耳郭常规消毒，将王不留行籽用胶布固定按压在所选耳穴上，稍用力按压，使局部有轻度的刺痛及麻酸感为宜。嘱患者每日自行按压数次，每次按压5分钟左右。隔日换贴，两耳交替。

（十）蜂针法

1. 取穴　太阳、风池、外关或足临泣等。

2. 皮试　用医用镊夹取蜜蜂，再用游丝镊将蜜蜂的尾针拔出，在患者前臂内侧（局部常规消毒后）轻刺一下，随即拔出蜂针。蜂刺的局部可出现红、肿、疼痛反应。半小时内红肿反应直径小于5cm，24小时内无全身反应和局部剧烈肿胀、奇痒等，可以接受治疗。

3. 操作　用意大利蜜蜂；头面部采用散刺法（不易引起明显肿胀），即将蜜蜂的尾针拔出，在1个或几个穴位反复轻刺，针不离镊至尾针没用为止。体穴可用直刺法，即将蜜蜂的尾针拔出，直接刺入穴位，待蜂毒排入穴位后，拔出蜇针。隔日次，每次3~5只蜜蜂。10次为1个疗程。

（十一）锋钩针法

1. 取穴　风池、天柱、太阳、率谷、大椎。

2. 操作　将锋钩针浸泡入75%酒精内15分钟后备用。穴位常规消毒后，左手食指、中指绷紧所刺皮肤；右手拇指、食指、中指呈持笔式紧捏针柄，针尖迅速垂直刺入皮下，深度视患者胖瘦及穴位部位而定。随后上下提动针柄，听到有皮下纤维被割断的"嚓嚓"声后，随即针尖顺原针孔出针，挤压出血数滴。大椎穴钩刺后加拔火罐。隔日1次，3次为1疗程。

（十二）三棱针法

1. 取穴　主穴取太阳、尺泽。若前额及两目胀痛，恶心呕吐者加足三里；若颞侧痛者加阳陵泉；若巅顶痛或后头痛连及项部者加委中；若心悸胸闷者去尺泽，加曲泽。

2. 操作　仔细观察腧穴及其周围血络（浅表静脉血管）的变化，以75%酒精棉球常规消毒后，用锋利的中号三棱针刺破相应血络，深度2~5mm，以中营（刺破血管靠近体表的管壁）为度，出血量根据病情、体质、部位等灵活掌握，一般每穴5~10mL，1次治疗总出血量50~100mL。每10日治疗1次，3次为1个疗程。

（十三）皮肤针法

1. 取穴　头部的督脉、膀胱经、胆经、颈后部、阿是穴。

2. 操作　令患者取坐位，将患侧穴位常规消毒。用七星针沿患侧头部的督脉、膀胱经、胆经依次由前发际向后发际叩刺，颈后部取颈1~7椎两侧，由上向下叩刺，每针间距约为1cm，每条经叩刺3~5遍。在四神聪、太阳、率谷、悬颅、颔厌、风池穴处用丛针中度叩刺10~20次，以微微出血为度，阿是穴处需重度叩刺，以出血为度。健侧头部的督脉、膀胱经、胆经则予轻度叩刺，以头皮潮红为度。每日1次，10日为1疗程。

（十四）皮内针法

1. 取穴　阿是穴、太阳、头维、百会。

2. 操作　先将揿针浸泡在75%酒精或1∶1 000新洁尔灭溶液中30分钟。每次选择1~2个穴位，常规消毒后，用镊子夹住揿针垂直刺入穴位皮内，使环状的针柄平整地留在皮肤上，用胶布固定。以针处无刺痛不适为宜。埋针时间一般为48~72小时。以防感染。埋针处可每天按压3~5次，以加强持续刺激。

（十五）刮痧疗法

1. 取穴　患侧头维、百会、正营、承灵、率谷、风池、天柱为主穴；配穴取颈椎两旁、大椎、肩井、陶道、华佗夹脊穴、曲池，列缺、合谷、外关。

2. 操作　手持刮痧板（45°斜角），从太阳穴起向后刮至后发际（风池穴），沿悬厘、率谷、浮白向后刮；头顶部再会穴处向下刮至悬厘、率谷、完谷；每组刮痧3分钟。大椎、肩井、陶道穴向外刮；华佗夹脊穴先由上往下，再由内向外刮；曲池、列缺、合谷沿经络往下刮。

3. 手法　病情重，但体质好的患者，刮痧宜用泻法或平补平泻法刮拭；病情轻，体弱年迈，特别紧张怕痛者宜用补法刮拭。先由轻到重，以患者能承受为度，在同一经脉上刮至皮肤、穴位发红，出现紫色斑点（出痧）为宜。中医辨证因实（风、寒、湿阻于经络，气血瘀滞）而致头痛，手法宜重，泻刮；因虚（血虚、气虚、头失所养）而致病，手法宜轻柔缓和，补刮。

4. 注意　刮时应避风保暖，刮出痧后30分钟以内忌洗冷水澡，刮后最好让患者饮1杯温开水；有皮肤感染、血肿者不能用刮痧治疗。

（十六）穴位埋线法

1. 取穴　主穴取太阳、风池、天柱、天应；食欲不佳配足三里、三阴交，失眠配神门、内关、心俞，呈搏动性疼痛加合谷、内关。爱

2. 操作　用注线法。穴位消毒局麻后；将装有0号羊肠线1cm的穿刺针刺入穴内，太阳及天应穴斜刺于肌层，神门向上斜刺，心俞向脊柱斜刺，刺入1寸左右埋入羊肠线。每次取穴4~6个，20天埋线1次，3次为1疗程。

（十七）穴位注射法

1. 药物　2%利多卡因3mL，川芎嗪80mg（4mL），654-2 20mg（2mL）。

2. 操作　将上药混合抽于注射器内，使用5号牙科针头。皮肤常规消毒后，由丝竹空穴位刺入，进入皮下后，缓慢向率谷穴方向透刺，进针后回抽无血，边退针边均匀推注药液2mL，拔针后稍加压迫止血。然后在率谷刺入，在皮下向丝竹空穴透刺，进针后回抽无血，边退边推注药物2mL。使丝竹空穴–率谷穴间皮下有一轻度隆起的药液带，患者可有温和的酸、胀、麻感觉从颞部向额都、枕部、顶部传导。再在患侧风池穴常规消毒后，缓慢刺入3~4cm，针尖向对侧颧骨，回抽无血后缓慢推入药液4~5mL。每周1次，连续6次为1疗程。

（十八）隔姜灸治法

1. 取穴　太阳、风池、率谷、头维、外关、临泣。

2. 操作　将艾绒捏成高和底径均为4mm的锥形艾炷数壮，姜片切成3mm厚。把艾炷放在姜片上，点燃后再将其置于穴位上，患者应感所灸局部有温热舒适感，如感灼痛，可将姜片提起片刻后再灸。每穴施灸3~5壮，每次选用2~4个穴位。每日1次，7次为1疗程。

第三十三节　失眠

失眠，临床上通常指尽管有充分的睡眠条件和环境却存在睡眠时间和质量不满足，并影响到白天社会功能的一种主观体验。包括入睡困难、连续睡眠维持障碍、早醒、再入睡困难等，导致白天身体机能下降，常表现为醒后疲乏、日间警觉性降低、精力、认知功能以及行为情绪等方面的功能障碍，从而降低生活质量。失眠发病率很高。失眠发生面也很广，不管是健康者，男性或女性，老人或青年，城市人或乡村人均可发生。一般来说，失眠按照病程分为急性失眠（病程小于4周）、亚急性失眠（病程大于4周，小于6个月）、慢性失眠（病程大于6个月）。失眠一般属中医学"不寐""不得卧"等范畴。

针灸治疗法

（一）毫针法

1. 心肝火旺型　取穴行间、风池、神门、安眠、阳陵泉。行间直刺3~5分，施捻转结合提插之泻法；风池向印堂刺5~8分，施捻转结合提插之泻法；神门直刺3~5分，施捻转泻法；阳陵泉、安眠均直刺5~8分，旋捻转泻法。各穴运针1分钟后，留针20~30分钟。

2. 脾胃失和型　取穴脾俞、足三里、神门、安眠、大陵。脾俞直刺5~8分，施捻转补法，1~2分钟出针；足三里直刺0.8~1.2寸，施捻转结合提插的平补平泻法；神门、大陵直刺3~5分，安眠直刺5~8分，均施捻转的平补平泻法，三穴留针30分钟。

3. 心肾不交型　取穴肾俞、太溪、神门、安眠。肾俞直刺0.8~1.2寸，施捻转补法1分钟，或加温和灸10~20分钟；神门、太溪直刺3~5分，安眠直刺5~8分，均施捻转补法1分钟，留针20~30分钟。

4. 气血两虚型　取穴脾俞、肾俞、三阴交、足三里、中脘。脾俞直刺0.5~0.8寸，肾俞直刺0.8~1.2寸，施捻转结合提插补法；三阴交直刺0.8~1寸，施捻转补法；神门直刺0.3~0.5寸，施捻转补法。背俞穴运针1分钟出针，可温和灸10~20分钟。中脘、足三里直刺1~1.5寸，施捻转补法，运针1分钟，留针20分钟。

（二）电针法

1. 取穴　主穴取神庭、百会、四神聪、神门（双）。因中风而失眠者，去百会、四神聪，加头针运动区、感觉区、足运感区（均健侧）；伴有颈椎病者，加风池、肩井、颈夹脊（均双侧）；伴有偏头痛者，加头维、太阳、率谷（均患侧）；伴心悸心慌者，加内关、心俞（均双侧）；痰湿偏重者，加足三里、丰隆（均双侧）；肝火亢盛者，加太冲、三阴交（均双侧）。

2. 操作　一般取坐位，对于首次接受针刺治疗者可取仰卧位。选用0.35mm×40mm不锈钢毫针，针刺部位常规消毒后进针。头部穴位平刺，进针约1寸许；神门穴用直径0.30mm毫针，向上沿皮平刺，要求不出现痛感和酸胀麻等得气感；配穴常规操作，直刺1~1.2寸；风池穴要求针感向上。以捻转手法为主。头部穴位加用电针，针柄接通G6805电针治疗仪，频率1 Hz，强度以患者有轻微的跳动感为宜，不宜十分强烈，使患者感到舒适。一般留20~30分钟。

（三）温针法

1. 取穴　百会、足三里（双）、内关（双）、三阴交（双）。

2. 操作　患者取平卧或半卧位，全身放松。常规消毒后快速针刺，行平补平泻法，得气后分别加用温针灸器30分钟，待温针灸器渐凉后取下，然后去针。每日1次，7次为1个疗程。

（四）头针法

1. 取穴　感觉区、运动区、足运感区、晕听区。

2. 操作　局部常规消毒，用2寸毫针，以30°角刺入帽状腱膜后；横卧针身，快速捻针，并在留针过程中间歇行针。每日1次，10次为1疗程。

（五）耳针法

1. 取穴　主穴取神门、心、肾、皮质下，配穴取肝、脾、胰、胆、交感。

2. 操作　耳郭局部常规消毒，以0.5寸毫针快速刺入，施以较强的捻转手法，并在留针过程中间歇行针。每日1次，10次为1疗程。或用麦粒针、圆形针等行耳穴埋针，用胶布固定。

（六）芒针法

1. 取穴　至阳透大椎、神道透腰阳关、腰奇透腰阳关、内关透郄门、三阴交透太溪。

2. 操作　患者先取俯卧位，局部常规消毒后，用5~9寸芒针，取至阳透刺大椎、神道透腰阳关、腰奇透腰阳关，得气后行捻转泻法，留针20分钟后起针。再令患者取仰卧位，用5寸芒针，取双侧内关透郄门，行捻转泻法，双侧三阴交透太溪，行捻转补法，留针20分钟后起针。每日1次，10次为1疗程。

（七）扁针法

1. 取穴　参照十四经在体表的循行路线，以解剖标志为依据，把头部上的穴位各划为部位线。

（1）头部正中线：以鼻尖为标志向上行（督脉线），穴位有神庭、上星、囟会、前顶、百会、后顶、强间、脑户、风府、哑门。

（2）第一侧线：以目内眦为标志（足太阴膀胱经线），穴位有曲差、五处、承光、通天、络却、玉枕、天柱。

（3）第二侧线：以眼裂长度的中点为标志（足少阳胆经线），穴位有头临泣、目窗、正营、承灵、脑空、风池。

（4）辅穴：本神、天冲、浮白、悬颅、头窍阴、完骨、安眠穴等。

2. 操作　用75%酒精棉球在点刺穴位上常规消毒后，右手拇指对应食指、中指持扁针呈直立，顺着经脉线的走行，在每个穴位上连续点刺2～3次。点刺要灵活运用腕力，轻而快，呈鸟啄食状，点刺穴位深1～2mm即可。根据病情和患者对治疗的反应确定治疗时间。

（八）挑治法

1. 取穴　双侧心俞、脾俞、肾俞，兼肝气不疏者加双侧肝俞。

2. 操作　嘱患者俯卧，精神放松。穴位定位准确后，先用碘酒将穴周部位消毒，然后用75%酒精脱碘。操作者经严格消毒后，用左手拇指、食指紧压穴位两旁皮肤，右手持经消毒的三棱针，迅速刺破穴位皮肤达皮下组织，连续挑动组织纤维并挑断数根，同时挤出少量乳白色浆液。随后用消毒干棉球压紧穴区，再用消毒纱布固定。嘱患者保持局部清洁，防止感染。每次取单侧穴位，双侧交替治疗。每周1次，3次为1疗程，疗程间隔2周。

（九）腹针法

1. 取穴　中脘（S）、下脘（S）、气海（D）、关元（D）、滑肉门（M，双）、气旁（左侧）、气穴（左侧）。

2. 操作　腹部严格消毒，按腹针常规治疗，每日1次，每次30分钟，5次为1个疗程。

（十）刮痧法

1. 取穴　百会、风池、肩井、安眠、心俞、神门、足三里、三阴交、行间、涌泉。

2. 顺序　先头部百会及后头部安眠、风池，后背部肩井、心俞；点揉上肢部神门；按肢部足三里、三阴交；点揉足部行间、涌泉；痧穴神门、行间。

3. 操作　在施术部位涂上刮痧介质后，然后用刮痧工具直接接触患者皮肤，在体表的特定部位反复进行刮拭，至皮下呈现痧痕为止。神门、行间和涌泉用拇指揉法，以酸胀为度，神门和行间在揉完之后，进行一下消毒，再用小号三棱针进行点刺，以放出滴血为度。

（十一）梅花针法

1. 定位　心脾两虚型取胸椎5～12两侧、腰骶部、小腿内侧、阳性物处、足三里、中脘、内关、神门；肝郁气滞型取颈部、胸椎5～10两侧、骶部、头部、阳性物处、风池、期门、三阴交、中脘、大椎；心肾不交型取腰骶部、胸椎5～10两侧、颈部、阳性物处、大椎、百会、神门、三阴交。

2. 操作　在局部表面0.5～1.5cm直径范围内均匀叩打20～50下；脊柱两侧由上而下各叩打3行，第1行距脊柱1cm，第2行距脊柱2cm，第3行距脊柱3～4cm；头部呈网状形叩打若干行；上腹部自上而下叩打8～9行，横刺4～5行，剑突下密刺数针；腹股沟从外向内下方叩打2～3行；小腿内侧叩打3～4行。隔日1次，10次为1疗程。

（十二）皮内针法

1. 取穴　百会、印堂。

2. 操作　虚证百会穴针刺方向顺其经络走向，实证针刺方向逆其经络走向。选用不锈钢丝特制成的皮内针，针身长约1cm，针柄呈颗粒状，针身与针柄呈一直线。针刺前，针具和穴位皮肤均进行常规消毒。左手拇指、食指按压穴位上下皮肤，稍用力将皮肤撑开固定，右手用小镊子夹住针柄，沿皮下将针刺入真皮内，针身可沿皮下平行埋入0.5～1.0cm。在露出皮外部分的针身和针柄下的皮肤表面粘贴一块小方形胶布即可。埋针时间长短可随病情和季节而定，一般1～2天，多则可埋6～7天。留针期间应经常按压埋针处，每天可按压3～4次，每次1～2分钟；以加强刺激，增强疗效。

（十三）腕踝针法

1. 取穴　腕踝针上1区、上2区。

2. 操作　局部常规消毒后，用1.5寸长30号不锈钢毫针。采取皮下浅刺法，针体与皮肤成30°角，使针尖刺进皮内，针头向上（心脏方向），针体与前臂平行，在皮内缓缓进针1.2寸，针刺时不要有针感，越无任何感觉疗效越好，留针12～24小时不等，视患者的耐受能力而定。每周治疗5次，10次1个疗程。

（十四）磁极针法

1. 取穴　安眠、内关、三阴交、足三里；印堂、神门、太冲、太溪。以上两组穴位交替使用。

2. 操作　用75%酒精作局部穴位常规消毒后，用磁极针针刺以上穴位，得气后静留针30分钟。每天1次，10天为1疗程，疗程间隔5天。N极、S极交替使用。

（十五）额五针法

1. 定位　位于前发际后L2寸处，为一前后径1寸，左右宽5寸的横向带状区域，两边稍后，中间稍前，呈扇形排列，与前发际平行，相当于大脑皮层额前区在头皮上的投影。一般可刺五针，其间隔距离基本相等。

2. 操作　患者一般取坐位，穴区常规消毒。选用1寸毫针，沿前后正中线，前发际上2寸处快速直刺进针，触及颅骨后，稍退后，将针卧倒，紧贴颅骨向前平刺，为第一针；然后在第一针的左右两侧间隔1寸，约直对瞳孔，平行向前各刺1针；最后再旁开1寸，各刺1针。均留针30分钟，每周治疗2次。

（十六）颈三针法

1. 取穴　大椎1穴，安眠2穴。

2. 操作　大椎穴刺入1～2寸，平补平泻，使患者有酸麻胀感，并向头部放射；安眠穴刺入1～1.5寸，平补平泻，使患者酸麻胀感向头部或两肩、腰部传导。留针30～40分钟，其间用手法捻转提插。拔针后用闪火法在大椎穴拔罐5～10分钟，以局部青紫为度。每日1次，7天为1疗程。

（十七）半刺火罐法

1. 取穴　大椎、心俞、肝俞、脾俞、肺俞、肾俞、胆俞、三焦俞。

2. 操作　以半刺手法加疾刺以上穴位，得气不留针。随即选用内径为5cm玻璃火罐，以大椎为中点过肩外俞向外排列同型号火罐双侧各2个。随后以双侧肩中俞上火罐为起点，分别沿督脉两侧平行线至秩边拔同型号火罐双侧各7个。最后沿秉风至京门连线从肩峰部依次向下排列同型号火罐双侧各5个。因患者体形差异，故累计用罐可为30～36个，留罐时间以拔罐部皮肤颜色变为紫红色或紫黑色为宜，最长不超过6分钟。

（十八）头针丛刺法

1. 取穴　神庭、曲差（双）、眉冲（双）、头临泣（双）及上述四穴直上1.0寸处共14穴。

2. 操作　患者卧位，常规消毒。取28～30号1.5～3.0寸毫针。与头皮成30°角，快速刺入所选穴位，快速小幅度捻转，每分钟200转，行针2～3分。留针30分钟，每日1次，10天为1疗程。

（十九）头三角针法

1. 取穴　由双眼内眦直上与发际相交处之交点（即伏脏上焦部位），再由鼻梁正中直上头部取一点（伏象的头部），使其与前两点成一等边三角形（即大脑额叶在头皮的投影）。

2. 操作　用32号毫针，以15°夹角沿头皮与骨膜间快速进针1cm，稍捻动，留针1小时，中间捻针2～3次。取针时用消毒棉球轻压片刻，以防出血。每日1次，10次为1疗程。

（二十）头皮排针法

1. 取穴　头皮前、侧发际区每间隔2cm及后发际区中点，各确定一个进针点，用龙胆紫标记之。

2. 操作　穴区常规消毒，以32号1寸不锈钢毫针，与皮肤成30°角进针，向头皮方向平刺，深度为0.8寸，勿须有得气感，将针调整至无不适感，静留针6小时。每天上午治疗1次，连续5天休息2天为1疗程。

（二十一）背部走罐法

1. 定位　督脉大椎至腰俞；膀胱经第一侧线大杼至自环俞，第二侧线附分至秩边；华佗夹脊穴胸1～腰5。

2. 操作　背部均匀涂以甘油作为润滑剂，用中号火罐，闪火法拔罐，并随之上、下、左、右往返推动走罐，至皮肤潮红或红紫为度，以督脉、五脏六腑俞穴为重点。虚证明显者轻吸轻走，实证明显者重吸重走。每次操作10～15分钟，隔日1次，5次1疗程，疗程间休息1周。

（二十二）穴位埋线法

1. 取穴　心脾两虚型取神门、三阴交、心俞、脾俞；心肾不交型取神门、三阴交、心俞、肾俞、太溪；胃不和型取神门、三阴交、胃俞、足三里；肝阳上扰型取神门、三阴交、肝俞、太冲；心胆虚怯型取神门、三阴交、心俞、胆俞。

2. 操作　按无菌操作规程进行，穴位局部皮肤用2.5%的碘酊和75%酒精常规消毒。铺无菌洞巾，将医0～3号羊肠线剪为约1cm长，穿入12号腰穿针管内，针刺入穴位得气后，边退针边将羊肠线推入穴位内，出针时用消毒棉棒按压针孔，拔出腰穿针，继续按压针孔片刻，以防出血。埋入的羊肠线绝不能露出皮肤表面，如有外露，一定要将线抽出，更换新线后重新操作。然无菌纱布敷盖针孔，胶布固定。1周内局部保持清洁，以防霜每月治疗1次，左右侧穴位交替取用。

（二十三）穴位埋针法

1. 取穴　内关、通里、三阴交、太溪、心俞。

2. 操作　取32号0.5～1.0寸毫针，将针柄留3mm，其余部分剪掉，用止血钳将针柄挟成半圆形即可使用。将针刺于皮下，近心端沿皮下平行埋入0.5～1寸，外面贴胶布固定。每次选2～3个，均为双侧。埋针时间每次3～5天，3次为1疗

（二十四）穴位注射法

1. 取穴　心俞、内关、三阴交、神门；心肝火旺加行间、阳陵泉、风池，脾胃失

和加足三里、中脘、公孙，心肾不交加阴郄、照海、太溪、通里，气血两虚加三阴交、气海、膈俞，多梦者加魄户、通里，健忘者加志室、百会，眩晕者加风池，耳鸣者加听宫，遗精者加志室，呕恶者加公孙，头晕者加印堂，目赤者加太阳、侠溪。

2. 操作：每次选用3~5穴，以维生素B_1、维生素B_{12}、维生素B_6混合，亦可根据证型选用黄芪注射液或参麦注射液注入穴位，每次每穴注入1~1.5mL。每天或隔天1次，10~20次为1疗程。

（二十五）耳穴压籽法

1. 取穴　主穴取神门、心、脾、肾、皮质下，配穴取脑、枕、交感、内分泌、神经衰弱点。

2. 操作　每次选用6~8穴，主穴、配穴合用，随症加减。治疗前先用耳穴探测棒在耳穴上寻找阳性点，用75%酒精消毒耳郭，将贴有王不留行籽的胶布对准选定的耳穴，贴紧并加压，使患者有酸麻胀痛或发热感。失眠伴头晕头痛，急躁易怒者用重手法；年老体弱，倦怠纳差者用轻手法。嘱患者每天自行按压2~3次，每次每穴30秒。隔骨换贴1次，5次为1个疗程。

（二十六）磁珠压耳法

1. 取穴　神门、交感、皮质下、心、肾。

2. 操作　用探棒按压所取穴位，找出最敏感点。将磁珠贴敷于其点，并按压1.5分钟，刺激强度以患者感酸胀、麻木、灼热、能耐受为宜。嘱患者每日睡前30分钟必须按压卫次。隔日1次换贴，左右耳交替，5次为1疗程。

（二十七）冰片耳压法

1. 取穴　主穴取神门、缘中、皮质下、交感、垂前；心脾两虚型加心、脾，肝瘀血虚型加胰胆、肝，心肾不交型加心、肾，胃气不和型加胃，痰热内扰型加胰胆、肺，心虚胆怯型加心、胰胆，阴虚火旺型加肾。

2. 操作　上述各穴分2~3组，交替使用，每次选主穴3~4个，配穴2~3个。用0.3~0.4cm³的冰片贴压在0.8cm²的胶布中心，贴于双耳所选穴位上，压紧并按揉约1分钟。嘱患者每次饭后及睡前半小时各按揉1次，每次约3分钟。顽固性失眠者，可在神门、缘中的耳背对应点用冰片贴压。耳压期间不宜洗澡，以免胶布浸湿，冰片溶化。

（二十八）药浸籽耳压法

1. 取穴　神门、心、肝、肾、皮质下、神经衰弱点为主穴，配穴取脑、枕、内分泌。

2. 操作　将当归、丹参、川芎各200g，以75%酒精适量浸泡月余后，去渣取汁，再浸泡王不留行籽，以药汁浸透为度，加少许麝香效果更好。治疗时常规消毒耳郭，以麝香膏黏贴王不留行籽2粒（1粒压碎，1粒完整）贴准穴上，每日揉压6~7次，每次

1~3分钟。每周更换2~3次，两耳交替，10天为1疗程。

（二十九）艾条灸法

1. 取穴　神门、心俞、百会、足三里、肾俞；肝脾不和加肝俞、脾俞，心脾两虚加心俞、脾俞、三阴交，肝肾阴虚加三阴交，水饮痰浊盛者加丰隆、中脘、足三里。

2. 操作　以艾条悬灸，每穴5~10分钟，每日1次。睡前灸治效果较好。

（三十）药线灸法

1. 取穴　头维、攒竹、中冲、劳宫、内关、间使、神门。

2. 操作　用拇指、食指捏紧药线，外露0.1~0.2寸，点燃线头（勿用明火烧灼），以拇、食指的屈伸动作，将线头稳准地按压在穴位上，即起，以产生灼热感为度。

第二章　常见外科疾病

第一节　疖

疖是由金黄色葡萄球菌自毛囊或汗腺侵入引起的单个毛囊及其所属皮脂腺的一种化脓性感染性疾病，其炎症常扩展到皮下组织。疖可发生在任何有毛囊的皮肤区，但以头、面、颈、腋下、臀部等常受摩擦的部位多见。尤其好发于青壮年、小儿体弱者及糖尿病患者。中医根据其临床表现，分别称为"暑疖""热疖""石疖""软疖"，或将生于小儿头皮上，未破，如曲蟮拱头，破后似蝼蛄串穴者，称为"蝼蛄疖""蟮拱头"；将生于颈后发际部的疖病，称为"发际疮"；生于臀部的则称为"坐板疮"等。

针灸治疗法

（一）毫针法

1. 取穴　主穴取大椎、曲池、合谷、外关；热疖加灵台，湿热疖加足三里、风池、委中，暑热疖加曲泽、气海。

2. 操作　随症选穴，以常规手法进针；均用泻法，留针30分钟。每日1次，10次为1疗程。

（二）电针法

1. 取穴　疖肿周围。

2. 操作　病变局部常规消毒后，在疖肿周围刺4针，有针感后，接G6805电针仪，用断续波，以患者能耐受为度。每次15分钟，每日1次，10次为1疗程。

（三）火针法

1. 取穴　主穴取身柱、合谷、委中、病灶局部；多发性疖肿，经久不愈加足三里、中脘、气海。

2. 操作　身柱、合谷、委中穴处严格消毒，用细火针在烧红至发白亮，直刺0.5~1cm，速入速出。

疖肿初期：局部常规消毒，用中火针在酒精灯上烧红至发白亮，从疖顶直刺1针，深达根部。范围较大者，可于疖体左右或疖顶端两旁向中央斜刺2针，速入疾出，针后令其内含物排出。

脓成未溃期：用火针从疖体或顶端速入脓腔，进针深度以脓腔大小为度，立即出针，然后用小火罐拔于针孔上，约5分钟左右去罐，勿压针孔，让余脓外流，清创后，再用敷料包扎。愈后多无瘢痕。每5日治疗1次，4次为1疗程。

（四）粗针法

1. 取穴　第6胸椎、双合谷穴。

2. 操作　令患者端坐，两手平放于桌上。于背部第6胸椎处，行常规消毒后，将针（特制2寸长，直径2mm粗圆利针）垂直刺入皮下，然后沿皮下将针向第7胸椎方向慢慢刺入，直达第7胸椎处，留针30分钟。另取2.5寸长，直径0.5mm的粗针，强刺激双侧合谷穴，然后将针轻轻退至皮下，令患者食指伸直，将针沿食指方向向前平刺，使针尖超过掌指关节，每10分钟捻转1次，留针30分钟。每周治疗2次。

（五）针挑法

1. 定位　背部肩胛间及肩胛下角区红疹处。

2. 操作　先在背部肩胛间及肩胛下角区找到红疹，背部红疹如帽针头大小，初起时见充血点，压之退色，中期压之不退色，为鲜红色，末期为褐色。常规消毒后，以9号针头、三棱针或圆利针挑破红疹，每次一般挑1～3个，每周2次。若疖肿初发，脓未成时，可用针在疖肿局部挑1针，再拔火罐。

（六）耳针法

1. 取穴　神门、肾上腺、皮质下、枕、相应部位。

2. 操作　耳郭局部常规消毒后，用28号0.5寸毫针刺入穴位，行中强刺激手法，留针30分钟。每日1次，10次为4疗程。

（七）三棱针法

1. 取穴　委中、大椎、尺泽。

2. 操作　穴位局部常规消毒后，以三棱针点刺，委中放血2～4mL，大椎放血2～3滴，尺泽放血2mL左右，每周治疗1次。

（八）隔蒜灸法

1. 定位　疖肿局部。

2. 操作　将蒜片放在疖肿上，再将艾炷置于蒜片上，点燃艾炷灸之，每个疖肿处连灸10壮。每日治疗1次，10次为1疗程。

（九）灯火灸法

1. 定位　风池穴或瘰脉穴所在部位及附近肿大的淋巴结。

2. 操作　在风池穴或瘈脉穴所在部位及附近找肿大的淋巴结（有的如小豆大，有的如核桃大），即在淋巴结的顶上进行灼灸。一般只选用1个淋巴结即可，轻者1次即愈，重者隔1周后再灼灸1次，经2～3次即可治愈。

3. 注意　如找不到肿大的淋巴结，可在瘈脉穴灼灸。此法常用于小儿头部疖肿，并对小儿暑疖有防治作用。

第二节　丹　毒

丹毒是一种皮肤突然变赤，色如丹涂脂染，伴有发冷发热的急性皮肤病。本病发病急骤，有皮肤擦伤，挖鼻或足癣史。可发生于全身任何部位，但以小腿最为多见，头面部次之。在中医学中，发于头面部的称为"抱头火丹"，发于胸腹部的称为"内发丹毒"，发于下肢的称为"流火"，发于新生儿臀部的称为"赤游丹毒"。

针灸治疗法

（一）毫针法

1. 取穴　大椎、双侧曲池。丹毒生于面部者，加取双侧风池、中渚、外关；生于胁下、腰胯部者，加取双侧支沟、血海、委中；生于胫踝部者；加取双侧丰隆、太冲。

2. 操作　常规消毒后，大椎直刺1寸，施捻转提插泻法1分钟；风池向对侧眼球方向水平直刺1～1.5寸，施捻转平补平泻法1分钟；中渚直刺0.5～1寸，施捻转泻法1分钟；外关直刺1～1.5寸，施捻转提插泻法1分钟；支沟、血海均直刺1～1.5寸，施捻转提插泻法1分钟；委中可点刺放血，令出血2～4mL；丰隆直刺1～1.5寸，施捻转泻法1分钟。留针20分钟，每日1次，10次为1疗程。

（二）围刺法

1. 取穴　主穴取皮损周围、内庭；余毒攻窜型加曲池、合谷，暑湿交阻型加足三里、侠溪、行间，瘀血凝滞型加阳陵泉。

2. 操作　逆经进针取内庭，快速进针，留针30分钟，将针徐徐抽出。患者下肢红、肿、热、痛处表皮紧张而有光泽，轮廓鲜明可分，以皮损处为中心，离皮损边界1cm处作圆周，用75%酒精棉球消毒后，用0.30mm×40mm毫针，每隔1寸左右，针尖指向圆心，与表皮成45°角斜刺，将病灶处围住，留针30分钟后徐徐取针。配穴用75%酒精消毒后，快速进针，用泻法。

（三）粗针法

1. 取穴　神道透至阳。

2. 操作　选用牙科用直径1.0mm的不锈钢合金钢丝加工做成长125mm（针体100mm、针柄25mm）粗针。让患者端坐，双手半握拳，屈肘交叉平放在两臂上，肩下垂，夹部尽量下低，以背部皮肤拉紧使充分暴露椎体棘突。取准穴后，皮肤常规消毒，用左手固定棘突上缘皮肤，右手持针以30°角快速刺进皮下，继而将针压低贴紧皮肤，针尖在皮下沿棘突中线缓缓向下刺进，针的方向和脊柱中线平行，切忌向侧歪斜，一般留针2~8小时。每日1次，5次为1疗程，疗程间休息3天。

（四）火针法

1. 取穴　病变局部。

2. 操作　局部常规消毒后，将针身在酒精灯上烧红，对准患部迅速点刺，重新烧红后再行点刺，如上反复。点刺针数视患部范围大小而定。

（五）耳针法

1. 取穴　神门、肾上腺、皮质下、枕、内分泌等。

2. 操作　耳郭局部常规消毒，以0.5寸毫针刺入，中强刺激，快速捻转，留针30分钟。每次选用2~3穴，可双耳同时进行，也可单耳交替使用。

（六）眼针法

1. 取穴　双眼区。

2. 操作　眼部常规消毒，针刺时，用左手固定以保护眼球，并使眼眶的皮肤绷紧，右手持30~32号0.5寸毫针，在距离眼眶边缘外2cm处轻轻刺入。以得气为度，一般不施手法，留针5~10分钟。

（七）刺熨法

1. 取穴　病变局部。

2. 操作　患处常规消毒，以梅花针或七星针、滚筒针、缝衣针刺破红肿区域皮肤，深度达到可致皮肤出血，密度约为每平方厘米刺100~200针，刺后用熨斗或其他熨烫工具在患处反复熨烫1~3分钟，热度以患者能耐受、不烫伤皮肤为度，每日1~3次。对不宜皮刺或不宜熨烫部位可单用相宜之治法；对中部出现浆液性水疱者，水疱区域可单熨不刺，其边缘无水疱区域则仍按前述方法治疗。

（八）三棱针法

1. 取穴　阿是穴、委中。

2. 操作　刺血前，先于患处寻找紫暗色充盈的小血脉，如无，可选周围的小静脉。然后在选定的刺血部位上用左手拇食指向刺血处推按，使血液积聚于刺血部位，继之用20%碘酒消毒，再用75%酒精脱碘。选择约6cm长的三棱针，右手拇、食、中指三指指腹紧靠针身下端，针尖露出1~2分，对准已消毒的部位快速刺入1~2分深，随即将针退出，轻轻挤压针孔周围，使之出血后让其自然凝固。患处最多可选4~5穴，隔天1次。

（九）皮肤针法

1. 取穴　大椎、阿是穴。

2. 操作　局部皮肤常规消毒，用皮肤针以重叩法弹刺大椎及病变局部出血，再加拔火罐10分钟。每日1次，10次为1疗程。

第三节　急性乳腺炎

急性乳腺炎是由细菌侵入乳房引起的乳房急性化脓性感染，是产后哺乳妇女常见疾病，往往发生在产后第3周或第4周，尤以初产妇更为多见，亦可在妊娠期或非哺乳期和非妊娠期发生。致病菌多数为金黄色葡萄球菌，少数为链球菌。临床以乳房结块，局部红、肿、热、痛为特征。本病一般属中医学"乳痈""妒乳"等范畴。根据其发病的时期不同，将哺乳期发生的乳痈称为"外吹"，在妊娠期发生的乳痈称为"内吹"，在非哺乳期和非妊娠期发生的称"哺乳儿乳痈"。

针灸治疗法

（一）毫针法

1. 取穴　阳明热毒型取曲池、膺窗、下巨虚、丰隆、膻中；肝气郁结型取期门、行间、膻中、内关、肩井。

2. 操作　常规消毒后，快速针刺。曲池直刺1~5寸，膺窗斜刺0.5寸，下巨虚、丰隆各刺1.5~2寸，膻中直刺3分后向下透刺1寸。以上诸穴用提插捻转泻法，得气后施术1分钟，以感觉明显为度。期门斜刺1~1.5寸，提插泻法，施术1分钟，使针感达于胸胁及病所；内关直刺0.6寸，捻转泻法；肩井向后斜刺0.5~0.8寸，施捻转泻法，使针感达于痛所为佳；行间直刺0.5寸，提插泻法，施术1分钟。

（二）电针法

1. 取穴　阿是穴，即乳房肿块、硬结处；胃热型加足三里、丰隆、气郁型加膻中、太冲，恶寒发热加曲池、合谷。

2. 操作　嘱患者仰卧，暴露患乳，局部常规消毒。用28号1.5~2寸毫针对准结块

144

底部，快速进行散在的多点斜刺。视肿块的大小，一般用4~8根针，针尖指向乳中央，进针0.8~1.2寸，不提插捻转。然后接G6805-Ⅱ型治疗仪，选用疏密波，强度以患者能忍受为度。其他各穴常规针材，每10分钟行泻法1次。每日1次，每次30分钟，5次为1疗程。

3. 注意 针刺阿是穴时，针尖一定要顺着输乳管的走向；对于肿块较大者，通电时间可适当延长，电流强度在能耐受的情况下尽可能增大；取针后，嘱患者按摩排乳。

（三）挑刺法

1. 定位 两肩胛之间、第4~第7胸椎两旁，可见到毛孔内陷处，约有小米粒大，数目7~10个不等，此即挑刺部位。

2. 操作 取圆利针或三棱针，刺入凹陷的小坑内，入皮0.1~0.2寸。逐一刺完，挑刺即刻出针，不做手法，每日1次。

（四）耳针法

1. 取穴 乳腺、内分泌、神门、皮质下。

2. 操作 用探针或耳穴探测仪在选定的耳穴上探寻，找到压痛或低电阻现象的点就是针刺的部位。做好标记后，用2%碘酒、75%酒精常规消毒。左手固定耳郭，右手以0.5~1寸的毫针垂直进针，深度一般以刺耳郭软骨而不刺穿对面皮肤为度。留针最短30分钟，施小幅度，高频率捻转，每10分钟捻转1次。

（五）耳压法

1. 取穴 胸、胃、肝、内分泌、肾上腺、神门；恶寒发热或局部红肿明显者，加耳尖放血。

2. 操作 用0.5cm×0.5cm的脱敏胶布将1粒王不留行籽固定在所选耳穴的敏感点上，轻轻按压，使耳郭有发热、胀痛为度。嘱患者每天自行按压5次左右，每次按5分钟。每次贴1耳，每日1换，双耳交替，3次为1疗程。

（六）三棱针法

1. 取穴 乳上型取膏肓、魄户、附分，乳中型取膏肓、魄户、神堂，乳下型取膏肓、神堂、噫嘻。

2. 操作 局部常规消毒后，用三棱针点刺，每穴放血3滴，每日1次。穴位放血后令患者侧身卧床，患侧上肢肘关节屈曲，将前臂压于身下以手麻为度。局部湿热敷，每日3次，每次30分钟。

（七）腕踝针法

1. 取穴 患侧上2区，即左侧乳腺炎选左上肢掌侧腕横纹正中上2横指处，右侧乳腺炎则选右侧。

2. 操作 局部常规消毒后，毫针斜进平刺，向肘方向进针1.4寸，固定针柄，留针

1~3小时。每日1次，10次为1疗程。

（八）穴位注射法

1. 取穴　选取病变乳房侧的前臂，在郄门穴和间使穴之间寻找敏感点（触及时，患者自觉有酸、麻、胀感向乳房部传导）即为阿是穴。经临床体会其反应点多位于郄门穴下1寸，间使穴上1寸处。

2. 操作　让患者平卧，伸展患侧上肢，局部皮肤常规消毒，用20mL注射器抽取5%或10%葡萄糖注射液8~10mL，采用6号半或7号针头，在选取的阿是穴处垂直刺入针身的3/4，提插待有针感后，抽取无回血，即刻快速将药物注入，拔针后按压针孔。若为双侧乳痈，取两侧阿是穴注射，方法相同。每日1次，连续注射5次。

（九）穴区带疗法

1. 定位

（1）敏感点部位：患侧躯前一带（锁骨下方）、五带（胸骨）及上肢四、五带，少数在躯后一带。

（2）肿块波动中心。

2. 操作　已趋化脓者，在消毒条件下，以手术刀在肿块波动中心划1.5cm大小的放射状切口，用火罐将脓液吸出。用指压法找准敏感点，快速刺入皮下，手捻转进针至有针感时，原地捻转，待症状有改善时拔针。

（十）穴位冷冻法

1. 取穴　主穴为肿块中央，配穴为乳根、膻中。

2. 操作　将冷头柄接触到肿块中央皮肤上，冷冻2~3分钟就需要移动一下，从肿块中央逐渐向外扩展，反复冷冻30分钟为1次。配穴乳根、膻中，每个穴位10分钟。轻症-10~-15℃，每日1次即可；重症-15~-25℃，每日2次。

（十一）走罐治疗法

1. 定位　足太阳膀胱经背部区域。

2. 操作　取大号玻璃火罐，先在火罐口上涂一层凡士林，以闪火法吸拔，再于患侧足太阳膀胱经的肺俞至胃俞段由上而下走罐至肤色潮红，最后在肺俞、膈俞、肝俞、胃俞留罐10分钟。每日1次，5次为1疗程。

（十二）隔药灸治法

1. 取穴　膺窗、肩井、乳根、阿是穴。

2. 操作　用葱白或大蒜捣烂敷患处，或切成0.1寸厚的片；置于肿块上，放蚕豆大艾炷灸之，直至局部红晕，乳汁外溢为度。如局部灼热不能忍受，可将蒜片提起或移动后再放回原处灸治。

第四节　乳腺增生病

乳腺增生病是一组既非炎症，亦非肿瘤的而以小叶增生、囊性变为主要病理改变的常见的乳房疾病。好发于30~45岁中青年妇女，以单侧或双侧乳房疼痛，并出现肿块，乳痛和肿块与月经周期关系密切为临床特征。根据其病理特点可分为三型：单纯乳腺增生症、腺型小叶增生症、囊性乳腺增生症。本病的发病率近年来日渐趋高，是妇女乳房疾病中最常见的疾病，有一定的癌变率。本病一般属中医学"乳癖""乳中结核""乳栗"等范畴。

针灸治疗法

（一）毫针法

1. 取穴　血瘀乳络型取膻中、太冲、关元、乳根、气海、肿块局部；肝气郁结型取天宗、膻中、阳陵泉、肝俞、肩井、屋翳；冲任失调型取膺窗、肝俞、肾俞、太溪、乳根、三阴交、足三里、太冲。

2. 操作　血瘀乳络型常规消毒后，针尖向下平刺膻中穴，进针0.5~1寸，施捻转泻法；乳根向乳中方向斜刺，进针0.5~1寸，施提插泻法。视肿块大小，用针围刺，施捻转泻法；关元、气海均直刺，进针0.5~1寸，施捻转平补平泻法；太冲直刺，进针0.5~0.8寸，施提插泻法。肝气郁结型常规消毒后，屋翳穴进针成25°向外刺入1.5寸，有胀感，行捻转泻法；膻中穴向下平刺，使针感向剑突放射；用捻转泻法；天宗穴针尖成25°向外下方刺入1.5寸，有胀重感；肩井穴针尖向前斜刺1寸，有胀麻感向肩前放散；其他穴可行提插捻转补泻法，留针15~20分钟。冲任失调型常规消毒后，膺窗、乳根直刺，进针得气后用平补平泻法；肝俞针尖向脊柱方向成45°角斜刺，太溪针尖略向上斜刺，施以捻转补法。

（二）温针法

1. 取穴　膻中、屋翳、乳根、少泽、足三里、肩井、天宗。肝火上炎者配双侧行间、阳陵泉；肝肾阴虚者配双侧肝俞、肾俞、太溪；气血双亏者配气海和双侧脾俞、肾俞；冲任不固者配双侧关元、三阴交、合谷。

2. 操作　患者仰卧位，针刺穴位常规消毒。针具为30号毫针，长度根据穴位而定。取膻中穴向脐方向平刺1.0寸，以有麻胀感为度；取患侧乳根穴向乳头方向斜刺1.0~1.2寸，以乳房有胀痛感为度；取屋翳穴向乳头方向斜刺1.0~1.2寸，以乳房有酸胀感为度。以上三穴针刺后均用太乙艾条雀啄灸10分钟。取少泽穴浅刺0.1寸；取肩井穴从后向前平刺1.2寸；取天宗穴向外下方平刺1.2寸。以上三穴均采用平补平泻法。配穴针刺深度以常规为宜，行间、阳陵泉用泻法；肝俞、肾俞用平补平泻法；太溪用补法；关元、三阴交温针灸15～20分钟；合谷用平补平泻法；气海用温针灸15～20分钟；脾俞、肾俞用平补平泻法。每日1次，10日为1个疗程，疗程间休息5日。月经期停止治疗。

（三）电针法

1. 取穴　胸组穴为屋翳、乳根、合谷；背组穴为肩井、天宗、肝俞。肝火者加太冲；肝肾阴虚者去合谷，加太溪、肾俞；气血亏虚者加足三里、脾俞；月经不调者加三阴交；肩背痛者去合谷，加外关。

2. 操作　屋翳、乳根穴针体成25°向外斜刺1.5寸，天宗穴向外斜刺1.5寸，肩井穴从后向前刺1.5寸，其他穴均按常规刺法，得气后接G6805电针治疗仪，选用连续波，电量以患者能耐受度。胸背组穴交替使用，每日1次，10次为1疗程，疗程间隔3天。

（四）火针法

1. 取穴　以乳头为中点，在乳周对称性选取4～8穴，以后以结节为穴点逐个从外向内围刺。

2. 操作　患者取仰卧位，穴位常规消毒后，用碘酊做标记。中、粗火针烧至需要进针的深度，待通红时快速刺入肿块，深度0.5～1.2cm。围刺时无肿块区可浅刺，每次取4～8穴，交替进行。隔日1次，5次为1个疗程。治疗期间忌洗浴。

（五）针挑法

1. 取穴　主穴取期门、章门、日月、天枢、辄筋、气户、库房、屋翳、乳根、不容、膻中、中庭、玉堂、紫宫、华盖；备用穴取大包、食窦、天池，必要时选足太阳膀胱经有关之背俞穴。另外，胸肋部"皮肤异点"，即病理阳性反应点，也可作针挑部位。治疗时以乳房为基准，从乳房近端开始，按乳房穴位分布而顺序由近而远，上、下、左、右各取1穴，每次先挑3～4穴（双侧）。若一侧乳腺增生者，只挑患侧，每次2～3穴；若胀痛牵扯腋下方者，可选加乳房外上方穴。

2. 操作　患者仰卧位，充分暴露治疗部位。选好穴位，指甲切印或以龙胆紫或红药水做标记。针挑部位皮肤以稀碘酊或75%酒精作常规消毒，用1%～2%普鲁卡因在针挑处作局麻。对此药过敏者，可不作局麻。用普通外科手术刀或双面刀片横切开皮层，0.7cm左右，取大号缝衣针或特制不锈钢圆利针，于切口处挑治，分次由浅而深渐渐挑断皮下纤维组织，针挑时以针尖用力向外作摇摆、牵拉、震颤等手法，直到切口内皮下纤维组织全部挑断为止，然后切断。一般体质肥胖者要用较强手法，反之用较弱手法。压平挑口处皮肤，涂上碘酊或酒精棉球，覆盖消毒纱布，用胶布固定。挑完1次一般需

30～45分钟。每7天挑治1次。

（六）头针法

1. 定位　颞后斜线（即头冠状带和鬓角后发迹交接点与头正中线百会穴向后1cm处的连线）中上2／5。

2. 操作　局部皮肤常规消毒后，用直径0.35mm，1.5～2寸钢针沿头皮平刺。左乳痛刺右侧，右乳痛刺左侧，双侧痛刺双侧。先补后泻，留针30分钟。肝气郁结较盛，脉涩滞，口干、口苦，失眠梦者加太冲、乳根等泻其肝火。

（七）耳针法

1. 取穴　神门、乳腺、内分泌。病变在单侧者双耳交替，双侧均有病变者，两耳同时针刺。

2. 操作　耳郭局部常规消毒后，快速针刺，行中度刺激，留针30～60分钟。每日1次，10次为1疗程。

（八）耳珏法

1. 取穴　主穴取乳腺、内分泌、胸、肝；配穴取子宫、缘中、卵巢、肾、脾、胃。单侧乳腺增生的先取患侧耳穴，双侧发病的先取增生明显、症状较重的一侧耳穴。

2. 操作　先将患者外耳郭擦净，再用多用电子穴位测定治疗仪探准穴位。将王不留行籽置于约0.6cm×0.6cm的胶布上，使药籽对准穴位，用胶布贴紧。每天按压4～6次，每次不少于5分钟。每隔3天，两耳交替贴压1次，10次为1疗程。

（九）皮内针法

1. 取穴　患侧屋翳。

2. 操作　常规消毒穴位皮肤后，用平头镊子夹住已消毒的环型皮内针针柄，在该穴由内向外平刺入皮下，再用长方形胶布顺着针身进入的方向将针柄贴紧，然后让患者两臂活动，不觉胸部疼痛及不适即可，隔3日更换1次。留针期间，可每日用手按压埋针处2～3次。

（十）皮肤针法

1. 取穴　天池、膺窗、中府、夹脊穴胸3～5。

2. 操作　局部常规消毒后，胸部穴位叩至潮红为止，夹脊穴叩刺宜重，至皮肤微微渗血为止。每日或隔日1次，10次为1疗程。

（十一）三棱针法

1. 取穴　膺窗、乳根、膻中。

2. 操作　穴位局部皮肤常规消毒后，用三棱针点刺3～5下，然后迅速用大号玻璃罐拔之，出血量10～20mL为度。

（十二）截根治疗法

1. 取穴　肩井、大椎、肝俞。

2. 器械　无菌医用缝合针线、持针器、镊子、一次性5mL注射器等。

3. 操作　患者俯卧在床上，并尽量低头。穴位皮肤常规消毒，用0.5%普鲁卡因适量，在穴位皮下做小丘样浸润麻醉。以左手拇指、食指用力将穴位皮肤捏紧，使该部肌肤突起，然后用右手持带线针，从二指中间刺过该部之皮肤，将线首尾相并，用力向外一拉，使穴位处皮肤成一个创口，并带出白色纤维数根，挤出血3~5滴。用酒精棉球按压，胶布固定。每穴操作同上。10日治疗1次，3次为1疗程。

（十三）小针刀疗法

1. 取穴　大椎，双侧肩井、天宗、肝俞。

2. 操作　患者坐位或俯卧位，充分暴露施术部位，腧穴严格消毒，铺无菌洞巾，戴无菌手套。采用小针刀1~4型号。按四步进针法刺入1~1.5cm，先切割2刀，再纵行疏通、横向挑拨各2次。大椎穴刀口线与脊柱的纵轴一致，向斜上方刺入，先切割2刀，再纵行疏通、横行挑拨；肩井穴刀口线与斜方肌走行一致刺入，先切割2刀，再纵行疏通、横向挑拨，然后调转刀锋，使刀口线与冈上肌走行一致，先切割2刀，再纵行疏通、横向挑拨；天宗穴刀口线与冈下肌走行平行刺入，先切割2刀，再纵行疏通、横向挑拨；肝俞穴刀口线与脊柱平行刺入，先切割2刀，并纵行疏通、横向挑拨，再调转刀口线与脊柱成约75°角切割2刀，并纵行疏通、横向挑拨。出针，无菌敷料按压针孔片刻，创可贴敷盖针眼。每周治疗1次，经净后始治，经来则停止治疗。3次为1个小周期，12次为1个疗程。

3. 注意　疏通、挑拨时针体尽量靠近皮肤；如果穴位有阳性结节等反应物，可切割2~3刀；针刺深度不可过深，1~1.5cm为宜。

（十四）穴位埋线法

1. 材料　用9号注射针头作套管，28号2寸长针灸毫针去针头作针芯；00号铬制羊肠线剪成1.5cm长，浸于丙基睾丸素针液中1周。以上材料打包经高压灭菌消毒后备用。

2. 取穴　主穴取天宗、肩井、肾俞；肝郁气滞者配肝俞，血虚者配血海、三阴交。

3. 操作　根据患者症情每次选穴2~4个，局部做好标记。常规皮肤用新洁尔灭酊消毒，铺洞巾，术者戴无菌手套。取备用羊肠线置入9号针头前端，后接针芯，左手拇指、食指绷紧进针部位皮肤，右手持针，刺入到皮下和肌层之间，稍做捻转；待得气后，边推针芯，边退针管，将羊肠线埋填于穴位之内，针孔处贴创可贴。1个月治疗1次，2次为1疗程。术后1~5天少数患者局部可出现红、肿、热、痛等无菌性炎症反应，属正常现象，一般无须特殊处理。

（十五）穴位注射法

1. 取穴　取胃经、肝经、肾经、脾经、心经、心包经的双侧合穴；足三里、曲泉、阴谷、阴陵泉、少海、曲泽。

2. 操作　穴位局部常规消毒后，用7号针头，20mL注射器抽取丹参注射液、维生素B_{12}注射液各6mL，进行穴位注射。每注射一个穴位时，进针0.5～1寸，有酸、麻、胀等感觉后回抽无血时推注1mL药液。隔日治疗1次，10次为1疗程。

（十六）磁极针疗法

1. 取穴　主穴取屋翳、膻中、合谷、足三里、乳根；肝气郁结者加太冲，月经不调者加三阴交，肝肾阳虚者加太溪，胸闷肩困者加外关，气血虚弱者宜轻刺合谷、足三里。

2. 选针　选用30号1～2寸磁性针灸针N、S极各半，磁性针N、S极对针。

3. 操作　在膻中穴用S极磁针两枚分别刺向左右乳根部，用N极磁性针灸针两枚分别在双侧屋翳穴针刺，乳根穴也用N极磁性针灸针刺之，余穴用N极针刺。得气后膻中与屋翳（或乳根）两穴接G6805-Ⅰ型电针治疗仪，分左右两组输出，波形采用疏密波，强度以患者耐受为度。余穴每5分钟行针1次。每次治疗30钟，10次为1个疗程，疗程间休息3～5天。月经期停止治疗，治疗期间停用一切药物。并由患者早、晚配合应用磁性点穴针对针（N、S极各1枚）合拢点按以上穴位，以自觉有酸胀感为度，每穴2分钟。

（十七）微波针灸法

1. 取穴　膻中、膺窗；阳陵泉、乳根。气滞痰瘀配足三里、丰隆；气滞血瘀配血海、膈俞。

2. 操作　以上两组穴位每次只取一组，应用微波针灸仪治疗。将无针辐射器置于所取穴位上，调整调节器幅度，使患者有温热感为度，输出电压20～25 V，开始治疗每穴为20分钟，症状减轻后，每穴15分钟。每日1次，10次为1疗程。

（十八）隔药饼灸法

1. 药饼　木香研末，生地捣膏，木香与生地比例为1∶2，加蜂蜜调和制成圆饼状，直径4cm，厚度0.5cm。

2. 操作　在乳房病变部位涂抹适量凡士林，将药饼置于病变部位，上置中艾炷，点燃，每次3壮。隔日1次，自月经后第15日起至月经来潮，共3个月经周期。

第五节　胆石症

　　胆石症是胆道系统结石的统称，是一种非常常见的外科疾病。根据结石所在部位，可分为胆囊结石、胆总管结石及肝内胆管结石；根据其化学成分，可分为胆固醇结石和胆色素结石。临床表现取决于结石发生的部位，有否造成梗阻、感染等因素。据报道，在我国发病率高达10%，且随年龄增长发病率亦升高，一般女性患病比男性高出一倍多。在我国的胆石症中，原发性胆管内胆素结石占多数，近年来胆囊的胆固醇结石亦明显增加，这与营养和卫生条件改善有密切关系。本病一般属中医学"胁痛""胃脘""黄疸""癖黄"等范畴。

针灸治疗法

　　（一）毫针法

　　1. 取穴　主穴取日月、胆俞，配穴取阳陵泉、阿是穴；肝内胆管结石加太冲，气郁者加支沟，湿热者加阴陵泉、曲池，气阴两伤者加三阴交、内关。

　　2. 操作　主穴均取右侧，胆俞刺0.8寸，日月刺1.5寸，使胆区有感觉即可；阿是穴多在巨阙与右腹连线之中点，用6寸毫针向胆囊胀大中心斜刺至腹外斜肌下；阳陵泉刺1.5寸，提插捻转，使针感向上传至肝胆区最佳；支沟穴用1.5寸毫针先直刺得气后，使针提至皮下，针尖向上，进针提插，使针感沿经直达前胸；余穴用规刺法。每日1次，10次为1疗程。

　　（二）电针法

　　1. 取穴　胆俞、日月、期门。

　　2. 操作　穴位局部常规消毒，取4寸毫针斜刺入日月、期门，进针8cm左右，得气后接G6805电针仪，以疏密波，持续90分钟；胆俞穴用1寸毫针，进针0.5~0.8寸，得气后接电针仪，以疏密波，留针15分钟。每日治疗1次，病重者可每日3次，一般7天为1疗程，疗程间休息3天。

　　（三）耳穴快针法

　　1. 取穴　胆囊结石取胰、胆、肝、胃、艇中、脑、下屏间为主，配以屏间、枕、三焦、十二指肠；胆管结石取胰、胆、肝、脑、皮质下、下脚端为主，配以肾、下屏间、十二指肠。

　　2. 操作　耳郭常规消毒，选准耳穴，以毫针快速针刺，速刺疾出，不留针。两耳交替，每日1次，15次为1疗程。

（四）耳穴电针法

1. 取穴　胰、胆、肝、三焦、胃、十二指肠、食道；痛著者加交感、神门，黄疸者加肾上腺、内分泌，炎症期加内分泌、神门、耳尖，排石困难者加耳迷根、交感。

2. 操作　每次选用4个穴位，用经络诊疗仪探头在穴位上行电针治疗。每次15分钟，每日1次，20天为1疗程。

（五）耳穴埋针法

1. 取穴　交感、神门、皮质下、肾、肝、胆、大肠、小肠、内分泌、三焦、脾、胃、耳迷根等。

2. 操作　选数根32号皮内针放入小型玻璃皿内，用75%酒精浸泡后盖严，再将条形磁铁的一极垫在玻璃皿下使针被磁化。患者取坐位，常规消毒耳郭内外侧，后用血管钳夹住皮内针柄刺入所取耳穴，耳迷根穴贴头皮刺入，深度以针身全部刺入为宜，再用胶布固定。嘱患者勿触碰、挤压。每日1次，两耳轮换，20次为1个疗程。

（六）耳穴压籽法

1. 取穴　胰、胆、十二指肠、肝、胃、脾、大肠、直肠下段、内分泌、交感、肾上腺、三焦、小肠、耳迷根。

2. 操作　严格按"耳穴国际标准化方案"所示穴区取穴，使用多功能电子穴位控测仪，在患者耳郭选取阳性反应点：选穴完毕即在5mm×5mm胶布上置一粒王不留行籽贴耳部，按压1分钟，使局部产生胀、痛、热或麻的感觉。治疗后嘱患者每日早、晚及三餐饭后，以同样力度自行按压，每次10~15分钟。两侧耳郭轮换贴压，隔日治疗1次。

（七）磁珠压耳法

1. 取穴　胰、胆、肝、脾、胃、小肠、大肠、神门、迷根三角、耳垂三角、神门三角。

2. 操作　以直径1.2~2.0mm的磁珠作为耳穴的刺激物质，用小胶皮块固定，每天贴1次，下次换对侧耳朵，贴之前取下先前已贴的磁珠。对有病变的耳朵不宜贴压。常规贴压上述耳穴和三个"三角"。

（1）迷根三角：以耳背迷根穴为顶点，视患者人体长度比例（以中等身材作为正三角形标准，三个三角均以此为标准），相应低向耳边上下端找定底边两点形成三角。

（2）耳垂三角：以目1、目2为底边点所取之三角形。

（3）神门三角：以神门为顶点所取之三角形。每天用手轻轻挤压3次，每次约10分钟。与此同时配合局部磁旋：用WH-CL型磁疗仪，带有3500高斯强度旋转磁头，置患者胆囊体表投影处，也可置疼痛最明显部位。每日1次，每次30分钟。

（八）穴位埋线法

1. 取穴

（1）鸠尾透巨阙、幽门。

（2）右日月透期门、腹哀。

（3）上脘透冲脘、梁门。

（4）右肝俞、右胆俞。

（5）阳陵泉。

2. 操作 穴位消毒局麻后，用12号穿刺针装入0.5～1cm羊肠线送入穴位肌层。

（1）组用平刺，先透巨阙，再透幽门，进针1.5～2寸。

（2）组先平刺透期门约1.5寸，再透腹哀约40°角刺入1.5寸。

（3）组用4°角刺入1.5～2寸。

（4）组针向脊柱斜刺1.5寸。

（5）组直刺1.5寸。

推入羊肠线后适当破坏穴位下脂肪组织，然后从穴位挤出少许血液，外盖敷料。每次选用2～3组穴，交替应用。7～15天埋线1次，3～5次为1疗程。

（九）小针刀疗法

1. 定位 患者取俯卧位，先在第7～11胸椎右侧及岗下窝寻找压痛点及筋结，若无上述体征者，可定点于胆俞穴和天宗穴。

2. 操作 在压痛点和筋结处或胆俞穴和天宗穴处常规皮肤消毒，用小针刀纵行疏通和横行剥离，务必切开筋结，并深达骨面，术后用创可贴包扎伤口。每周治疗1次。3次为1个疗程。

（十）穴位注射法

1. 取穴 双侧胆囊穴、足三里穴、太冲穴。

2. 药物 维生素K_3注射液1mL，654-2注射液1mL，生理盐水10mL。

3. 操作 以7号注射针头，20mL注射器抽取药液。常规消毒局部皮肤后，将针头快速刺入肌肉，并上下提插，出现针感后若回抽无血，即可注射药液，每穴注药2mL。每日治疗1次，30次为1疗程。

第六节　肠梗阻

　　肠梗阻是指肠内容物在肠道中正常运转障碍，不能顺利通过。在外科急腹症中，本病发病率仅次于阑尾炎和胆道疾病，居第三位。可因很多不同的病因引起，因而临床表现往往很不一致，处理方法除一些共同的原则外也相应地有所不同，处理不当可导致不良后果。重症肠梗阻病情进展快，可在短时间内产生休克并造成死亡。近年来对本病的认识和处理虽然有了提高，但绞窄性肠梗阻的死亡率仍在10%以上。肠梗阻按梗阻原因可分为机械性梗阻、动力性肠梗阻（包括麻痹性肠梗阻、痉挛性肠梗阻）、缺血性肠梗阻；按肠壁血供情况分为单纯性肠梗阻和绞窄性肠梗阻；按梗阻发生部位分为小肠梗阻、结肠梗阻；按梗阻程度分为完全性肠梗阻、不完全性肠梗阻。以上类型随病情过程演变而转化。本病一般属中医学"关格""腹痛""结症"等范畴。

针灸治疗法

　　（一）毫针法

　　1. 取穴　主穴取中脘、大横、天枢、足三里，配穴取合谷、内庭；呕吐加内关、上脘；腹胀加关元、气海、次髎、大肠俞；发热加曲池；上腹痛加章门、内关；下腹痛加关元、气海。

　　2. 操作　主穴每次选2~3对，据症酌情加备用穴。针刺得气后，强刺激2~3分钟，留针30~60分钟，每隔5~10分钟运针1次。每日1次，7次为1疗程。

　　（二）电针法

　　1. 取穴　内关、中脘、足三里。

　　2. 操作　选用2寸毫针直刺以上穴位，待出现针感后，行强刺激泻法2~3分钟，待听到较强的肠鸣音后，患者感觉腹痛顿减，再接通G6805电针仪，用疏密波，行连续的电刺激2G~30分钟，强度以患者能耐受为度。每日2次，6次为1个疗程。

　　（三）芒针法

　　1. 取穴　双侧合谷穴透后溪穴，双侧间使穴透支沟穴，双侧梁丘穴透阴市穴，双侧足三里穴透下巨虚穴。

　　2. 操作　30号3寸针从合谷穴沿掌侧面向后溪穴透刺，得气后行震颤手法，30号2寸针从间使穴垂直向支沟穴透刺1.5cm；28号3寸针以15°角从梁丘穴向阴市穴透刺2.5cm；28号5寸针以15°角从足三里穴向下巨虚穴透刺4.0cm，另取30号3寸针从足三里穴直刺2.5cm，与前一透穴呈"T"字。进针得气后，间使穴透支沟穴、梁丘穴透阴市穴已足三里穴透下巨虚穴行泻法（拇指向后捻转，频率每分钟100次以内，捻转上提），足三里穴行补法（拇指向前捻转，频率每分钟200次以上，捻转下按），先泻后补，15分钟行针1次，每次1分钟，留针3小时。并可根据病情间隔数小时后重复使用。

（四）耳针法

1. 取穴　大肠、小肠、交感、皮质下、神门、三焦、胃、肝、腹。

2. 操作　每次选3~5穴，局部严格消毒后，用毫针直刺0.2~0.3寸，行强刺激，留针30~50分钟。或用王不留行籽作耳穴按压。每日1次，7次为1疗程。

（五）挑治法

1. 定位　天枢穴或疼痛中心点与其上、下、左、右点，每点家里相等，呈四边形。

2. 操作　穴位常规消毒，将针具放在挑点中心处，刺入一定深度后，将针体轻轻上提，并作左右摇摆运动，将挑起的皮肤拉断，挑开口后，便可挑出一些稍具黏性的皮内纤维，挑一条拨出一条，直至把针口周围的纤维挑完为止，并可加拔火罐。每日1~2次，3次为1疗程。

（六）水针法

1. 取穴　足三里、天枢、气海、中脘。

2. 操作　以5号齿科针头深刺，出现酸、麻、胀等后注入普鲁卡因，每穴3~5mL。如为动力性麻痹性肠梗阻，足三里穴注入新斯的明，每穴0.25mg；如为动力性痉挛性肠梗阻，在足三里、天枢、内关中选二穴注入阿托品，每穴0.25mg，总量不超过1mg。

（七）神阙灸法

1. 取穴　神阙。

2. 操作　用麝香0.15~0.25g，研末，直接置于神阙穴上，再用大于此穴之胶布一块外贴，然后点燃艾卷，隔布灸至肛门排出矢气为止。

（八）药物灸法

1. 取穴　大肠俞、关元、天枢、左大横。

2. 操作　将王不留行、桂枝、白芷、急性子、公丁香研成细末，加入少许面粉，调成薄糯糊状，涂于纱布上晒干，制成灸用衬布。灸治时，把艾条燃旺，对准经穴，中隔药衬布压灸3~7次。灸治时，应适当选择衬布厚度，注意防止烫伤。

第七节　痔

痔是一种常见的外科病，因其性质未完全清楚，故尚无确切定义。一般认为，直肠末端黏膜下和肛管肛缘皮下静脉丛曲张扩大形成的柔软肿物称为痔。近来认为肛管支持组织变性使肛管黏膜下层内血管衬垫滑动下移而成为痔。现代医学根据痔发生部位、症状和病理性质的不同，一般将痔分为外痔、内痔、混合痔三大类。

外痔位于齿线以下，被覆皮肤，能看到，其形状大小不规则，不易出血，以坠胀、疼痛和异物感为主要表现。由于其表现不同又分为静脉曲张性外痔、结缔组织性外痔、血栓性外痔和炎性外痔四种内痔位于齿线以上，被覆黏膜，以出血和脱出作为主要表现。对于发生在右前、右后和左侧（截石位3、7、11点处）的称为母痔，其余部位发生的则称为子痔。国内常用内痔三期分类标准。混合痔居齿线上下，被覆黏膜和皮肤，由痔内、痔外静脉丛迂曲扩张所形成，内外痔间无凹沟存在而连成一体。由于外痔部分不同，混合痔常分为皮赘性混合痔和静脉曲张性混合痔两种。本病发病率均占肛门直肠疾病的60%～70%，从儿童到老年任何年龄都可发生，以20～40岁多见。多数患者随着年龄增大，症状逐渐加重。本病中医学称为"痔疮""痔核""痔病""痔疾"等。

针灸治疗法

（一）毫针法

1. 取穴　承山、长强、巷会、肾俞、大肠俞、气海、膀胱俞、三阴交；配穴取命门、委中、会阴；痛剧加取郄穴及温溜。

2. 操作　穴位局部常规消毒，快速进针；得气后以捻转提插法。每日1次，10次为1疗程。

（二）火针法

1. 定位　患者侧卧位，于会阴部常规消毒。

2. 操作　医者左手持酒精灯，右手持火针在酒精灯上烧至针尖发红时，快速在痔核上由里向外，每隔0.3～0.5cm扎一针，如痔核太宽可扎2～3行，深度达基底部。若为血栓性外痔，在痔的外侧扎一针后，将血栓挤出后再从原针眼扎一针以止血。应注意针后防止便秘，大便时不宜用力过猛或久蹲。孕妇慎用。

（三）挑痔法

1. 定位　痔点（在第7胸椎以下，骶部以上；两侧腋后线之间的范围内寻找痔点，如同时找到数个相同痔点，则选择最靠近下部的一点）、大肠俞（如找不到痔点，则选择穴位大肠俞）。

2. 操作 在痔点上或大肠俞处用1∶1000新洁尔灭溶液消毒，用消毒过的大号缝被针挑破痔点皮肤，然后向深部再挑，以挑尽为主。在操作时，针的方向与背柱平行，创口长约0.5cm，深0.2~0.3cm，一般无出血，或稍有出血。最后涂以红汞，用胶布封闭。一般挑1次即可见效，若未愈可隔10天再挑1次。

（四）割治法

1. 取穴 龈交。

2. 操作 暴露上唇系带，局部消毒。在系带中部有米粒状突起处或系带颜色变红者，用手术刀迅速作0.3~0.5cm之半月形切除，随即以消毒棉球压迫止血。

（五）耳压法

1. 取穴 取耳穴痔核点、直肠下段、直肠、肛门、脑点、神门、便秘点、皮质下、脾、肾上腺。

2. 操作 先用75%酒精消毒：一只耳郭，然后用0.5cm×0.5cm的胶布将王不留行籽粘压固定于所取穴位，用拇指、食指分别置相应取穴内外两侧进行压揉，直至有痛热胀感，耳郭潮红，刺激强度视患者耐受程度而定，每日按揉3次，每次3~5分钟，两耳交替按压。每12次为1个疗程，一般治疗1~2个疗程。

（六）刮痧疗法

1. 定位 患者反坐于靠背椅上或俯卧于硬板床上，显露背部，第7胸椎以下，骶部以上，两侧腋后线之间的范围。

2. 操作 先在要刮的部位涂上一些香油或液状石蜡，然后用消过毒的刮痧板或五分硬币在皮肤上。以45°的倾斜角，沿着一定的方向进行刮摩，一般自上而下，由内到外，依次顺刮，不可逆刮。在刮摩过程中可由点到线到面，或由面到线到点，其接触面尽可能拉大拉长，非平面部可用棱角刮摩。用力要均匀、适中，始终如一。每个部位一般刮3~5分钟，20~30次为宜，直到皮肤充血发红，出现紫红色的斑点或斑块，再换部位1刮。每周2次，3周为疗程。

（七）锋钩针法

1. 定位 让患者骑在靠背椅上，臀部后移，充分暴露骶尾部，取上髎穴和骶尾相连处压痛点。

2. 操作 常规消毒所取穴位，左手绷紧所刺部位皮肤，右手持锋钩针迅速将针头刺入皮下，然后上下提动针柄，进行钩割皮下白色纤维。一般钩割3~4针，出针后立即用干棉球按压针孔片刻，然后创可贴贴敷。每周1次，3次为1疗程。

（八）穴位埋线法

1. 取穴　主穴取大肠俞、气海俞，配穴取承山。

2. 操作　在选穴处用龙胆紫做标记，常规碘酒、酒精消毒。所选穴位以1%利多卡因局麻。羊肠线剪成3～5cm长的小段，置于高压消毒过的16号穿刺针头的针芯内，浸泡于75%酒精中备用。将置有羊肠线的穿刺针刺入气海俞约1.5寸，而后向大肠俞透刺，使局部产生酸、麻、胀感，施以提插行针手法，边行针边让患者做提肛动作30～40次，然后再边推针芯边退针，将羊肠线埋入穴位内。视病情之轻重可在配穴施以同样的手法埋入羊肠线，30天埋线1次。

（九）穴位注射法

1. 取穴　孔最穴（前臂桡侧，腕横纹上7寸），二白穴（腕关节上中4寸）。

2. 操作　穴位局部皮肤常规消毒，取丹参和山莨菪碱注射液各2mL，抽注射器内，分别直刺上述穴位深2.5～3cm，局部有麻、胀感后推入药液各2mL。次日换对侧取穴，连续5次为1程，重者可连续治疗2个疗程。

（十）小针刀疗法

1. 取穴　二白穴。

2. 操作　用紫药水在双侧手横纹上4寸，桡尺骨内侧（即二白穴）做好进针部位的定点记号。铺无菌洞巾，用小针刀作纵行疏通剥离后出针，注意避开血管和正中神经。出针后，创面消毒用创可贴外敷。整个手术时间为4～5分钟，患者痛苦少，简单快捷，不出血。

（十一）刺络拔罐法

1. 定位　患者取俯卧位，取腰阳关穴。

2. 操作　穴位局部用碘酒酒精常规消毒后，用三棱针对准穴位快速垂直刺入0.2～0.3cm，随即出针，以出血为佳，再拔罐10～15分钟，起罐后清除瘀血消毒创面，纱布包扎。一般1周治疗1次。

（十二）药线点灸法

1. 取穴　痔顶、长强、梁丘、神门、孔最、承山、八髎、肛周四穴（肛门齿状线顺时针第1穴为3点处，第2穴为6点处；第3穴为9点处；第4穴为12点处）。大肠积热，久忍大便者，加百会、大肠俞、里内庭、二间、三间、曲池；久泻久痢者，加足三里、大肠俞、阳陵泉、关元；过食辛辣，大量饮酒，酒毒经络者，加足三里、大肠俞、百会、下关元、阳溪、二间、曲池、会阴。

2. 操作　以食指、拇指持线一端，并露出线头1～2cm。将露处的线端在煤油灯火（酒精灯、蜡烛均可）上点燃，如有火焰必须扑灭，只需线头有火星即可。将有火星线端对准穴位，顺应腕和拇指屈曲动作，拇指指腹稳重而敏捷地将有火星线头直接点按于穴位上，一按火灭即为1壮，一般1穴灸1壮。灸处可有轻微灼热感。治疗期间，保持肛门清洁，经常锻炼身体。严禁吃辣椒、酒、香、燥大的食物。

第八节　肛　裂

肛裂是肛管皮肤的纵行裂损，居肛缘与齿线之间，表现为肛管皮肤全层破裂。其分类方法较多，大致分类有：二期分类法、三期分类法、四期分类法、五型分类法、七种分类法等。肛裂是一种较为常见而多发的肛门疾病，好发于20～40岁；男女发病比率受地域等影响，我国统计男多于女，而欧美等调查统计为女性多于男性；老人与儿童少见。成人肛裂的发病率占4%～6%，在就诊的肛肠疾病中占13.9%。肛裂裂损常位于肛门后正中位；也可见于前位，多为单发。由于痛苦重，发病率高，故被列为肛门直肠病的三大主病之一。本病一般属中医学"痔"的范畴。

针灸治疗法

（一）毫针法

1. 取穴　长强、大肠俞、曲池。

2. 操作　采用捣法，用捣法有催气、行气，加强针感，使气流而不去作用。留针30分钟，隔日1次，每10天为1疗程。

（二）挑治法

1. 定位　患者取坐位，暴露腰背部，在第7胸椎以下、骶部以上，两侧腋后线之间的范围内寻找痔点。痔点呈圆形、椭圆形、多角形，略呈灰色或棕褐色，压之不退色。反应点不明显时，可用手掌或酒精棉球在寻找反应点的局部反复摩擦，痔点即可暴露。选择靠近腰骶部的痔点进行治疗，效果更为理想。

2. 操作　痔点选好后，常规消毒，用9号针头挑破痔点皮肤，深0.2～0.3cm，可挑出白色透明纤维样物（黏韧而状如丝线），将其挑断。每点应反复挑治数次，以挑尽纤维样物为好。挑治完毕，再用碘酒或酒精棉球压迫挑治的针眼。每次挑治3～4个痔点，每隔2天挑治1次。

（三）挑切法

1. 定位　患者取胸膝位，肛门局部常规消毒。

2. 操作　局部浸润麻醉，用普通探针自肛裂挑开溃疡面下缘刺入溃疡底1～2cm深，将经溃疡面下的组织挑出溃疡面，挑出的组织约0.4cm粗细，呈血色橡皮筋样，以蚊式血管钳夹住后切断。同时取约0.5cm长组织送病理检查。术后高锰酸钾溶液坐浴1周，酌用甲硝唑。

（四）围针法

1. 取穴　于截石位3、9、12点距肛缘约0.5cm处，加长强穴。

2. 操作　以常规扬刺法，其中长强穴以1%利多因5～10mL加泼尼松龙15～20mg进行穴位注射。Ⅰ度肛裂患儿用手法强刺激，Ⅱ度肛裂、Ⅲ度肛裂多见于5岁以上患儿，用电针，宜留针10分钟左右。每周1次，2次为1疗程。

（五）火錁针法

1. 用具　锶针、铍针、镊子、酒精灯、分叶式肛门镜。

2. 操作　患者取截石位，常规消毒，甩2%盐酸利多卡因作局部麻醉。然后肛门镜涂润滑剂，缓慢插入肛门，充分暴露肛裂病位，旋转肛门镜螺丝使其固定。术者右手持錁针，将针在酒精灯上烧至100℃左右，视肛裂类型，施针而刺。

（1）单纯性肛裂：用火錁针在肛裂处直接灼刺，使组织变为白色即可，观察5分钟，如有出血，再点刺1～2次，用以止血，如无出血，涂烫伤膏，敷料包扎。

（2）溃疡性肛裂：火錁针点灼裂口至灰白色。对赘皮外痔、哨兵痔，左手持镊，夹持赘皮或哨痔顶端拉长，右手持火铍针至基底部1次烙断，割除根治，火錁针封口，涂烫伤膏，敷料包扎。

（3）伴发性肛裂：火錁针将裂口一次性全部彻底点灼成灰白色使其结痂。隐窝炎者，火锃针点灼成灰白色。肛乳头肥大者，左手持镊夹持肛乳头顶端拉长，右手持火铍针至基底部一次性烙断，割除根治，火錁针点灼止血封口。裂痔者，火錁针点灼使其萎缩。皮下瘘管者，火錁针插入瘘管内，烙灼2～3次即可。

3. 针后处理　适当休息2～3天。治疗后切忌暴力强劲大便和蹲厕过久。嘱患者多食水果和粗纤维蔬菜用以缓解大便干燥，每次大便后用1：5 000高锰酸钾溶液或温开水清洗，并涂烫伤膏配合用黄芩、黄连、黄柏、连翘、栀子、大黄各30g，水煎30分钟熏洗肛门。

（六）三棱针法

1. 定位　取截石位，于6点位新洁尔灭常规消毒。

2. 操作　取1%普鲁卡因在6点位局部封闭，待完全麻醉后，取三棱针在6点位近齿线处向外侧下针，针的深度1.5～1cm，每针间距约2mm，下针时听到"咯咯"的声音，且有一种落空感，说明穿透梯膜带，所刺长度2～2.5cm。刺后仍用新洁尔灭消毒，外敷生肌膏，无菌纱布包扎。每日便后用中药明矾洗剂坐浴，外敷生肌膏。

（七）小针刀法

1. 定位　患者取截石位，肛门局部常规消毒铺无菌巾。

2. 操作　采用局部麻醉，取20%利多卡因2.5mL，0.75%布匹卡因2.5mL，亚甲蓝2mL，0.9%生理盐水5mL混合液，在肛缘1.5cm处3、9点位进针，每点注射药2~3mL，并于3、9点位分别向6、12点位注射2~3mL，稍停，轻柔肛门，肛内消毒，待肛门松弛后，左手一指探进肛门，右手持朱氏4号针刀于肛裂处与肛门平行垂直进刀，深度2敷生3cm，切断内括约肌下端与外括约肌连处，这时左手明显感到肛管松弛，此时针刀治疗完毕。

（八）穴位埋线法

1. 取穴　长强。

2. 注线法　穴位及1肛周消毒局麻后，用穿刺针从长强进针，向前上方刺向齿线（范围不超过齿线上1cm），右手涂抹液状石蜡后伸入肛管触摸针尖位置以防止刺入肠腔，当针尖到达黏膜下2~4mm预定深度时，退出食指，拔出针芯，将生理盐水浸泡过的2.5~3cm长1号羊肠线放入针管内，注入肌肉及皮下组织，退针后外盖敷料，如有哨兵痔可一并剪除。术后当日不排便，3日内不得坐浴并服缓泻剂。

3. 穿线法　穴位及肛周消毒局麻后，将1号羊肠线穿于三角针，从穴位一侧刺入，另一侧穿出，双线缝人穴内，两端皮肤距离2.5cm，埋入深2.5~3.5cm。如有哨兵痔、乳头肥大及隐瘘，可在局部麻醉后结扎或剪除。术后用缓泻剂保持糊状大便15天。

第九节　肛管直肠脱垂

肛管直肠脱垂又称脱肛，是直肠黏膜、肛管、直肠和部分乙状结肠向下移位，脱出肛门外的一种疾病。本病可根据直肠壁卷入的程度进行划分，只是黏膜下脱的是不完全脱垂，直肠全层下脱的是完全脱垂，脱垂部分在直肠内是内脱垂，脱出肛门外是外脱垂。临床常分为Ⅰ度脱垂、Ⅱ度脱垂、Ⅲ度脱垂。有调查结果表明本病占肛肠疾病的0.4%~2.1%。发病多见于小儿、老人、经产妇及身体虚弱的青壮年。其发病与年龄及性别有一定关系，直肠黏膜脱垂多见2岁以内的婴幼儿，直肠全层脱垂则多见于40~70岁成年人。男性以40~50岁较多，女性发病高峰多在50~70岁期间，平均年龄为43.4岁。本病一般属中医学"脱肛"范畴。

针灸治疗法

（一）毫针法

1. 取穴　百会、长强、会阳、承山、大肠俞。

2. 操作　穴位局部常规消毒，快速进针。长强针刺时，患者膝胸卧位，从尾骨尖小凹陷处进针，针尖向上与骶骨平行刺入1.5寸深，施捻转补法，使肛门周围均有胀感即出针；百会可配灸法；会阳在长强旁开1.5寸处进针，针尖向下向内刺1.5寸；其他定位均施以捻转平补平泻法。每日1次，6次为1疗程。

（二）温针法

1. 取穴　长强、百会、气海、足三里、三阴交等。

2. 操作　先令患者膝胸卧位，用1.5寸毫针，常规消毒针具及穴位，快速捻转直刺进针0.5~1寸，使针感向肛门方向传导，于针柄处置艾条2~3cm施灸，使热力沿针身传入体内，肛门有向上收缩感疗效更佳，待艾条燃尽出针；常规消毒百会后，以1寸毫针横刺0.3~0.5寸，针尖向前，并施艾条灸，留针20分钟；取气海、足三里、三阴交时，令患者仰卧位，用2寸毫针，均直刺进针1~1.5寸，待有电麻感后针柄置艾条2~3cm施灸，留针20分钟。每日治疗1次，1周为1疗程。

（三）电针法

1. 取穴　百会、长强。

2. 操作　穴位局部常规消毒，针刺得气后，将电针仪输出两端分别夹在针柄上，调整适当的电流量和频率，每次20分钟。每日或隔日1次，10次为1疗程。

（四）半刺法

1. 取穴　主穴取长强，肛周3点、9点，承山，百会，气海，足三里。腹泻者加天枢、止泻穴（脐下2.5寸）；便秘者加支沟。

2. 操作　采用半刺法，选用26号1寸毫针，常规消毒后进行针刺，浅入疾出不留针。每日1次，每周治疗3次。

（五）挑治法

1. 定位　第三腰椎与第二骶椎之间，脊柱中线旁开1~1.5寸的纵行线上，任选一点。

2. 操作　局部常规消毒，将三棱针横向刺入皮肤，挑破皮肤0.2~0.3cm，然后再深入皮下，挑断白色纤维组织，挑尽为止。术后碘酒消毒，敷上无菌纱布，胶布固定。

（六）头针法

1. 取穴　头针足运感区。

2. 操作　用3寸毫针刺头部足运感区，沿皮下向前3.5cm，快速捻转，留针30分钟，留针期间可捻转3~5次。同时加刺长强穴，针刺2~4次。

（七）耳针法

1. 取穴　直肠下段、皮质下、肺、脾、三焦、肛门。

2. 操作　前2穴必取，每次由其余诸穴中任取1～2穴进行针，常规消毒耳郭，快速进针，针刺后施以中度刺激，留针30分钟，每日1次，10次为1疗程。

（八）耳压法

1. 取穴　肺、肾、脾、胃、大肠为主穴，皮质下、健脾、直肠下段、肛门等为配穴。

2. 操作　取王不留行籽贴在0.6cm×0.6cm的胶布块上，用75%的酒精消毒患儿耳郭，并按摩耳部至发红发热，然后对准所取的耳穴，将王不留籽胶布块贴好压紧。先从左耳开始，24小时换耳穴压贴1次。每天压耳穴5～7次，轮换贴压10次为1疗程。

（九）埋线法

1. 取穴　承山、长强、肛门旁开5分3～9点处。
2. 操作　穴位局部常规消毒。局麻后，用1号羊肠线1cm装入9号穿刺针，直刺入穴内2～3cm，推线退针，外盖敷料。15天线1次，3次为1个疗程。

（十）药罐法

1. 制作　选用直径约3cm的竹子，逐节锯断，一端去节做口，端留节做底，做成腰鼓样的圆柱管子2个，与中药升麻、苍术、黄芪、附予、肉豆蔻、诃予各15g，石榴皮、明矾、五倍子、艾叶各20g，加水同煎20分钟。

2. 操作　嘱患者俯卧，迅速从药汁中取出药罐，用毛巾擦去罐口的沸水，趁热拔在腰俞、长强穴位上，留罐10分钟取下。每日上、下午各拔1次，9天为1疗程。治疗期间忌食生冷油腻食物，预防感冒、咳嗽，保持大便通畅，禁止蹲位排便。

（十一）艾灸法

1. 取穴　百会、胃俞、长强、承山；神阙：气海、横骨、足三里。
2. 操作　两组穴位交替使用，每次1组。每穴用艾炷隔姜灸5～7壮，每日1次，5次为1疗程。

（十二）梅花针法

1. 定位　充分裸露腰骶部，取督脉和膀胱经，常规消毒。
2. 操作　医者持梅花针坐在患者一侧，沿督脉、膀胱经由上至下进行中、强度刺激叩刺，以局部皮肤微出血为度，然后用消毒棉球擦干局部血液。每日1次，7次为1疗程。

（十三）小宽针法

1. 取穴　长强。
2. 操作　患者膝胸卧位，助手以两手分开臀部，暴露长常穴，常规消毒后，医者用左手按压穴位，右手迅速进针0.5～1寸，得气后快速出针，并以消毒棉球按于穴位。

（十四）注射疗法

1. 常用药物

（1）脱肛液：明矾6g，枸橼酸钠1.5g，普鲁卡因2g，加水至100mL，加热溶化，高压灭菌备用。

（2）4%～8%明矾液：明矾4～8g，枸橼酸钠1.5g，加水至100mL，制法同上。

（3）5%鱼肝油酸钠。

（4）5%～10%苯酚甘油。

（5）消痔灵注射液：作用机理与6%明矾注射液相同，使用方法相同，但比明矾更稳定，更安全，一般采用1∶1浓度，用量60～80mL。

（6）收固注射液：成人为氯化钙6g，氯化铵1.5个，普鲁卡因0.25g，注射用水100mL，儿童为氯化钙4g，氯化铵1g，普鲁卡因0.25g，注射用水100mL。将上药依次溶解，过滤，消毒。

（7）矾连液：明矾6g，黄连2g，甘油20mL，枸橼酸钠1.5g，普鲁卡因11g，注射用水加至100mL。

（8）291-4枯痔液：枯矾60g，黄连35g，雄黄、赤石脂、血竭各26.8g，朱砂8.9g，盐酸普鲁卡因20g，注射用水加至1 000mL。

2. 黏膜下点状注射法　取蹲位、侧卧位或截石位，一般不用麻醉。嘱患者加大腹压排出脱垂的直肠黏膜，用0.1%新洁尔灭消毒肠腔，以1～2把鼠齿钳固定脱出的黏膜，由齿线上0.5cm部位起进针，点状将药液注射于黏膜下层，每点注药0.1～0.5mL，点距0.5～1.0cm。在脱出直肠黏膜下均匀注射，使环状着药后，将脱出直肠送入肛门内，放置氯己定痔疮栓，外用纱布加压覆盖固定。术后服用抗生素，控制排便5～7天。

3. 黏膜下条状注射法　体位、消毒及术前处理同点状注射。不同点是用长针头进针直肠黏膜下层后，从上向下，边注药，边退针，在黏膜下层条状注入药液，一般可注药3～5条，使形成几条使黏膜与肌层黏连固定的条柱，不复脱出。

4. 直肠周围注射法

（1）术前准备：全面检查患者全身情况及直肠脱出的长度、大小及肛门括约肌功能。术前，3小时温盐水1000mL清洁灌肠。肛门局部备皮。

（2）体位、麻醉及无菌要求：患者取截石位。肛门局部碘酒、酒精消毒。直肠内0.1%硫柳汞消毒。用0.5%～1%普鲁卡因在截石位3点、6点、9点肛缘处作浸润麻醉，麻醉深度宜在提肛肌以下。提肛肌以上不麻醉，是为了观察当药液注入骶骨直肠间隙和直肠后间隙，患者有无异常感出现。如当药液注入骨盆神经丛或骶神经，则会出现腿痛、骶骨痛、下腹部疼痛，则应更换注射部位。本操作应有严格无菌要求，除器械严格消毒外，还需准备3副手套，以便更换操作中被直肠内容物污染的手套。注射用3根22号腰穿针头，在操作台单独放置，严防污染。

（3）操作要点：直肠周围高位注射法是经直肠外将药液注入两侧骨盆直肠间隙及直肠后间隙，使直肠高位与周围组织——两侧直肠侧韧带及前筋膜，通过药物所致的无菌性炎症，产生纤维化，使直肠与周围组织粘连固定。

右侧骨盆直肠间隙注射：在截石位9点肛门皮缘外1.5cm处，先用7.5cm腰穿针作皮下穿刺，经肛门外括约肌至提肛肌，当通过提肛肌有落空感时，即进入骨盆直肠间隙。此时，用左手食指伸入直肠壶腹，触摸针尖部位，证实针位于直肠壁外侧，未穿通直肠时，再将腰穿针全部刺入，并用手紧压针柄，针全长7.5cm，加可深入1cm，约进入8.5cm。在准确定位后再将药液注入骨盆直肠间隙。注药时应边退针，边注药，使呈扇形均匀分布。一侧总量为10～18mL。左侧骨盆直肠间隙注射：更换腰穿针头及手套后，依前法，在右侧截石位3点处穿针定位并注药。直肠后间隙注射：更换穿刺针头及手套。在肛门与尾骨间皮肤中点穿刺，针刺沿骶骨曲进行。为使穿刺部位正确，用另一手食指伸入直肠壶腹引导，针进入6～7cm。证实针头未穿通直肠壁、未穿入骶骨前膜，活动于直肠壁后，即表示已达直肠后间隙。方可边退针，边注药。注药量为5～7mL。以上3个部位总量在25～45mL。

5. 直肠双层注射法　适用于继发性直肠全层脱垂。术前准备同前。患者体位、消毒、麻醉进针选择点及注射方法，均与直肠周围注射法相同。在每点注射完毕，将针尖退至齿线平面，刺入直肠黏膜下层，其注药方法与直肠黏膜下条状注射相同。注射完毕后局部消毒，外盖无菌纱布，胶布固定。

6. 注意事项　注射疗法最严重的并发症是术后感染，一旦发生术后感染，轻则形成高位直肠间隙脓肿或黏膜下脓肿，重则并发脓毒血症，可危及生命。所以术前、术后均应给予抗生素预防感染。为防止感染应注意以下几点。

（1）严格无菌操作，注射完每一步后都需要更换手套。

（2）正确掌握操作方法，要反复熟悉肛管直肠及其周围组织的解剖，注意绝不能将药液注入肠壁肌层、骶前筋膜和腹腔内，不能刺穿肠壁，这是防止感染的关键。

（3）药液要严格消毒，选用合理浓度，一般以低浓度、大剂量为宜，高浓度易引起坏死、感染和大出血。

（4）术后应控制排便5～7天，第1次排便如排除困难则用温盐水1 000mL灌肠。

第十节　慢性前列腺炎

慢性前列腺炎为男性泌尿系统常见多发病，包括慢性细菌性前列腺炎和慢性非细菌性前列腺炎。近年来其发病率迅速上升，逐年提高，并且发病年龄不断地趋于年轻化，据统计，35岁以上的男子有10%～20%患有本病。本病一般属中医学"精浊""淋浊""白浊"等范畴。

针灸治疗法

（一）毫针法

1. 取穴　以取膀胱经及任脉穴为主，配合脾肾经穴。主穴取小肠俞、膀胱俞、脾俞、次髎、关元、中极，配穴取阴陵泉、三阴交、太溪。实证加曲骨、外关，虚证加肾俞、足三里。

2. 操作　患者俯卧位时所取穴用28号2.5寸毫针，进针2～2.5寸。患者仰卧位时所取穴用30号1.5寸毫针，进针0.5～1.0寸。实证进针得气后用泻法，虚证用平补平泻法。留针30分钟，每日1次。每次主穴、配穴3～4个交替选用。每10天为1个疗程，疗程间休息3～5天。

（二）温针法

1. 取穴　肾俞（双）、大肠俞（双）、秩边（双）、中极、关元、三阴交（双）、会阴两旁（前列腺点）、水道、气海。

2. 操作　患者取仰卧位，皮肤常规消毒后，会阴两旁用28号毫针直刺1.5寸，从阴囊与腹股沟中点进针，向内斜刺45° 1.0～2.0寸深，以阴囊四周有酸胀感为度；关元穴用30号毫针，向下斜刺65° 1.5寸深，以酸胀感达阴茎跟部为佳；再用30号毫针直刺水道、气海等穴，用提插或捻转手法。得气后取20cm纯艾条套装在针柄上点燃，温灸3壮。留针20分钟，每日1次，10次为1个疗程，疗程间休息5日。

（二）电针法

1. 取穴　中极、关元、归来、足三里、三阴交、太冲；肾俞、气海俞、次髎、阴陵泉、三阴交、太溪。

2. 操作　两组穴位交替使用，排空小便后，平补平泻法，得气后接G6805电针仪，选用疏密波。留针30分钟，隔日1次，15次为1疗程。

（四）芒针法

1. 取穴　秩边、水道、气海、关元。肾虚腰痛者加肾俞；气海俞；阳痿、遗精、早泄者加三阴交、太溪；食少便溏，身重肢冷，大便秘结者加大椎、丰隆。

2. 操作　秩边透水道，采用直刺深透。患者取俯卧位或侧卧屈膝位，选用30号芒针，刺至5～6寸许，有针感缓缓放散至尿道，是谓得气，然后进行弹搓手法使针感加强。气海、关元刺3～5寸深，以捻转泻法令气至病所。肾俞、气海俞，针尖刺向椎体横突，进针1.5～2寸。三阴交向上斜刺45°角，令针感从小腿升至大腿内侧，得气后行捻转补法。丰隆行捻转泻法。大椎直刺0.5寸，施以捻转泻法。

（五）刺血法

1. 定位　督脉、夹脊穴。

2. 操作　以第五腰椎棘突为中心，上、下、左、右各1寸为针刺区。患者取俯卧位，暴露针刺区，常规消毒后，医者右手持宽约1.2mm、厚约0.5mm的剑形特制钢针，左手捏起皮肤，按先督脉、后夹脊穴的顺序，快速刺入约1cm后出针，然后加拔火罐20分钟，使其充分出血。5天治疗1次，6次为1疗程。

（六）穴位埋线法

1. 取穴　寒滞肝脉型取关元、曲泉、太冲；湿热下注型取中极、阴陵泉、三阴交；肾阴虚型取肾俞、关元俞、关元、三阴交、太溪；肾阳不足型取命门、肾俞、关元、太溪、阴谷。血尿加血海；尿路刺激症状重加水道；遗精加精宫；盗汗加阴郄；五心烦热加间使；滑精加归来、曲骨；浮肿加水分、足三里；前列腺肥大加气海、关元、三阴交、阴陵泉、会阴。

2. 操作　穴位消毒局麻后，用9号穿刺针装入羊肠线，刺入穴内。腹部穴位针尖向下斜刺，注入1号羊肠线1.5cm；背部穴位直刺，注入0号羊肠线2cm；四肢穴直刺，注入2号羊肠线1cm。15天埋线1次，5次为1疗程。

（七）穴位注射法

1. 取穴　会阴、曲骨、中极、关元、气海、长强。

2. 药物　选用曲克芦丁针60mg1支，维生素B_1针100mg 1支，维生素B_{12}针0.5mg 1支，2%利多卡因少许。

3. 操作　用10mL针管吸取上述药液，选用5号牙科长针头。每次选取2~3穴，穴位注射后用TDP照射40分钟。隔日治疗1次，或每周治疗2次，10次为1个疗程。

（八）耳针埋穴法

1. 取穴　主穴取前列腺、尿道、内分泌、耳尖、屏尖；配穴取内生殖器、盆腔、睾丸、神门、心、肾。主穴每次必取，腰骶部痛、会阴部痛配盆腔、肾，睾丸痛配睾丸，失眠配神门、心、肾。

2. 操作　用探测仪或探针点压法精确找出耳穴反应点，涂上标记。碘酒及酒精常规消毒，用经碘酒浸泡过的无菌30号揿针快速刺入穴位；胶布固定。每次取单耳，观察2天；如自我症状明显减轻，前列腺部位有轻松舒适感，留针7天为1疗程，换另一耳。如3日内无效，应重新选穴埋针。

3. 注意　严格消毒，防止感染；埋针耳部不要被水浸湿；耳郭有炎症者不宜埋针；忌烟酒和刺激性食物；尽量避免同房。

（九）耳穴贴压法

1. 取穴　肾、膀胱、肾上腺、皮质下、三焦、神门、内分泌、肝俞。

2. 操作 用75%酒精将耳郭脱脂去污,将王不留行籽粘在医用氧化锌胶布上,贴于上述耳穴并保留,嘱患者每日用手按压每个穴位3次,每次每穴按压10下,向中心方向转动。两耳同时贴压。每周更换3次,4周为1疗程。

（十）穴位点灸法

1. 取穴 中极、冲门（双）、肾俞（双）；气冲（双）、命门、曲骨、会阴。两组穴交替使用,并随症加减,回选阿是穴。

2. 操作 在穴位上盖一层薄纸,将点燃的药绳（用长30cm,直径0.5cm的苎麻绳与生川乌、生草乌、生马钱子各10g；生南星、生半夏、闹羊花、制乳香、制没药、牛蒡子、桔梗、柴胡、白芷、桂枝、肉桂、杜仲各20g,一起加水适量煮1小时,将麻绳取出阴干备用）靠近在纸上,用包有厚纸或厚布的右手拇指突然快速压向点燃点的药绳,使药绳与隔纸、穴位三者接触,这时药绳火焰压灭,患者有痒感。10天左右痂皮脱落（该处20天后可重复使用）,有时有色素沉着,一般数月后可消失,从未发生局部感染。每半月1次,3次为1个疗程。

第十一节 前列腺增生症

由于前列腺组织良性增生压迫后尿道,所产生的一系列症状,即称为前列腺增生症,又称前列腺肥大、前列腺瘤、前列腺瘤样增生等。是老年男性的常见多发病,始发于40岁,高发于50～70岁。本病的发生可能与种族、地区有关,如欧美较亚洲高,好发于高加索、犹太民族和美洲黑种人。近年来,随着对本病认识的逐步提高和诊断技术的不断改进,其发病率有明显上升趋势。本病一般属中医学"癃闭""癥积"等范畴。

针灸治疗法

（一）毫针法

1. 取穴 肾阳虚型取肾俞、膀胱俞、中极,关元、阳陵泉、太溪；肝肾阴虚型取肾俞、膀胱俞、肝俞、中极、三阴交、复溜、太冲；脾肾阳虚型取肾俞、脾俞、膀胱俞、气海、中极、足三里、三阴交；肺肾气取肾俞、肺俞、膀胱俞、中极、气海、足三里、中府。

2. 操作 肾阳虚型肾俞、膀胱俞、中极、关元针刺补法,得气后加灸；阳陵泉、太溪针刺补法,得气后留针,出针用补法。肝肾阴虚型肾俞、膀胱俞针刺用补法,得气后留针；肝俞、中极、三阴交、复溜先补后泻,针刺留针；太冲用泻法,不留针。脾肾阳虚型肾俞、脾俞、膀胱俞、气海、中极、足三里先用针刺补法，得气后加温针灸；三阴交用针刺补法，得气后留针，用补法出针。肺肾气虚型肾俞、肺俞、膀胱俞、中极、气海、足三里针刺用补法，得气后加灸；中府针刺用补法，得气后留针，补法出针。

（二）温针法

1. 取穴　主穴取肾俞、次髎、膀胱俞、会阳、秩边，配穴取三阴交、关元。

2. 操作　每天1次，每次选取6个穴位，交替使用。对选取穴位常规消毒后，以32号1.5寸毫针针刺，得气后留针15分钟，主穴灸盒艾灸（会阴、秩边只刺不灸）。配穴视患者情况行补泻手法。1个月为1疗程。

（三）电针法

1. 取穴　次髎、会阳，均取双侧。

2. 操作　次髎穴的位置在以髂后上棘与脊柱连线为边长，向下作一等边三角形的顶点，按之有明显的凹陷，用3～4寸毫针沿第二骶后孔向斜下刺入，使局部有沉重胀及放电感，可见会阴部肌肉收缩；会阳穴在尾骨端两旁，距督脉0.5寸，用2.5～3寸毫针向外下方刺入2～2.5寸，使局部产生酸胀痛感，并可见肛周肌肉不自主收缩。将电针两极分别接于双侧次髎、会限定盼针柄上，用疏密波，频率为10～20 Hz，调整电流至能耐受为度，持续电针刺激20～30分钟。每周5次，2周为1疗程。

（四）芒针法

1. 取穴　肾俞、前列俞、足三里、三阴交。

2. 操作　患者俯卧位，前列俞用28号5寸毫针向内下斜刺4寸左右，行捻转补法，使针感放射至尿道口、会阴及大腿内上侧；肾俞、足三里直刺1寸左右，行捻转补法；三阴交直刺1寸左右，行捻转泻法。其间10分钟运针1次，留针30分钟。每天1次，10天为1疗程，疗程间隔2～3天。

（五）火针法

1. 取穴　会阴、曲骨、三阴交、肾俞。

2. 操作　局部常规消毒，用细火针在酒精灯上烧至通红，迅速点刺上穴。隔日1次，7次为1疗程。

（六）头针法

1. 取穴　双侧泌尿生殖区。

2. 操作　局部常规消毒，用1.5寸毫针沿皮下斜刺向后顶部，与正中线平行，进针1寸左右，得气后，捻针3分钟，留针30分钟，其间行针1次。每日1次，10次为1疗程。

（七）耳针法

1. 取穴　膀胱、尿道、交感、外生殖器、肾、三焦。

2. 操作　每次选2~3穴，局部严格消毒，选用0.5寸毫针直刺0.2~0.3寸，得气后留针30分钟，其间行针1次。每日1次，10次为1疗程。

（八）针挑法

1. 取穴　选取双侧肾俞、膀胱俞、秩边穴。

2. 操作　穴位局部常规消毒后，取特制针挑针，针尖横贴皮肤平刺，挑起肌纤维前后及左右摇摆约1分钟，并将纤维丝挑断，在原针口下针再挑，每穴挑治约15分钟。挑口严格消毒，盖无菌料。每周1次，3次为1疗程。

（九）小针刀法

1. 定位　患者取截石位，会阴部常规消毒。

2. 操作　术者戴无菌手套，站在患者左侧操作。用2%利多卡因在会阴部中点做浸润麻醉后，左手食指做肛门指诊确定前列腺增生的大小、深度和进针的方向，对小针刀起引导作用；左手持小针刀进针，经皮肤、皮下及生殖膈膜，此时食指可感觉到小针刀位置而引导刺入前列腺包囊，然后以纵形、横形切开包囊"十"字形，认为外科性包囊被切开，进针阻力减低为止，即可出针。针眼有少许出血，一般自行停止，若出血较多，可压迫止血，贴创可贴。

（十）电磁针法

1. 取穴　第一疗程取中膂俞、委阳；第三、三疗程取会阴旁、三阴交。脾肾阳虚加命门，肾阴虚加太溪，中气不足加足三里，湿热下注加阴陵泉，痰凝瘀阻加丰隆、血海。

2. 操作　患者取伏卧位或侧卧位均可，穴位常规消毒后，取长针直刺中膂俞深达5~7寸，以患者下腹部、外阴部及龟头部有酸、麻、胀、抽感为准；会阴旁穴位于会阴，左右各旁开0.5寸处，取2.5~3寸毫针向会阴穴深部方向斜刺1.5~2寸，针尖可刺入前列腺体，患者在前列腺、睾丸及会阴部往往有针感。上述二穴有针感后，在左右侧针柄上分别放置直径为1cm，厚度为0.2cm，强度为2 000高斯的N极和S极磁片各1块，再用全能脉冲电治疗仪输出线终端的小夹固定，以频率70~80次／分钟，疏密波的电脉冲刺激。其他穴位不加磁片和电脉冲，按常规针刺方法操作，虚证用补法，虚中挟实用平补平泻法。每日1次，每次30分钟，10次为1疗程，疗程间休息3~7天。

（十一）激光照射法

1. 取穴　主穴取次髎、白环俞；气滞血瘀加中都、三阴交，肾气不足；肾阳亏虚加命门、关元、肾俞，湿热下注加阳陵泉、中极。

2. 方法　采用波长6328A，输出功率2.5mW，光斑直径2mm的激光针。根据循经取穴的原则，进行穴位照射治疗。每天1次，10天为1疗程。

（十二）艾灸治疗法

1. 取穴　气海、中极、会阴。

2. 操作　用清艾条在气海、中极穴上施以温和灸，并在两穴间慢慢移动15~20分钟，会阴穴施以雀啄灸15分钟。每日1次，10次为1疗程。

第十二节　血栓闭塞性脉管炎

血栓闭塞性脉管炎是比较常见的周围血管疾病，为进行缓慢的动脉和静脉节段性炎症性病变，主要侵袭四肢，尤其是下肢的中小动脉、静脉，极少数发生于脑、心、消化道等处的血管。由于全层血管炎症，血管内膜增生，血栓形成，以致血管腔闭塞，导致肢体严重缺血，最后发生肢体坏疽。本病多见于体力劳动者，男性多于女性，多数患者为20~40岁青壮年，寒冷季节多发。本病一般属中医学"脱疽""脱痈"等范畴。

针灸治疗法

（一）毫针法

1. 取穴　按局部取穴与远距离取穴相结合的原则。局部取穴以患肢踝关节周围为主，主要有复溜、太溪、中封、商丘、大钟、昆仑、丘墟、照海、申脉、通谷、仆参、金门、水泉、侠溪、内庭、太冲、八风、气喘等；远距离取血海、足三里、委中、委阳、条口；跗阳、光明、承山、腰俞、阳关、肾俞、十七椎、阳陵泉透阴陵泉、悬钟等。

2. 方法　根据"实则泻之，虚则补之"的理论原则，在治疗上局部近距离取穴时，多用泻法，得气后，捻转角度大，频率快，用力略重些，即所谓"捻转泻法"；并在出针时摇大其针孔，略使针孔出血，即所谓"开合泻法"。以先浅后深，重插轻提，提插幅度小，频率慢，少捻转，出针快，即所谓"疾徐补法"，以助阳扶正。因血栓闭塞性脉管炎大多属"阳虚寒凝"，根据"寒则留之"的原则，留针时间宜长，一般每次留针20~30分钟。每隔1~2天针1次，10次为1疗程。

（二）温针法

1. 取穴　经渠、血海、阴陵泉、三阴交、足三里。

2. 操作　穴位局部常规消毒后，选1.5寸毫针快速进针，得气后以捻转补法，用寸许艾条套在针柄上点燃，在进针部位垫以硬纸片，并根据患者耐受情况适当加减纸片厚度，艾条燃尽后留针20分钟。每日1次，15次为1疗程。

（三）电针法

1. 处方　上肢常取曲池、内关、合谷透后溪，下肢取足三里、三阴交或阳陵泉，并可配太溪、血海、委中、承山、飞扬等。

2. 操作　每次取2~3穴，常规针刺，频率以快为佳，电流以强为好。每日或隔日1次，每次30~60分钟。10~15天为1疗程，疗程间休息3~5天。

（四）挑刺法

1. 定位　在患侧背部第3、4、5腰椎旁，距脊中线1~3cm处，如有色素沉着点更好，如无可靠中靠下。

2. 操作　常规皮肤消毒，用三棱针刺入约0.2cm啪，可见白色纤维组织，挑刺时患处可有酸麻发热感，挑刺后用消毒纱布覆盖。痛甚者隔3~4日可重复1次，一般1周1次即可。

（五）耳针法

1. 取穴　以交感、神门、心、肾、皮质下、内分泌为主，配以肺、肝、脾及相应部位如膝、踝、肘、腕等。

2. 操作　局部常规消毒，进针后采用强刺激手法，留针1~2小时，每30分钟捻转1次。

（六）三棱针法

1. 取穴　委中、委阳、足临泣。

2. 操作　以上穴位每次选用1个，局部消毒后，刺入小静脉内，使其自然出血，血止后可加拔火罐。完毕后用消毒干棉球揩尽血液，并在创面擦以碘酊。每周1次，3次为1疗程。

（七）辨证针刺法

1. 取穴　寒湿证选，1组穴位，经渠、血海、阴陵泉、三阴交、足三里、上巨虚、下巨虚、太渊，均取双侧；血瘀证选2组穴位，经渠、列缺、尺泽、血海、足三里、膈俞、上巨虚、下巨虚，均取双侧，热毒证选3组穴位，太溪、复溜、列缺、尺泽、鱼际、经渠、血海、阴陵泉，均取双侧；气血两虚证选4组穴位，经渠、列缺、鱼际、尺泽、阴陵泉、足三里、上巨虚、血海，均取双侧；肾虚证选5组穴位；尺泽、经渠、膻中、膈俞、阴谷、太溪、三阴交、血海，均取双侧。

2. 操作　按上述5组穴位分别操作。1组温针，行捻转补法，每日2次，每次40分钟，灸太渊9壮；2组行平补平泻法，每日2次，每次15分钟；3组行提插泻法，每日3次，每次20分钟；4组行捻转补法，每日1次，每次60分钟；5组行捻转补法，每日1次，每次60分钟。

（八）穴位埋线法

1. 取穴　心俞、膈俞、阳陵泉、三阴交、悬钟。

2. 操作：用注线法。用1号羊肠线2cm，装于9号穿刺针内，刺入穴内，背俞穴斜向脊柱，余穴直刺2.5～3cm，推注羊肠线。10～15天埋线1次，5次为1疗程。

（九）穴位注射法

1. 取穴　上肢取曲池、内关、处关，下肢取足三里、三阴交、绝骨。

2. 药物　丹参注射液4mL，白花丹参注射液4mL，当归注射液4mL，维生素B_1 100mg，维生素B_{12} 0.5mg，654-2 10～20mg，50%过山蕨注射液4mL。

3. 操作　根据病情选用以上药物中的1～2种，取患肢2～3个穴位交替轮流注射，每日1～2次，15～30次为1疗程。

（十）灸法

1. 取穴　血海、足三里、解溪为主穴，冲脉、照海、三阴交、太溪为配穴。

2. 操作

（1）艾条灸：将艾灸条点燃，对准施灸穴位，距0.5～1寸进行上下左右移动熏灸，使局部有温热感而无灼痛，一般1次灸5～10分钟。

（2）隔蒜（或姜）灸：将鲜大蒜（或生姜）切成约1cm厚薄片，中间用针刺数孔，置于施术穴位上，再放艾炷灸之。

（3）附子饼灸：用附子粉末和酒，做成一分硬币大小的附子饼，中间用针刺数孔，置于施术穴位上，再放灸炷灸之。

第十三节　雷诺病

雷诺病又称"肢端动脉痉挛症"，是血管神经功能紊乱所致的肢端小动脉痉挛性疾病，因1862年Maurice Raynaud首先描述此病，又于1874年进一步报道本病，故称为雷诺病（Raynaud disease）。本病的临床特征表现为：受寒冷刺激，或因情绪激动，或于精神紧张时指（趾）端皮肤首先苍白，继而发绀，最后潮红，此即雷诺氏征。如不继发于他疾的即称为雷诺病。若由麦角中毒、气锤病、结缔组织病、冷凝集素增多症或冷球蛋白血症等所致者，以及各种使臂丛神经和锁骨下血管受压的疾病所引发的，称为雷诺现象。有学者主张将雷诺病和雷诺现象称为雷诺综合征。本病多发于女性，尤其是神经过敏者，男女比例为1∶10，发病高峰年龄在20～30岁。本病一般属中医学"血痹""痛痹""寒痹""脉痹""厥证""阴疽""肢端青紫症"等范畴。

针灸治疗法

（一）毫针法

1. 取穴　上肢取曲池、内关、外关、合谷；下肢取足三里、阴陵泉、阳陵泉、三阴交。

2. 操作　穴位局部常规消毒，进针后，以强刺激手法提插捻转，留针30分钟。每日1次，15次为1疗程。

（二）温针法

1. 取穴　上肢取阳弛、八邪、合谷、外关、曲池，下肢取八风、太冲、足临泣、解溪、足三里。病发于手指者取上肢穴，病发于足趾者取下肢穴，病发于手指和足趾者同时取上下肢穴。

2. 操作　皮肤常规消毒后，取28号1.5寸毫针，分别常规刺入所选穴位，针刺得气后，切艾条寸许若干段，置于诸穴针柄上，点燃之后徐徐燃烧，待自行熄灭。为避免艾段散落灼伤皮肤，可剪一圆形纸片中留小孔，预先套在针身覆盖在皮肤上。每日1次，每次留针30分钟，16天为1个疗程。

（三）电针法

1. 取穴　采用患侧循经取穴与局部取穴相配合，上肢取曲池、手三里、外关、合谷，八邪、十宣点刺放血；下肢取足三里、三阴交、解溪、太冲，八风、十宣点刺放血。

2. 操作　以28号毫针进针得气后，将G6805型电针治疗仪的一极接到曲池（足三里），另一极接到外关（三阴交）或合谷（解溪、太冲）。采用连续波；频率60次／秒左右，电流强度以患者耐量为度，留针30分钟。每日1次，10次为1疗程，疗程之间间隔3天。

（四）烧山火针法

1. 取穴　患者仰卧，取双侧曲池、外关、阳陵泉、绝骨四穴。

2. 操作　以30号针灸针针刺，先刺曲池、阳陵泉，以三进一退烧山火手法行针2～3分钟，患者觉针下有温热感为度，随着针刺的增加，温热感渐扩散；后刺外关、绝骨，行平补平泻手法，留针40分钟，其间行针1次，刺后无温热感者配合温针灸，每日1次。

（五）夹脊针刺法

1. 取穴　主穴取相应节段的夹脊穴，即颈5～胸1夹脊穴、腰1～骶2夹脊穴；配穴取外关、合谷、后溪、足至里、太溪、太冲、侠溪。

2. 操作　常规针刺后，用泻法。每日1次，留针30分钟，10次为1疗程，休息3日后再行下一疗程。

（六）透刺艾灸法

1. 取穴　上肢取合谷透后溪、外关透内关、曲池透少海；下肢取阳陵泉透阴陵泉、悬钟透三阴交。艾灸取定中脘、关元、足三里、涌泉。

2. 操作　常规操作，针法与灸法同时进行，针用泻法，留针30分钟，灸穴接多功能艾灸仪，温度调至40℃左右，每穴灸30分钟。每日1次，10次为1疗程。

（七）穴位埋线法

1. 取穴　上肢取外关、合谷、中渚；下肢取三阴交、行间、足临泣。寒邪阻络型取外关、八邪、三阴交、八风；脾肾阳虚型取脾俞、肾俞、关元、曲池、足三里；气滞血瘀型取曲池、外关、合谷、中渚、血海、三阴交、行间、侠溪。

2. 操作　用注线法。穴位消毒局麻后，用装有0号羊肠线1～2cm的9号穿刺针，直刺入穴内2cm，注入羊肠线，外盖敷料。15天埋线1次，3次为1疗程。

（八）穴位注射法

1. 取穴　上肢取曲池、内关、外关、合谷；下肢取足三里、三阴交、悬钟。

2. 药物　丹参注射液4mL，当归注射液4mL，维生素B_1 100mg，654-2 10～20mg，血管舒缓素10 U。

3. 操作　根据病情选用以上药物中的一种，取患肢2个穴位，交替轮流注射，每日1～2次，15次为1疗程。

（九）头针法

1. 取穴　血管舒缩线（即肿胀线）、运动区上肢部分（若病在足趾，则取下肢部分）。

2. 操作　常规消毒后，选28号2寸毫针与头皮成30°夹角进针，得气后留针30分钟，每10分钟行针1次。每日1次，10次为1疗程。

（十）耳针法

1. 取穴　指、趾、腕、踝，神门、交感。

2. 操作　电针或毫针刺法，每日1次。疼痛甚者可用埋针法，长时间留针，每日按压5次以加强针感。

（十一）耳压法

1. 取穴　双耳热穴、皮质下、交感、心、肺、耳大神经点、右肝、左脾、指。

2. 操作　常规操作，耳穴上贴以黄荆子，并施以手法，使患者感到耳郭发热，并传至肩背、胸部、双手指为宜。每3～5日1次，每次20分钟，5次为1疗程。

（十二）艾灸法

1. 取穴　病在上肢取少泽、前谷、关冲、腕骨、液门、阳池、中冲、劳宫；病在下肢取至阳、束骨、足临泣。

2. 操作　选准以上穴位后，点燃艾条，置于距穴位2～3cm处艾灸，以局部发红、发热且患者感到舒适为度。对特别感到麻冷的部位重灸。每日1次，15次为1个疗程。

第十四节　红斑性肢痛症

红斑性肢痛症是一种自主神经功能紊乱引起阵发性血管扩张性疾病。本病多见于20～40岁的青年男女，散发型多见于男性，流行暴发者女性占绝大多数。我国一般南方地区多见，多发生在严寒天气突然转暖时。本病一般属中医学"热痹""瘀证"等范畴。

针灸治疗法

（一）毫针法

1. 取穴　大椎、曲池、太渊，上肢加外关、合谷，下肢加足三里、太冲，湿热内阻加外关、阴陵泉，气虚湿阻加阴陵泉、足三里、三阴交。

2. 操作　随症选穴，常规消毒后，进针得气行提插捻转之泻法，每10分钟行针1次，留针30分钟。每日1次，10日为1疗程。

（二）电针法

1. 取穴　行间（双）、侠溪（双）、百会。

2. 操作　常规手法进针后，以"龙虎交战"之手法泻之，然后接通电针治疗仪，用连续波通电20分钟。每日1次，7次为1疗程。

（三）温针法

1. 取穴　三阴交、太溪、太冲。

2. 操作　穴位常规消毒，选28号1.5寸毫针进针，三阴交直刺0.5～1寸，太溪直刺0.5～0.8寸，太冲直刺0.5～0.8寸，得气后行捻转泻法。用艾条制成1.5cm左右的艾条段，将艾条段置于针柄上点燃，燃尽再燃一段，如此更换3次，在进针部可垫上硬纸片以防灼伤。每日1次，10次为1个疗程。

（四）芒针法

1. 取穴　太冲、涌泉。

2. 操作　穴位局部常规消毒后，选6号芒针在太冲进针，进针方向指向涌泉，不做大幅提插，针尖不可伸出足底。得气后行捻转手法，留针20分钟，中间行针1次。隔日1次，10次为1疗程

（五）足针法

1. 取穴　风热型主穴取陷谷、冲谷；配穴取足十趾尖、厉兑、内庭、然谷、足通谷、金门、清金、宣白。湿热型主穴取足窍阴、太冲；配穴取公孙、中焦、八风、承敦、下谷、内庭。血热毒型主穴必取足十趾尖、上八风；配穴取太冲、涌泉、然谷、足中平、足临泣、至阴、足窍阴、大敦。

2. 操作　风热型陷谷、厉兑、内庭呼吸泻法；然谷、金门、宣白捻转泻法；清金平补平泻；冲谷隔大蒜片灸1～3壮，以红晕为度。湿热型足窍阴、大敦、内庭捻转泻法；中焦、下谷呼吸泻法；公孙、太冲平补平泻，八风点刺出血。血热毒型足十趾尖、足窍阴、至阴呼吸泻法，其中足十趾尖点刺出血，太冲、涌泉、足中平、上八风捻泻法；大敦点刺出血；然谷、足临泣平补平泻。

（六）耳压法

1. 取穴　心、脾、肾上腺、痛点。

2. 操作　耳郭常规消毒后，选准以上穴位及痛点，以王不留籽按压于穴位及痛点上，再贴以适当大小胶布固定。嘱患者治疗期间每日揉按数次，以耳郭发红发热为度。每3日换药1次，5次为1疗程。

（七）耳针法

1. 取穴　交感、神门、皮质下、心、指、跖。

2. 操作　常规消毒，针刺后强刺激，久留针，每隔3～5分钟加强刺激1次或加脉冲电流刺激，每次通电30～60分钟。亦可采用埋针，冬季5～7天，在埋针期间不断加压。

（八）电耳针法

1. 取穴　第一组取交感、神门；第二组取皮质下、心。

2. 操作　两组交替采用，针刺后留针，加用脉冲电刺激，每次30～60分钟，每日1次，10次为1疗程。

（九）三棱针法

1. 取穴　十宣、足趾井穴。

2. 操作　穴位局部严格消毒后，用三棱针刺，动作要快，刺后挤1～2滴血，用干棉球揩尽，然后擦以适量碘酊。每次选1～2穴，每日1次，10次为1个疗程。

（十）皮肤针法

1. 取穴　发绀部位。

2. 操作 局部严格消毒后，用皮肤针叩刺，以局部微微有渗血，用干棉球揩尽后擦以碘酊。每日1次，10次为1个疗程。

（十一）穴位埋线法

1. 取穴 下肢取足三里、太冲、悬钟；上肢取曲池、合谷、内关。食欲不振加脾俞、胃俞，神烦少寐加心俞、神门。

2. 操作 用注线法。穴位消毒局麻后，将1号羊肠线1.5cm装入9号穿刺针，刺入穴内1.5~2cm，施以中等刺激，推线退针，外盖敷料。15天埋线1次，3次为1疗程。

（十二）穴位注射法

1. 取穴 上肢取曲池、外关、合谷；下肢取足三里、太冲。

2. 操作 穴位局部严格消毒后，以5mL注射器配6号针头，上肢穴位抽取维生素B_{12} 4mL，进针得气后缓慢将药推入，曲池、外关各1mL，合谷0.5mL。下肢穴位抽取维生素B_1 2mL，进针得气将药缓缓推入，足三里1.5mL，太冲0.5mL。出针后用干棉签压针孔片刻。隔日1次，10次为1个疗程。

第十五节　下肢静脉曲张

下肢静脉曲张是下肢静脉因某种因素致静脉瓣膜功能不全，以致静脉内血液倒流，浅静脉因血液瘀滞而发生曲张所致。易并发血栓性浅静脉炎、下肢溃疡曲张静脉破裂出血和湿疹样皮炎。好发于中年男性，有长期站立、妊娠及盆腔肿瘤等病史，或有家族史。本病一般属中医学"筋瘤"范畴，下肢溃疡中医学称为"臁疮""裙边疮""裤口毒""老烂脚"等。

针灸治疗法

（一）毫针法

1. 取穴 血海、足三里、阴陵泉、三阴交、商丘。

2. 操作 穴位局部常规消毒，进针得气后行平补平泻法。同时在创面边缘1cm处按经络走行方向对刺3~4针，针尖向中心方向针刺0.4~0.8寸深。留针15~30分钟，每日1次，5次为1疗程，疗程间休息1~3日。

（二）电针法

1. 取穴 髀关、伏兔、箕门、足三里、阳陵泉、三阴交、承山等穴，如果下肢穴位在溃疡面上要避开此穴。

2. 操作　先用生理盐水清洗溃疡面，反复消毒，用紫外线治疗仪照射溃疡面3分钟。以上穴位皮肤常规消毒，选用28号2寸不锈钢针，快速刺入穴位，得气后行补法捻转1分钟。用G6805电针仪，强度以患者能忍受为宜，30分钟后取针。每日1次，1次为1疗程。

（三）芒针法

1. 取穴　主穴取阴海（为芒针疗法中治疗静脉曲张主穴，该穴在髌骨内侧膝上5寸，血海穴上3寸，骨边凹陷中）、漏谷、足三里；取髀关、三阴交、阴廉。

2. 操作　选用31号5寸长芒针1支，将针缓缓捻进，针刺深度根据患者体质胖瘦的情况而定，一般深度达3寸左右，当针下有轻度感应时，可稍增大些捻转颤动手法，使酸麻胀的感觉扩散到全腿内侧后则将针提出。同时做局部放血法：以较短之芒针用小角度的捻转手法进针，刺入曲张的静脉壁，然后迅速将针退出，此管中瘀血由针孔自行流出，为了使瘀血排出顺利，可用手指轻轻压迫针孔周围之血管，以防局部皮下瘀血。

（四）火针法

1. 取穴　血海、曲池、阿是穴（曲张的静脉）。

2. 操作　让患者扶墙站立在治疗床上，医者以橡胶止血带扎在曲张的静脉上方，然后消毒，先用20%的碘酊棉球从阿是穴中心向四周划同心圆消毒，再用75%的酒精棉球用同法脱碘。右手握笔式持针，将针尖伸入点燃的酒精灯的外焰中，针体烧红。用密刺法刺曲张的静脉使之破裂，血液从破裂的血管溢出，不用止血。放血完毕，让患者平躺于治疗床上面，用28号1.5寸毫针针刺患侧血海、曲池穴，留针30分钟。每周治疗1次，5次为1个疗程。配合长期穿医用弹力袜护腿。有凝血机制障碍者不宜用本法治疗。

（五）豹文刺法

1. 定位　患者端坐，将患肢放在脚凳上，充分暴露疮面。

2. 操作　局部皮肤进行碘酒、酒精棉球常规消毒，术者手持三棱针沿溃疡边缘环刺1周，针距1~2mm，令其恶血流尽后，敷以凡士林纱条，再覆盖消毒敷料，用胶布固定。5天后打开敷料，可见溃疡边缘消失，瘢痕形成。一般1次治愈，当1次未愈时，可再刺1~2次。

（六）皮肤针法

1. 取穴　病灶在小腿外侧取足三里、悬钟、阳陵泉、承山，病变在小腿内侧取血海、曲泉、阳陵泉、复溜。

2. 操作　依病变部位选穴后，常规消毒，以皮肤针叩刺后，加拔火罐，排除瘀血。每日1次，5天为1疗程。

（七）磁圆针法

1. 术前　患者治疗前需做深静脉回流试验，回流良好（即阴性）者方可用磁圆针治疗。

2. 操作 患者倚托直立，重心放在患肢上，使静脉曲张团充盈。医者左手拇指固定按压在曲张静脉团的最上方（即近心端），右手持磁圆针，以腕部活动成捶叩之力，垂直叩击曲张的静脉团，先自曲张的远端开始，由下而上，渐至曲张近端，叩至静脉曲张团局部隆起，蓝色蚯蚓状团消失，并以温度升高（或手触发热）为度。轻中度患者一般1~3次可治愈。半月后，如有部分曲张静脉团残留未愈，可用上法再行治疗。

（八）穴位注射法

1. 取穴 曲张的静脉丛处、三阴交、足三里。

2. 操作 用10mL注射器带7号针头，抽取复方麝香注射液4mL和10%葡萄糖注射液4mL。先在曲张的静脉丛处常规消毒，避开曲张的静脉垂直刺入，深浅视患者体形而定，回抽无血时推入2mL混合药液。若为大隐静脉曲张，则在三阴交穴注射2mL混合药液，进针后力求使针感向上传导至曲张的静脉丛处；若为小隐静脉曲张，则取足三里穴，使针感向下传导至曲张的静脉处；若大、小隐静脉均有曲张，同时取三阴交和足三里穴注射，每穴每次注射2mL。每日1次，10次为1疗程，连续治疗3个疗程。

（九）蒙医放血法

1. 术前 放血前几日起给患者分离病血及正血的汤药，根据病情选用三籽汤、栀子汤、苦参汤等。选择安静、暖和的环境，选好放血部位，放血部位应是静脉曲张最明显处。

2. 操作 放血部位的上方四指处用止血带或细绳结扎，使血管充分暴露，常规消毒放血部位及放血器械等。观察血色，审辨病血及正血，病血放尽而正血出现时，即可停止放血。原则上多次少量放血，5~7日放1次血，放3~5次血，年老体质虚弱者应少量放血为宜。放血后患者感到下肢疼痛减轻，活动时轻松，消肿等。形成溃疡也用放血疗法及外用生肌散等，放血疗法有促进血液循环，去腐生新，使疮色化浊转鲜的功能。放完血后，常规处理刀口，嘱患者避免长期站立、剧烈活动及受湿寒等。为了巩固疗效，同时服用燥黄水的药物，如四味文冠木汤、壮伦五味汤、三味纳如丸、十八味水银丸。

（十）艾条灸治法

1. 定位 病变局部。

2. 操作 在创面放盐水棉球，点燃艾条围绕疮面灸之，使患者感到温度适中即可，每次30分钟，每日1次。

第十六节　冻　疮

冻疮是以指、趾、耳、鼻等暴露部位受低温影响，出现紫斑、水肿炎症反应等病变。本病易在寒冷季节发病，温暖季节好转，每到冬寒，老疮处易于复发。儿童、妇女、久坐不动、周围血液循环不良者易患此病。临床根据病情轻重可分为Ⅰ度（红斑型）、Ⅱ度（水疱型）、Ⅲ度（坏死型）冻疮。本病一般属中医学"冻疮""冻烂疮""冻风"等范畴。

针灸治疗法

（一）毫针法

1. 取穴　以冻疮局部为主；手部冻疮配合谷、后溪、中渚，足部冻疮配行间、内庭、足临泣、申脉，全身冻伤配大椎、人中、涌泉，阳虚者加命门、关元，寒侵血滞者加委中、肾俞。

2. 操作　常规消毒后，先以毫针在冻疮周围进行点刺，其他穴位用平补平泻法，留针30分钟，每日1次。

（二）电针法

1. 取穴　病变局部经穴2~3个，阿是穴1~2个，另辅以子午流注纳甲法所开当日即时之穴。

2. 操作　局部常规消毒后，取28号1.5寸毫针快速刺入穴位，酸胀感愈重愈佳。阿是穴宜沿皮损部向基底层斜刺或平刺0.5~1.2寸。用上海G6805-Ⅰ型电针治疗仪，接好后调节脉冲电流，输出强度及输出频率，三种波型交替使用，但以疏密波为主，输出强度以患者能耐受为度。每日1次，每次30分钟。

（三）温针法

1. 取穴　面部取四白、下关、颧髎、颊车、完骨，手部取合谷、阳池、中渚、外关，足部取公孙、解溪、通谷、侠溪、陷谷。

2. 操作　常规消毒，用毫针快速针刺，得气后在针柄上置艾段，点燃行温针灸，每次30分钟，每日1次。

（四）浅刺法

1. 取穴　选取冻疮周围穴位，疮中心点。

2. 操作　取30号毫针若干，1∶1 000新洁尔灭液棉球若干，局部消毒后，先从冻疮周围的穴位上浅刺，再从冻疮周围的健康皮肤开始（约距冻疮边缘0.2cm），围绕冻疮周围用毫针缓慢刺入皮内，急出针，如拔毛状，以不出血为宜。以0.2～0.5cm距离一刺，浅刺一圈后，再距圈内0.25～0.5cm复刺一圈，刺点要错开，勿平行，如此逐渐向冻疮中心围刺，刺点也逐渐减少，最后于中心点刺一针结束。每日1次。

（五）火针法

1. 取穴　患者仰卧位，取中脘穴。

2. 操作　局部皮肤常规消毒，然后将20～22号粗针（即火针）尖部在酒精灯上烧红，快速直刺入中脘穴，深0.8～1.2寸，立即出针，用消毒敷料包扎，3日内禁止洗浴以免感染。

3. 注意　做好患者的思想工作，解除其畏惧心理；进针和出针要迅疾果敢，用力要适中；习惯性冻疮患者宜在立冬前刺治1～2次，每周1次；做到防治结合。

（六）耳压法

1. 取穴　肺、前列腺、肾上腺、面颊、手指、足趾、足跟及毛细血管、中小动脉（经验穴，位于耳背后听穴旁上下相邻两点）。

2. 操作　耳郭常规消毒，以王不留行籽贴压。为增强疗效，双侧取穴。留埋期间嘱患者每日手按压埋处3次，每次5分钟，于饭后半小时进行。每贴压3天更换1次，5次为1个疗程。

（七）限皮肤针法

1. 取穴　合谷、曲池、委中、丘墟、阿是穴。

2. 操作　局部常规消毒后，用中等刺激叩刺肿胀部位，挤出少量瘀血。再轻刺激叩刺四肢部1～2穴，至皮肤潮红为度。每日1次，3次为1疗程。

（八）耳背放血法

1. 定位　选患者双侧耳背近耳轮处明显的静脉血管1根。

2. 操作　局部揉搓数分钟后，使其充血。按常规消毒后，左手拇指将耳背拉平，中指顶于下，右手持消毒好的三棱针，或注射7号针头，用针直刺或斜刺静脉显露处，深度以出血为准，让血自然流出10～20滴。若血流过少者可轻轻挤压静脉周围，以达到要求标准。然后用酒精棉球压迫止血，不必包扎。患部忌水侵入，以防感染。1次未愈者，间隔5～7天再做第2次。

（九）刮痧治疗法

1. 定位　病变局部。

2. 操作　先在患处涂匀正红花油，然后用刮痧板由轻到重顺方向刮患处及其周围皮肤，每处至少刮30～50次，直至局部热、胀、痛、麻，明显充血或出现紫红色瘀血点为止。每天治疗2次。

3. 注意　手法宜稳重，避免损伤皮肤；冻疮在面部的，不用正红花油，直接刮治，并以局部胀热，不出现瘀血点为度。

（十）隔姜灸治法

1. 定位　病变局部。

2. 操作　视冻疮大小，将生姜切成约2mm薄片，置于疮面上，再将艾绒做成小指腹大的艾炷，安放于姜片上施灸，当患者感到灼痛时，医者可用手来回移动姜片（不离开疮面）。每处灸3～5壮，每日1次。

第三章 拔罐疗法

第一节 拔罐疗法的治病机理和作用

拔罐法是以罐为工具，利用燃火、抽气等方法排除罐内空气，造成负压，使之吸附于体表相应穴位上，使局部皮肤充血、瘀血，以达到防治疾病目的的方法。

拔罐法，或称吸筒疗法，起初主要为外科治疗疮疡时用来吸血排脓的，后来，随着医疗不断发展，不仅罐的材质和拔罐方法有了改进和发展，治疗的范围也逐渐扩大。

一、治病机理

（一）行气止痛

此作用在软组织损伤方面表现明显。拔罐后局部充血，刺激人体穴位，经过经络腧穴的传导作用，缓解了"不通则痛"的气滞血瘀现象，从而行气、活血，止痛。

（二）活血化瘀

拔罐使局部充血，加快局部的血液循环和新陈代谢。

（三）祛风散寒

《本草纲目拾遗》中说"罐得火气合于肉，即牢不可脱，肉上起红晕，罐中有气水出，风寒尽出。"实践证明拔罐可治疗风湿性关节炎、类风湿性关节炎等。

（四）调理脏腑虚实

拔罐虽在体表但可通过经络发挥调节脏腑虚实的作用。

二、作用

（一）排除毒素

拔罐刺激局部神经，继而血管扩张，血流和淋巴流动增快，吞噬和搬运力量增强，加速体内废物和毒素的排出，从而净化血液，增强抵抗力，促进康复。

（二）行气活血

气血通过经络的传输对人体起着濡养、温润等作用。拔罐作用于肌表，使经络通畅，气血通达，则淤血化散，凝滞固塞得以崩解消除，全身气血通达无碍，局部疼痛得以减轻或消失。现代医学认为，拔罐可使局部皮肤充血，毛细血管扩张，血液循环加快；另外拔罐的吸附刺激可通过神经内分泌调节血管舒缩功能和血管壁的通透性，增强局部血液供应而改善全身血液循环。

（三）疏通经络

人体的五脏六腑、四肢百骸、五官九窍、皮肉筋骨等组织器官保持着协调统一，构成一个有机的整体，这种相互联系、有机配合是依靠经络系统的沟通得以实现的。人体各脏腑组织起官均需要经络运行的气血濡养才能发挥其正常作用。经络气血通达则人体健康；若阴阳失调、邪正相争，经络之气随之逆乱，气血运行被阻，则可发生各种疾病。而拔罐可使阻塞的穴位、经络得以开通，气血得以通达。拔罐对颈椎病、肩周炎、腰腿痛等痛症效果颇佳。

（四）扶正固本

中医的扶正固本是保持经络气血的通畅，经络气血通则营卫正常，表固不受外邪，内可濡养脏腑，内外通畅，内在废物有正常途径得以排泄，机体自可健康。拔罐通过机表作用，使经络气血通畅，激发人体正气，使人健康。现代认为，拔罐的吸附使肌表吸附部位毛细血管破裂，继而局部血液凝固，但不久崩溃引起自身溶血现象，继而产生一种刺激素，一种类组胺的物质，随体液周游全身，刺激全身组织器官，增强其功能活动。而自身溶血是一个良性弱刺激，可增强免疫功能，提高机体抗病能力。

另外拔罐还有预防保健作用。经常拔罐可增强卫气，卫气强则外邪不易侵表，有外邪侵表，及时拔罐，还可祛除表邪，避免生大病。

第二节　拔罐疗法的操作方法

一、拔罐工具

目前使用的器具主要是竹罐、陶罐、玻璃罐及负压吸引罐等，其中以玻璃罐最为常用。

（一）竹罐

竹罐是用直径为3~5cm，的竹子，截成6~10cm，不同长度，一端留节作底，另一端做罐口，并用砂纸磨光而成。其优点为取材容易，制作简单，轻巧价廉，不易损坏，适用于水（药）煮。缺点是易爆裂、漏气。用后可煮沸消毒。

（二）陶罐

陶罐是用陶土烧制而成，吸附力强，但质地较重，易摔碎损坏。用后可煮沸消毒或用消毒剂浸泡消毒。

（三）玻璃罐

玻璃罐是临床较为常用的拔罐器具，用玻璃制成，形如球状，有大、中、小三种。优点是质地透明，使用时可观察局部皮肤的变化，便于掌握留罐时间。缺点是易破碎。用后煮沸或用消毒剂浸泡消毒。

（四）负压吸引罐

用透明塑料制成，顶部设置活塞，便于抽气。使用方法方便安全而且不易破碎。用后可用消毒液浸泡消毒。

另外还可用到梅花针、三棱针及油纸、95%酒精棉球、面粉等。

二、罐的吸附方法

罐的吸附方法是指采用一定的方法排除罐内空气，使之形成负压，吸附于拔罐局部的方法，目前常用的有火吸法、水吸法和抽气法。

（一）火吸法

火吸法是用燃烧时的热力排除罐内空气，形成负压，将罐吸附于相应皮肤上。

1. 闪火法　一手持大小适宜的罐具，另一手用止血钳或镊子夹紧95%的酒精棉球一个，点燃后尽快伸入罐内，在罐壁中煅烧1~2圈后，立即退出同时迅速将罐扣在相应部位皮肤上。这种点火方法比较安全，也是临床最常用的点火方法。但注意点燃的酒精棉球尽快送入罐内中部，不要在罐内停留，以免将罐口烧热，灼伤皮肤。

2. 投火法　将大小适宜的纸片或95%酒精棉球点火后投入罐内，迅速将罐扣在所拔皮肤上。此种点火方法吸附力较强，但因罐内有燃烧物，易烫伤皮肤，所以仅适用于侧身横拔，使火球落于罐的侧壁，避免烫伤。

3. 贴棉法　将95%酒精棉球摊成棉片，紧贴管内壁中部，点燃后迅速扣在皮肤上。但注意酒精棉片不宜过湿，以免乙醇滴下，烫伤皮肤。另外乙醇棉片应与罐中部皮肤紧贴，防止脱落烫伤皮肤。

4. 滴酒法　在罐内壁中间部滴入95%乙醇1~3滴，缓慢旋转罐体，使乙醇均匀地布于罐内壁上，点燃后迅速拔于相应部位上。注意滴入的棉球不宜过多，负责酒精滴下灼伤皮肤，也不宜过少，过少不宜燃烧。

（二）水吸法

又称煮罐法，是用高温的水排出罐内空气的方法。此法多用竹罐。将大小适宜的竹罐投入沸水或药液中煮3~5分钟，用长镊子夹住罐底，使罐口朝下，甩去罐内多余水，立即用冷毛巾扪紧罐口，再迅速将罐扣在相应皮肤上。

（四）抽气吸法

是将负压吸引罐扣于局部皮肤上，将抽气筒连接罐顶部抽气活塞，抽出罐内空气形成负压，吸牢后，取下抽气筒，关闭气门即能吸住。

三、拔罐时间

各种方法拔罐时间应视局部组织厚薄及气候条件而定。一般在腰背部等肌肉丰厚处可拔10～15分钟；胸腹部肌肉浅薄处可拔5～10分钟；额、面等可拔3～5分钟。气候炎热的夏季，拔罐时间应缩短，寒冷的冬季可稍延长。

四、拔罐方法

（一）单纯罐手法

即单独使用拔罐进行保健与治疗的方法

1. 闪罐法　闪罐是将罐拔住后立即起下反复多次地拔住、起下，直至局部皮肤出现潮红、充血或淤血为止。多用于局部麻木或疼痛等。

（1）浅吸闪罐法：浅吸闪罐法是使罐体吸附在选定的部位，如穴位、病灶处，罐体内吸入的皮肤肌肉较少，立即提拉罐体使之脱落，至皮肤潮红，每个部位10～30次为度的一种手法。使用前先涂抹刮痧拔罐润肤剂为佳。通过对某一部位进行吸紧牵拉、放松的物理刺激，局部经络气血充盈→输布→再充盈→再输布，从而使其运行状态得以调整，改善营卫状况。此法多用于风寒束表、局部肌肤麻木、疼痛、病位游走不定的患者及颜面部位的拔罐。

（2）深吸闪罐法：又称响罐法，操作方法基本与浅吸闪罐法相同，只是罐体内吸附皮肤肌肉较浅吸闪罐法深。闪罐皮肤也需先涂抹润肤剂，功效也与前者相同，只是刺激量较前者大。多用于病变较深且较局限的病症。

2. 留罐法　留罐法又称坐罐，是指待罐吸牢后，将罐留置10～15分钟，待局部皮肤充血，皮下出现淤血时即可起罐。如果罐体较大，吸附力较强时可适当缩短留罐时间，以免局部皮肤起泡。此法较为常用一般疾病均可使用，可留单罐，亦可同时留多罐。

（1）单罐法：治疗时只用一个罐体。适用于病变单一或局限的病症。如头痛选太阳穴；胃痛选中脘穴；大便不正常选天枢穴等。

（2）多罐法：治疗时多个罐体同时用的方法。适用于病变广泛的病症。又分排罐法和散罐法。

①排罐法是将多个罐体吸附于某条经络或特定部位如某一肌束上的一种手法。留罐时应自上而下即先拔上面部分后拔下面部分。例如肥胖病人可在背部夹脊穴自上而下拔罐；坐骨神经痛可拔足少阳胆经的环跳、风市、阳陵穴、悬钟穴，足太阳膀胱经的秩

边、殷门、委中、承山穴。

密排法：多个罐体紧密排列在某个部位，罐体间隔为1～2厘米，罐体之间不可距离太近，以免罐体之间相互牵拉导致疼痛或损伤。此法多用于病变局限、症状明显，体质较好的患者。

疏排法：罐体之间间隔5～7厘米以上，多用于病变广泛、症状较多而主症不明显，体质较差的患者。

②散罐法是指全身各吸附罐体之间相差较远。此法常用于全身病症较多的患者。如心律失常患者常选膻中穴、内关穴、心俞穴等；肩周炎患者选肩井穴、肩髎穴、曲池穴、条口穴等。

（3）发泡罐法：是指吸附部位出现水泡的一种手法。使吸附部位出现水泡一是通过增加罐内负压，延长吸附时间来实现；一是水湿、酒湿邪盛，感冒患者等10分钟左右亦可自己起泡。此法与药物贴敷、发泡灸法相似，此法的水泡散在表皮，无痛苦，除有治疗作用外还有强壮作用，可提高正气，增强免疫力。起罐后皮肤上的水泡一般不必挑破；1～2天后可自行吸收消失；若挑破或已破溃，用紫药水涂抹即可。瘢痕体质者禁用。临床上对哮喘、心下痞硬患者可选膻中穴、巨阙穴。

（4）提按罐法：用手提起吸附体表的罐体，随之按下复原，力量逐渐加大，以罐体不脱离肌表为度，如此反复20～30次。此法使罐体内吸附的肌肉上下振动，增加拔罐功效，震荡相应经络腧穴、脏腑气血，促进气血运行，振奋五脏六腑。此法常用于腹部，对胃肠不适、消化不良、小儿疳积、泄泻、痛经等均有较好疗效。

（5）摇罐法：用手握着吸附于体表的罐体，均匀、有节奏地上下（或前后）左右摇动，以一个部位20～30次为宜。此法通过对局部的反复牵拉，可增强刺激量增加疗效。操作时，手腕放松、力道柔和、动作协调均匀，忌快与生硬，以病人自感放松、舒适、能耐受为度。

（6）转罐法：用手握着罐体，慢慢地使罐体向左水平旋转90～180°，然后再向右水平旋转90～180°，一个左右转动为一次，反复10～20次。转罐法扭矩力量较大，可造成更大的牵拉，比摇罐法要强烈，可放松局部肌肉组织，促进气血流动，增强治疗效果。操作时注意使用此手法前须在施术的肌肤上涂上润肤剂，手法要轻柔，以患者能忍受为度，忌用强力。多用于软组织损伤，如腰肌劳损等深部无菌性炎症所致的局部疼痛。

3. 走罐法　走罐法又称行罐法、滑罐法、推罐法、拉罐法、移罐法，是指罐体吸附肌肤后，用手握着罐体在皮肤上进行移动（前进方向罐体口稍提起，后部着力于肌肤，速度可快可慢，使病情、部位与治疗需要上下左右移动罐体），以皮肤上出现红、紫、黑色斑为度的一种手法。此手法作用力度、面积都很大，与刮痧疗法有相似处。操作前应在待走罐的部位涂润肤剂，否则易出现皮肤损伤和疼痛。一般背部走罐宜上下移动，胸部应按肋骨走行方向来回移动，上下肢、腹部宜旋转移动（顺时针、逆时针均可）。此法对经络气血不通、脏腑功能失调、外感等病症，如腰痛、肩周炎、坐骨神经痛、感冒发烧、高血压、支气管炎、哮喘、慢性胃肠炎、痤疮等均有广泛应用，且效果颇佳。常用的有三种。

（1）浅吸快移法：使肌肤吸于罐内3～5厘米高，移动速度为每秒30～50厘米行程，以皮肤微红为度 。适用于体虚年迈、儿童和病情表浅者，如末梢神经炎、轻度感冒等。

（2）深吸快移法：使肌肤吸附于罐体内5～8厘米高，移动速度为每秒15～30厘米行程，以皮肤表面紫红为度。适用于经络气血不通、脏腑功能失调的多种病症。使用部位常以背部膀胱经，即背俞穴为主。

（3）深吸慢移法：使肌肤吸于罐内8～12厘米高移动速度为每秒3～5厘米行程，以皮肤表面紫黑为度。适用于久寒痼冷、经络气血阻滞日久、静脉肌肉失养等病症。如肌肉萎缩、中风半身不遂、腰椎间盘突出症、坐骨神经痛等。

（二）结合罐手法

结合罐手法是指拔罐疗法与其他治疗方法配合使用，或取长补短、或强强联合以达到共同增加疗效的复合治疗方法。常用的有以下几种。

1. 刮痧拔罐法　即刮痧与拔罐配合使用。可先刮痧后拔罐，也可先拔罐后刮痧，前者较常用。先在选定的部位皮肤上涂抹适量润肤油，用水牛角刮痧板进行刮痧，若与走罐手法相结合，刮拭皮肤应略短，皮肤出现红色即可在刮痧部位走罐；若与留罐方法结合，刮拭皮肤时间应稍长，待皮肤出现红、紫或紫黑色时再行留罐。留罐部位可以是穴位包括阿是穴，亦可以是病灶点（刮痧后皮肤上红紫或紫黑明显处，用手触摸，皮下常有明显硬结或条索状物，压迫多有酸麻胀痛等反应）。在病灶点处拔罐对疏通经络气血、调节脏腑功能有明显作用。此法广泛应用于颈椎病、肩周炎、腰椎间盘突出症、腰肌劳损、坐骨神经痛、哮喘、膝关节疼痛和屈伸不利、高血压、痤疮等病症，均有显著疗效。

2. 针刺拔罐法　针刺与拔罐相结合的方法，有针刺和拔罐双重效果，治疗范围广泛。

（1）留针拔罐法：是先在选定穴位上针刺，行针后将针留在原处（穴位）再以针刺点为中心进行留罐即可（针尾、针柄等露出表面部分均在罐体内）留罐5～10分钟起罐。注意针柄、针尾不可触及罐体内壁。胸背部禁用此法。

（2）针后拔罐法：在选定的穴位进行针刺，待行针完毕起针后，再以针孔为中心进行拔罐（留罐），5～10分钟起罐。若见皮肤出现小血珠，可用棉球擦净并在针孔处稍加按压即可。

（3）刺络拔罐法：是刺络（刺血）后再拔罐的一种方法。皮肤消毒后，用三棱针、粗毫针或平口小刀浅刺，刺激量分浅刺、中刺、重刺3种，轻刺以皮肤微红为度，中刺以微出血为度，重刺以点状出血为度，然后在刺处拔罐，留罐10～15分钟后（出血量0.5～1毫升为度）起罐，起罐后，用消毒棉球擦干渗血。3～6天治疗一次，五次为一疗程。适用于病情短、症状重、表现亢奋，具有红、热、痛、痒等表现的实证型患者，如腰腿痛、风湿痛、肌肉劳损、神经性皮炎、丹毒、皮肤瘙痒、感染性热病、高血压等病症的治疗，虚寒体质者一般不用此法。

（4）挑痧拔罐法：是指拔罐与挑痧配合使用的一种手法。先在选定部位（经络穴位）拔罐，最好用走罐手法，若留罐时间应稍长、吸力应稍大，待皮肤上出现紫红或紫黑较明显处（一般此处皮下有硬结，可大可小）用消毒针进行挑刺，每个部位挑刺2～3下，以皮肤渗血、渗液为度，用消毒棉球拭干，亦可用75%酒精或碘酒。可用于中暑、郁痧、闷痧感染性热病、风湿痹痛、痛经、神经痛等。

（5）皮肤针拔罐法：是指皮肤针与拔罐相结合的手法。皮肤针有小锤式的七星针、梅花针及圆筒式的皮肤针。治疗时先在选定部位（以背部督脉与两侧膀胱经为主要施术部位）进行叩击（每分钟叩击100次左右）或滚动。一种是轻手法，以皮肤红晕但不出血为度，主要用于老幼体弱、虚证及久病患者；另一种是重手法，以皮肤轻微出血为度，适用于多种病症，以年轻体壮、新病实证者为佳。皮肤针后再行拔罐，起罐后，若皮肤上有血迹，可用消毒棉球拭干。

3. 按摩拔罐法　是按摩与拔罐结合使用的手法。有先按摩后拔罐和先拔罐后按摩两种。先按摩后拔罐是按摩完毕后拔罐，根据不同情况选用闪罐、走罐或留罐手法，以增强按摩疗效。先拔罐后按摩是通过拔罐（主要有走罐和留罐手法）皮肤出现紫、黑斑或结节处使用按摩手法，主要为解结消灶、促进痧斑吸收，以增加拔罐疗效。此法在临床中广泛应用。

4. 涂药拔罐法　将施术部位涂抹药物与拔罐相结合的手法，有涂抹后再拔和拔后再涂抹，前者常用。常用药剂有刮痧拔罐润肤油或润肤增效乳，具有清热解毒、活血化瘀、疏通经络、消炎止痛、保护皮肤等功效。正骨水、跌打损伤药酒、生姜水、大蒜汁均可。因风油精、祛风油等刺激性较强，临床上尤其是孕妇禁用。此方法广泛应用于疼痛性疾病，如腰椎间盘突出症、腰肌劳损、坐骨神经痛、跌打损伤、内脏疼痛等。

5. 艾灸拔罐法

（1）艾炷灸拔罐法：用艾炷直接灸或间接灸，灸后拔罐。适应证较广，外感表证、咳嗽痰喘、脾肾虚证、风寒湿痹、妇人气虚血崩等均有疗效。隔姜灸拔罐法多用于腹痛、受寒腹泻等。隔蒜灸多用于痈疽、瘰疬、肺炎、支气管炎、肠炎等。附子饼灸拔罐法多用于阳痿、早泄等症。

（2）艾条灸拔罐法：将艾条的一端点燃，对准施灸部位，另端可用手或其他工具，如艾条支架等支持，燃端距皮肤0.5～1寸施灸，使患者局部有温热而无灼痛，一般每处5～10分钟，至皮肤出现红晕为度。灸毕拔罐。此法有温经散寒作用，适用于风寒湿痹等症。

五、起罐方法

待拔罐局部皮肤出现明显瘀斑或留罐时间已到，即可取罐。起罐时，操作者一手握住罐体，另一手的拇指或食指按压罐口皮肤，待空气进入罐内，即可取下。如罐吸附力过强，不可强行上提或旋转提拔，以轻缓为宜。

第三节　拔罐疗法的适用范围及反应处理

一、适应范围

拔罐法具有通经活络、祛风散寒、消肿止痛、吸毒排脓等功效。临床上常用于治疗外感风寒的头痛、风寒湿痹导致的关节疼痛、腰背酸痛、虚寒咳喘及毒蛇咬伤之排毒等。

二、拔罐后正常反应及异常反应处理

（一）拔罐后正常反应

由于拔罐负压吸附作用，局部皮肤及软组织吸附于罐口内，病人觉得局部有牵拉、紧缩、发胀、发热、向外冒凉气、酸楚、局部发痒等感觉，部分患者感到疼痛立即或逐渐减轻甚至完全消失；闪罐、走罐多次后，留罐数分钟后局部皮肤有潮红、紫红或紫黑色斑，或起罐后皮肤出现小水泡、罐体内有水蒸气等，这些感觉和现象均属正常反应。

（二）拔罐后异常反应及预防处理

1. 异常反应及表现　拔罐过程中，病人感到被吸附部位牵拉、疼痛等不适难以忍受，或出现手脚发凉，发麻，甚至出现头晕、目眩、心慌、面色苍白、四肢发凉、恶心呕吐、出冷汗，甚至晕厥等现象均属异常反应。

出现此情况的原因有：患者过度精神紧张，对疼痛较为敏感，病人过度虚弱、饥饿、疲劳、醉酒等；罐体内负压太高以致吸力过大；吸附时间过长；属拔罐慎用或禁用病症的患者使用或接受拔罐；使用拔罐手法不当，如走罐时不涂抹润肤剂且吸力较大；吸附部位不当，如吸附部位有潜在较大动脉分布（如腹股沟动脉）等。

2. 异常现象的预防及处理　正确使用拔罐手法，严格遵守注意事项及慎用、禁用证的有关提示。对过饥、过渴、过度疲劳及精神紧张、醉酒的患者不予拔罐。若出现晕罐现象，立即将罐体全部取下，使患者平卧，头低脚高位，注意保暖，休息片刻，给引温开水或糖水，同时用刮痧板棱角或手指点按百会、人中、内关、合谷、足三里、涌泉穴。

第四节　拔罐疗法的禁忌证和注意事项

一、禁忌证

1. 骨骼凹凸不平，毛发较多部位不宜拔罐。
2. 治疗局部皮肤有溃疡，水肿及有大血管分布处一般不宜拔罐。
3. 孕妇腹部和腰骶部不宜拔罐。
4. 高热、抽搐及凝血机制障碍患者不宜拔罐。

二、注意事项

1. 拔罐室内必须保持温暖，尤其对于需宽衣暴露的患者应避开风口，以免感冒受凉。
2. 选择好拔罐部位和穴位，一般以肌肉丰满、皮下组织充实及毛发较少的部位拔罐为佳。
3. 所拔部位选择大小适宜的罐，注意检查罐口是否圆滑，有无裂痕。拔罐动作要快、稳、准。
4. 拔罐时嘱咐患者不要移动体位，以免罐体脱落。拔罐使用罐体较多时，罐体间距离不宜太近，以免罐体互相牵拉皮肤而产生疼痛或损伤，或因罐体间相互挤压而致罐体脱落。
5. 前一次拔罐部位痧斑未消失前，不宜在原部位拔罐。
6. 病情重、病灶深及疼痛性疾病，拔罐时间宜长，反之时间宜短。拔罐部位肌肉丰厚，如背部臀部及大腿部拔罐时间宜长，拔罐部位肌肉薄，如头部、胸部、上肢部，拔罐时间宜短，天气寒冷时拔罐时间适当延长，天热时适当缩短。
7. 拔罐过程中注意询问患者感受，观察局部皮肤状况。当患者感觉所拔部位皮肤发热、发紧、发酸、疼痛、灼热时，应取下重拔。
8. 拔火罐或水罐时要避免灼伤或烫伤皮肤。若烫伤或留罐时间过长而皮肤出现小水泡时，可用无菌纱布外敷，防止擦破感染；水泡较大时应消毒后用无菌注射器将渗液抽出，再用无菌纱布覆盖。

第四章　刮痧疗法

第一节　刮痧的治病机理

刮痧法是用边缘钝滑的工具，在人体一定部位皮肤上反复刮动，使局部皮下出现痧斑或痧痕，以达到疏通腠理、驱邪外出的一种治疗方法。刮痧的治病机理如下：

一、调和阴阳

正常情况下，人体保持着阴阳相对平衡的状态，当七情六欲跌扑损伤等致病因素使阴阳的平衡遭到破坏时，就会导致"阴胜则阳病，阳胜则阴病"等病理变化，从而产生"阳胜则热，阴胜则寒"等临床症候。采用刮痧疗法，可以调节阴阳的偏盛偏衰，使机体重新恢复"阴平阳秘"的状态，达到治病的目的。

二、扶正祛邪

扶正就是扶助抗病能力，祛邪就是祛除致病因素。疾病的发生、发展及其好转的过程，也就是正气与邪气相互斗争的过程。若正能胜邪，则邪退正复，疾病痊愈，若正不敌邪，则邪进正虚，疾病恶化。刮痧治病时根据正邪盛衰的情况，采用不同的补泻手法而发挥其扶持人体正气、祛除病邪的作用。

三、疏经通络

经络是气血运行的通道，内溉脏腑，外濡腠理，以维持人体的正常生理功能。《灵枢·经脉》篇中就有"经脉者，所以决生死，处百病，调虚实，不可不通"的理论。若经络不通，则气血不和，就会导致疾病的发生，故中医有"不通则痛，不痛则通"之说。刮痧疗法通过反复刮拭病变部位就可以取得"通其经络，调气经血"的作用。

第二节　刮痧的操作方法

一、刮痧的施治器具

（一）刮痧器具

刮痧疗法的刮具制作简单，历代使用的刮具很多，比如苎麻、长发、麻线、棉麻线团、铜器、银器、瓷碗、瓷勺、木梳、贝壳等，随着时代的进步，原来使用的有些刮具已经淘汰，有的沿用至今，随着社会的发展，现代也有新型的刮具。目前常用的刮具主要有：线团、铜钱、瓷勺、木梳背、贝壳刮具、玉质刮痧板、牛角刮痧板等。

（二）刮痧介质

为了减少刮痧时的阻力，避免皮肤擦伤和增强疗效，在刮拭时用刮痧器具蘸润滑油或活血剂作为刮痧介质。常用的刮痧介质有清水、香油、菜籽油、茶油、红花油和刮痧专用的刮痧油。

1. 清水　是紧急情况下最常用的辅助材料，尤其是野外作业时发生痧证，一时找不到其他辅助材料的情形下，清水即可充当刮痧介质。但清水润滑效果较差，又无特殊药效，医疗诊所使用少。

2. 植物油　常用的植物油有香油、菜籽油、茶油、桐油、花生油以及色拉油。因取材方便，家庭刮痧使用中多见。

3. 正红花油　是外伤科常用药物，有红花、桃仁、麝香等药物炼制而成，有活血化瘀、消肿止痛之功效，可用于治疗跌打损伤，虫蛇咬伤等病症。用作刮痧油可充分发挥其治疗作用，适用于挫伤、扭伤、关节疼痛等病证的刮痧治疗。

4. 刮痧油　有多种具有疏通经络、活血化瘀、消肿止痛、软坚散结功效的中药与润滑性油质提炼而成。刮痧时，在选定的刮痧部位涂以适量的刮痧油，既可以免除摩擦时引起的疼痛，又可充分发挥中药的作用，尤其对慢性损伤、关节炎、落枕等病证效果较佳。

二、刮痧部位

1. 头部　常用眉心、太阳穴部位。

2. 颈项部　取颈部、项部两侧。

3. 胸部　各肋间隙、胸骨中线。乳房禁止刮痧。

4. 肩背部　两肩部、背部脊柱两侧为最常用的刮痧部位。

5. 上下肢　上臂内侧、肘窝、下肢大腿内侧及腘窝。

三、刮痧的操作方法

（一）刮痧法的分类

刮痧方法包括刮痧法、撮痧法、挑痧法和放痧法。

1. 刮痧法　是用铜钱、瓷匙、硬币、纽扣、刮痧板等边缘钝滑的工具蘸刮痧介质后，在患者特定部位反复刮拭、摩擦。是刮痧法中最常用的一种方法。包括直接刮和间接刮。直接刮是在受刮部位上涂抹刮痧介质后用刮痧工具进行刮痧的方法。间接刮是先在被刮部位上放一层薄布类物品，然后再用刮痧工具在薄布上刮痧的方法，主要适用于3岁以下小儿、高热或中枢神经系统感染开始出现抽搐者。具体方法：于刮痧前先在刮痧部位放上干净的手绢（或大小适当、洁净柔软的纱布一块），用消毒好的刮痧工具在手绢或布上以每秒2次的速度，朝一个方向快速刮痧，每个部位可刮拭20～40次。一般刮10次左右，揭开手绢检查一下，如果皮肤出现暗紫色停止刮拭，换另一处。如果病人闭眼不睁、轻度昏迷和高热不退可刮两手心、两足心及第七颈椎上下左右四处，每次刮至100次左右。

2. 撮痧法　又称抓痧法、捏痧法，是施术者用手指撮、扯、提、点揉体表一定部位，用以治疗疾病的方法。根据不同的手法大致可分为：挟痧法、扯痧法、挤痧法及点揉发等。

（1）挟痧法（又称揪痧法）：施术者五指屈曲，用食、中指的第二指节对准撮痧部位，把皮肤与肌肉挟起，然后松开，一挟一放，反复进行，并发出"巴巴"声响。在同一部位可连续操作6～7遍，这时被挟起的皮肤就会出现痧痕。

（2）挤痧法：施术者用大拇指与食指用力扯提患者的撮痧部位，使小血管破裂，以扯出痧点来。主要应用于头部、项背、颈部、面额的太阳穴和印堂穴。

（3）挤痧法：施术者用两手食、拇指或单手食、拇两指在疼痛的部位，用力挤压，连续挤出一块块或一小排红痧斑为止。

（4）点揉法：严格讲点揉法属于按摩手法而不属于刮痧手法，但实际工作中点揉法常与刮痧法配合使用，一方面可弥补刮痧治疗的不足，另一方面还可起到增强疗效的作用。点揉法是指用手指在人体的一定部位或穴位上进行点压，同时做圆形或螺旋形揉动，是点压与指柔的复合手法。操作要领是施术者的拇指或食指、中指指端按压在穴位或某部位上，力用于指端，着力于皮肤和穴位上，由轻到重，由表及里，手腕带动手指灵活揉动，频率50～100次／分钟，持续一段时间，通常为3～5分钟，以患者感觉酸胀和皮肤微红为度。结束时应由重到轻，缓慢收起。注意力量不宜过大过猛，揉动时手指不宜离开皮肤。此法具有散痧止痛、活血通络、解除痉挛等作用。在刮痧治疗中主要用于头面部、腹部、肢体关节部及手足部。

3. 挑痧法　是施术者用针刺挑病人体表的一定部位，以治疗疾病的方法。本法主要用于治疗暗痧、宿痧、郁痧、闷痧等病症。

挑痧前准备75%的酒精、消毒棉签和经过消毒处理的三棱针或缝衣针1枚，或9～16号注射针头1个。施术者先用棉签消毒局部皮肤，在挑刺部位用左手捏起皮肉，右手持针，轻快地刺入并向外挑，每个部位挑3下，同时用双手挤出紫暗色的淤血，反复5～6次，最后用消毒棉球擦净。

4. 放痧法　又称刺络疗法，它与挑痧法基本相似，不同的是此法刺激性更强烈，于重症急救。方法是施术者用消毒好的三棱针、陶针、缝衣针、注射针头或毫针快速点刺皮肤血脉，以治疗疾病。通过放痧，可使血流加速，淤血和痧毒从血液里放出，病情迅速好转，生命恢复正常。放痧法具有清泄痧毒、通脉开窍、急救复苏等功效。主要用于治疗各种痧病重症和痧毒淤积阻滞经脉的病症。此法又分速刺与缓刺。

（1）速刺：速刺入0.5～1分深，然后挤出少量血。用于刺十宣、人中、金津、玉液等穴。

（2）缓刺：缓缓刺入0.5～1分深，然后缓缓退出，适用于肘窝、腘窝及头面等部位。

（二）刮痧方法

1. 根据病症帮助患者取舒适体位，并暴露刮痧部位。一般可选仰卧位、俯卧位、仰靠等姿势，以患者舒适为宜。

2. 检查刮具边缘，确定光滑无缺损。

3. 手持刮具，蘸润滑剂，在选定部位施刮。刮具与刮拭方向皮肤保持45～90°角。头部、颈部、脊柱旁、腹部从上至下，面部、胸背部从内向外，腹部由上而下，一般先上后下，单一方向刮拭皮肤，不可来回刮拭，刮完一处，再刮另一处，不要东刮一下，西刮一下。用力均匀，力度适中，由轻渐重，不可忽轻忽重，以能耐受为度，刮拭面应尽量延长，忌用蛮力、暴力。刮痧过程中，一边蘸刮痧介质一边刮痧保持刮具边缘湿润，一般刮至局部皮下出现红色或紫红色痧痕为度，初次刮痧不可一味强求出痧。

4. 刮痧的条数应视具体情况而定，一般每次刮8～10条，每条刮6～15cm，每条刮20次左右。

5. 刮痧结束，擦干油或水渍，亦可用手掌在擦拭部位进行按摩，使活血剂被皮肤充分吸收，增加疗效，协助患者穿好衣裤。让病人休息会，再适当饮用些姜汁、糖水或白开水。

6. 保健刮痧和头部刮治，可不用润滑油，亦可以隔衣刮痧，以自己能耐受为度；刮取头、额、肘、腕、膝、踝及小儿皮肤时，可用棉纱团或头发团、八棱麻等刮擦之。腹部柔软处，还可用食盐以手擦之。

一般刮拭2～3天后，患处会有疼痛感，此属正常反应，刮痧时限与疗程，根据不同疾病的性质及病人身体状况等因素灵活掌握。一般每个部位刮20次左右，以使病人能耐受或出痧为度。每次刮拭时间以20～25分钟为宜。初次治疗时间不宜过长，手法不宜

197

过重。两次刮痧时间需间隔3~6天，以皮肤上退痧即痧斑完全消失为准。一般3~5次为一疗程。

（三）刮痧的补泻手法

"虚者补之，实则泻之"是中医治疗的基本法则之一。"补"和"泻"是两种作用相反的对立面，但又相互联系。它们的共同目的是调节阴阳平衡，增强人体正气。所以补和泻之间的关系是对立统一的关系。

从表面上看，刮痧治疗虽无直接补泻物质进入机体，但依靠手法在体表一定部位的刺激，可起到促进机体功能或抑制其亢进的作用，这些作用的本质是属于补泻手法的范畴。刮痧治疗的补泻作用，取决于操作力量的轻重、速度的缓急、时间的长短、刮拭的方向以及作用的部位等诸多因素，而上述动作的完成，都是依靠手法的技巧来实现的。

1. 一般来说，凡刺激时间短、作用浅，对皮肤、肌肉细胞有兴奋作用的手法称为"补法"；凡刺激时间长、作用较深，对肌肉皮肤组织有抑制作用的手法称为"泻法"。

2. 凡作用时间较长的轻刺激手法，能活跃兴奋器官的生理功能，谓之"补法"；作用时间较短的重刺激，能抑制脏腑的生理功能，谓之"泻法"

3. 凡操作速度较慢的称之为"补法"，操作速度较快的称之为"泻法"。

4. 介于补泻二者之间的称为"平补平泻"。

第三节　刮痧的适应证及反应处理

一、刮痧的适应证

刮痧法广泛适用于临床各种疾病，如颈肩痛、腰背痛、头痛、感冒、失眠、便秘等，以及夏秋季节发生的各种慢性疾病，如中暑、霍乱、痢疾等，同时还有保健、美容等功效。

二、刮痧后正常反应及不良反应处理

（一）正常反应

刮痧后皮肤表面出现红、紫、黑斑或疱的现象，临床上称为"出痧"，是一种正常反应，数天即可自行消失，无须做特殊处理。刮痧，尤其是出痧后1~2天皮肤出现被刮痧的皮肤部位轻度疼痛、发痒、虫行感，自感体表冒冷、热气，皮肤表面出现风疹样变化等情况，均是正常现象。

（二）异常反应（晕刮）及处理。

在刮痧过程中，患者出现头晕、目眩、心慌、出冷汗、面色苍白、四肢发冷、恶心呕吐或神昏扑倒等晕刮现象，应及时停止刮拭，迅速让患者平卧，取头低脚高位。让患者饮用一杯温糖开水，并注意保暖。迅速用刮痧板刮拭患者百会穴（重刮），人中穴（棱角轻刮），内关穴（重刮），足三里（重刮），涌泉穴（重刮）。静卧片刻即可恢复。

对于晕刮者注意预防。如初次接受刮痧治疗、精神过度紧张或身体虚弱者，应做好解释工作，消除患者对刮痧的顾虑，同时手法要轻。若饥饿、疲劳、大渴时，则令其进食、休息或饮水后再予刮拭。在刮拭过程中，要精神专注，要注意观察病人神色，询问病人感受，一旦有不适情况及早采取措施，防患于未然。

第四节　刮痧疗法的禁忌证与注意事项

一、禁忌证

1. 孕妇的腹部、腰骶部、妇女的乳头及囟门未闭合的小儿头部不宜刮痧。

2. 心脏病出现心力衰竭者、肾功能衰竭者、肝硬化腹水者、全身重度浮肿者禁刮。

3. 白血病、血小板减少者慎刮。

4. 体型过于消瘦、皮肤病变处、出血倾向者、女性月经期、过饥过饱者均不宜刮痧。

二、注意事项

1. 保持室内空气流通，避免对流风，以防复感风寒而加重病情。

2. 刮痧用具边缘要光滑，避免损伤皮肤，用过的刮具，应消毒后备用。

3. 刮痧过程中要随时观察病情变化，发现异常，立即停刮，并及时处理。

4. 刮痧时用力均匀，力度适中，以患者耐受为度。对不出痧者，不可强求出痧。对老年及儿童的刮痧不要太用力。

5. 颈部、腋下、腰际均有淋巴散布，手法宜轻柔，放松，切勿强力牵拉，以免淋巴回流障碍或损伤经脉；患严重糖尿病、肾脏病、心脏病的人，每次刮痧的时间应在15分钟内完成。

6. 刮拭部位比刮痧前更加痛楚时，是因血液循环已排除了障碍，此时勿放弃刮痧；患病严重者刮痧时如有血丝、血块出现，是一个好现象，可继续刮痧，约1～2周之间会有发烧的状况，这是良性反应，表示身体已有抵抗力；偶尔有刮拭几次后，腿部会出现小红斑点、湿疹或创口，表示毒素已由这些开口排出体外，排出部位与内脏病变有互动关系。

7. 下肢静脉曲张，刮拭方向应从下向上刮，用轻手法。如刮背部，应在脊柱两侧沿间隙呈弧形由内向外刮拭，每次刮8~10条，每条长6~15厘米。颈、腹、四肢，由上向下刮拭。

8. 正常人保健或虚实夹杂症患者，宜用平补平泻手法；年老、体弱、久病者，宜用补法（速度慢，刺激时间较长）；体壮、新病、急病者，宜用泻法（刮拭力度大，速度快，刺激时间较短）。

9. 刮痧期间应间隔3~6天，退痧后再进行第二次刮痧，出痧后1~2天，皮肤可能出现轻度疼痛、发痒，忌搔抓。

10. 嘱患者刮治期间，注意休息，保持心情愉快；饮食宜清淡易消化。禁食生冷油腻之品；出痧后避免受凉，3小时内不要洗冷水澡。

第五章　推拿疗法

第一节　推拿的作用原理

推拿疗法又称按摩疗法，是操作者运用各种手法作用于人体经络、穴位和特定部位，以防病治病的一种外治方法。推拿疗法在我国历史悠久，历代医书上都有关于推拿防治疾病较完整的记载。到了现代，随着生物医学模式向生物-心理-社会医学模式的转变，以及疾病谱的变化，人们治疗疾病的方法正在从偏重于手术和合成药物治疗逐渐向重视自然疗法和非药物治疗转变，同时，推拿具有简便、舒适、有效、安全的特性，在治疗、保健方面，尤其对运动系统、神经系统、消化系统为主的疾病有独特的优势。在这样的背景和条件下，传统而古老的中国推拿学将迎来新的发展机遇。护理人员掌握相关的推拿知识，能提高自己治疗、保健的能力，更好地为护理对象服务。

推拿通过手法作用于人体经络、穴位或特定部位而对机体生理、病理产生影响。概括起来，推拿具有以下三方面的作用：

一、补虚泻实，调整阴阳

阴阳失调是疾病的内在根本，贯穿于一切疾病发生、发展的始终。无论外感病或内伤病，其病理变化的基本规律不外乎阴阳的偏盛或偏衰。故《景岳全书·传忠录》曰："医道虽繁，可一言以蔽之，阴阳而已。"推拿通过手法作用于人体某一部位，补虚泻实，使人体气血津液、脏腑、经络起到相应的变化，达到调整阴阳的目的。

推拿主要是通过调整手法的轻重、频率和方向来起到补虚泻实的作用，进而调整人体的阴阳。例如，应用轻柔缓和的一指禅推法、揉法和摩法，刺激特定的穴位，能补益相应的脏腑的阴虚、阳虚或阴阳两虚；而使用力量较强的摩擦或挤压类手法，则能驱邪泻实；一般频率的一指禅推法，仅具有疏通经络、调和营卫的作用，此为补；而高频率的一指禅推法则具有活血消肿、托脓排毒的作用，临床上常用来治疗痈、疖等疾病，此为泻。摩腹时，以患者自身为准，自左摩、揉能健脾止泻，起到补的作用；自右摩、揉则有明显的泻下作用。

二、疏经通络，活血化瘀

经络，内属脏腑，外络肢节，通达表里，贯穿上下，像网络一样，遍布全身，将人体各部分联系成一个有机的整体。它是人体气血运行的通路，具有"行血气而营阴阳，濡筋骨利关节"（《灵枢·本脏》）的作用，以维持人的正常生理功能。若血气不和，外邪入侵，经络闭塞，不通则痛，就会产生疼痛麻木等一系列症状。如《素问·调经论》指出："血气不和，百病乃变化而生"。

推拿手法作用于经络腧穴，可以疏经通络，活血化瘀，散寒止痛，是解除肌肉紧张、痉挛的有效方法。其中的疏通作用有两层含义。首先，通过手法对人体体表的直接刺激，促进了气血的运行。正如《素问·血气行志》中说："行数惊恐，经络不调，病生于不仁，治之以按摩醪药。"《素问·举痛论》在分析了疼痛的病理后，也指出"寒气客于肠胃之间，膜原之下，血不得散，小络急引故痛，按之则血气散，故按之痛止"。其次，通过手法对机体体表做功，产生热效应，从而加速了气血的流动。《素问·举痛论》中说："寒气客于背腧之脉则脉泣，脉泣则血虚，血虚则痛，其俞注于心，故相引而痛，按之则热气至，热气至则痛止矣。"再者，通过适当的手法刺激，提高了局部组织的痛阈，也起到一定的止痛效果。

三、理筋整复，滑利关节

筋骨、关节是人体的运动器官。气血调和，阴阳平衡，才能确保机体筋骨强健、关节滑利，从而维持正常的生活起居和活动功能。正如《灵枢·本脏》中所说："是故血和则经脉流利，营复阴阳，筋骨劲强，关节清利也。"

筋骨关节受损，必累及血气，致脉络损伤，气滞血瘀，为肿为痛，从而影响肢体关节的活动。《医宗金鉴·正骨心法要旨》中指出："因跌仆闪失，以致骨缝开错，气血瘀滞，为肿为痛，宜用按摩法。按其经络，以通郁闭之气，摩其壅聚，以散瘀结之肿，其患可愈。"说明推拿具有理筋整复、滑利关节的作用，这表现在三个方面：一是手法作用于损伤局部，可以促进气血运行，消肿祛瘀，理气止痛；二是推拿的整复手法可以通过力学的直接作用来纠正筋出槽、骨错缝，消除局部肌肉痉挛和疼痛的病理状态，达到理筋整复的目的；三是适当的被动运动手法如弹拨手法、拔伸手法，可以起到松解粘连、滑利关节的作用。

第二节　推拿介质

推拿操作前，为了减少对皮肤的摩擦损伤，或者为了借助某些药物的辅助作用，可在推拿部位的皮肤上涂些液体、膏剂或撒些粉末，这种液体、膏剂或粉末统称为推拿介质，也称推拿递质。推拿时应用介质，在我国有悠久的历史。如《圣济总录》说："若疗伤寒以白膏摩体，手当千遍，药力乃行，则摩之用药，有不可不知也。"

一、推拿介质的种类及作用

临床中运用的推拿介质种类颇多，既有单方，也有复方，还有药膏、药散、药酒、药汁等多种剂型。

（一）滑石粉

即医用滑石粉。有润滑皮肤的作用，一般在夏季常用，适用于各种病症，是临床上最常用的一种介质，在小儿推拿中运用最多。

（二）爽身粉

爽身粉有润滑皮肤、吸汗的作用，质量较好的爽身粉可替代滑石粉应用于多种病症。

（三）葱姜汁

由葱白和生姜捣碎取汁使用，亦可将葱姜切片，浸泡于75%的乙醇中使用，能加强温热散寒的作用，常用于冬春季及小儿虚寒证。

（四）白酒

有活血祛风、散寒除湿、通经活络的作用，适用于成人推拿。

（五）蛋清

将鸡蛋穿一小孔，取蛋清使用。有清凉去热、祛积消食的作用，适用于小儿外感发热、消化不良等症。

（六）薄荷水

取5%薄荷脑5g，浸入75%乙醇100mL内配制而成。具有清凉解表、清利头目和渗透的作用，常用于治疗小儿风热感冒或风热上犯所致的头痛、目赤、咽痛等，或痘疹初期隐隐不透，或麻疹将出之际，用于擦法、按揉法可加强透热效果。

（七）木香水

取少许木香，用开水浸泡放凉去渣后使用。有行气、活血、止痛的作用，常用于肝气郁结所致的两胁疼痛等证。

（八）凉水

即食用洁净凉水。有清凉肌肤和退热的作用，一般用于外感热证。

（九）红花油

由水杨酸甲酯（水杨酸甲酯）、红花、薄荷脑配制而成。有消肿止痛等作用，常用于急性及慢性软组织损伤。

（十）麻油

即食用麻油。运用擦法时涂上少许麻油，可加强手法的透热作用，提高疗效，常用于刮痧疗法中。

（十一）冬青膏

由水杨酸甲酯、薄荷脑、凡士林和少许麝香配制而成，具有温经散寒和润滑的作用。常用于治疗小儿虚寒性腹泻及软组织损伤。

（十二）外用药酒

取当归尾30g、乳香20g、没药20g、血竭10g、马钱子20g、广木香10g、生地10g、桂枝30g、川草乌各20g、冰片1g，浸泡于1.5g高浓度白酒中，2周后使用。有行气活血、化瘀通络的功效，常用于各种慢性软组织损伤、骨和软骨退行性病证。

二、推拿介质的选择

（一）辨证选择

根据中医学理论进行辨证分型，依据证型的不同选择不同的介质。寒证，用有温热散寒作用的介质，如葱姜水、冬青膏等；热证，用具有清凉退热作用的介质，如薄荷水、凉水等；虚证，用具有滋补作用的介质，如药酒、冬青膏等；实证，用具有清、泻作用的介质，如蛋清、红花油、木香水等。其他证型可用一些中性介质，如滑石粉、爽身粉等，取其润滑皮肤的作用。

（二）辨病选择

根据病情的不同，选择不同的介质。软组织损伤，如关节扭伤、腱鞘炎等，选用活血化瘀、消肿止痛、透热性强的介质，如红花油、冬青膏等；小儿肌性斜颈选用润滑性能较强的滑石粉、爽身粉等；小儿发热选用清热性能较强的凉水、薄荷水等。

（三）根据年龄选择

成年人一般水剂、油剂、粉剂均可运用；老年人常用的介质有油剂和酒剂；小儿常用的介质主要为滑石粉、爽身粉、凉水、薄荷水、葱姜汁、蛋清等。

第三节　常用推拿手法

手法是指按特定技巧和规范化动作在受治者体表操作，已到达治疗疾病和保健强身目的的一种临床技能。手法的基本要求是持久、有力、均匀、柔和与渗透。"持久"是指手法能按要求持续运用一定的时间，以达到相应的疗效；"有力"是指手法必须具有一定的力量，要根据患者的体质、病证和部位而加减，既要达到效果，又要避免使用蛮力和暴力；"均匀"是指手法和动作要有一定的节律性，速度不能时快时慢，幅度不可时大时小，用力不能时轻时重；"柔和"是指手法要轻柔灵活，用力轻而不浮，重而不滞，变换动作自然，尽量减少对皮肤的刺激，又要不失治疗所需的力度；"渗透"是指手法具备了持久、有力、均匀、柔和这四项要求，从而具有透入皮内，深达组织深层及脏腑的渗透力。临床常用的基本推拿手法主要包括一指禅推法、揉法、擦法等。

一、一指禅推法

以拇指端或螺纹面着力，通过腕部的往返摆动，使所产生的功力通过拇指持续不断地作用于施术部位或穴位上，称为一指禅推法。

（一）操作要领

拇指自然伸直，余指的掌指关节和指间关节自然屈曲，以拇指指端或螺纹面着力于体表施术部位或穴位上。沉肩，即肩关节放松，肩胛骨自然下沉，不要耸肩用力，以腋下空松能容一拳为宜；垂肘，即肘关节自然下垂，略低于腕部，肘部不要向外支起，亦不宜过度夹紧内收；悬腕，即手掌自然垂屈，在保持腕关节放松的基础上，尽可能屈腕至90°，腕部外摆时，尺侧要低于桡侧，回摆到最大时，尺侧与桡侧持平；掌虚指实，即拇指端自然着实吸定于一点，切忌拙力下压，其余四指及掌部要放松，握虚拳；紧推慢移，即前臂主动运动，带动腕关节有节律的快速左右摆动，每分钟约120～160次，但拇指端或螺纹面在施术部位或穴位上移动却较慢。

（二）适用部位

全身各经络、穴位等线状与点状的刺激部位，多用于颜面部、颈项部及关节骨缝处。

（三）适应证

主要适用于头痛、失眠、面瘫、近视、颈椎病、关节炎等病证。

二、揉法

用手掌的大小鱼际、掌根部或指端螺纹面吸定于一定部位或穴位上，做回旋揉动，称揉法。分为大小鱼际揉法、掌跟揉法和指揉法。

（一）操作要领

手法轻重要适宜，不要摩擦损伤患者皮肤，但要带动皮下组织一起运动。

1. 大鱼际揉法　沉肩、垂肘，腕关节放松，呈微屈或水平状。以肘关节为支点，前臂做主动运动，带动腕关节摆动，使大鱼际在治疗部位上做轻缓柔和的上下、左右或轻度的环旋揉动，并带动该处的皮下组织一起运动。

2. 掌跟揉法　肘关节微屈，腕关节放松并略背伸，手指自然弯曲，以掌跟部附着于施术部位。以肘关节为支点，前臂做主动运动，带动腕及手掌连同前臂做小幅度的回旋揉动，并带动该处的皮下组织一起运动。掌揉法是以整个手掌面着力，操作术式与掌跟揉法相同。

3. 指揉法　以指端螺纹面置于施术部位上，其余未施力的手指置于其相对或合适的位置以助力，腕关节微屈。以腕关节为支点，使手指螺纹面在施术部位上做连续不断地旋转运动。

（二）适用部位

大鱼际揉法主要适用于头面部、胸胁部；掌跟揉法适用于腰背及四肢等面积大且平坦的部位；指揉法适用于全身各部位腧穴。

（三）适应证

主要适用于脘腹胀痛、胸闷胁痛、便秘、泄泻、头痛、眩晕及儿科病证等，亦可用于头面部及腹部保健。

三、擦法

以手掌面、大鱼际或者小鱼际为着力面，在治疗部位做往返移动摩擦，称擦法。分为掌擦法、大鱼际擦法和小鱼际擦法。

（一）操作要领

以掌面、大鱼际或者小鱼际置于体表施术部位，腕关节伸直，使前臂与手掌相平。以肩关节为支点，前臂或上臂做主动运动，使手的着力部分在体表做连续的上下或左右直线往返摩擦并产生一定热量。操作时可使用介质，着力部分要紧贴体表，压力要适度，虚直线往返运行，操作时速度先慢后均匀加快，以局部深层得热为度，勿擦破皮肤。

（二）适用部位

全身各部位。掌擦法接触面大，适用于肩背、胸腹部；大鱼际擦法适用于四肢部，尤以上肢为常用；小鱼际擦法适用于肩背、脊柱两侧及腰骶部。

（三）适应证

主要适用于外感风寒、发热恶寒、风湿痹痛、胃脘痛喜温喜按者，及肾阳虚所致的腰腿痛、小腹冷痛、月经不调，以及外伤肿痛等病证。

四、搓法

用两手掌面或指掌面相对用力，对被夹持的肢体做快速地来回揉搓，同时做上下往返移动，成为搓法。

（一）操作要领

以双手掌面夹住施术部位，令受术者身体放松。以肘关节和肩关节为支点，前臂与上臂主动施力，做相反方向的较快速搓动，并同时由上而下移动。操作时动作要协调、连贯、灵活，搓动的速度应快，而上下移动的速度宜慢，即"快搓慢移"。

（二）适用部位

主要适用于上肢，也可用于腰和下肢。

（三）适应证

主要适用于肢体酸痛、关节活动不利等。

五、按法

以指、掌着力，有节律地按压施术部位，称为按法。分为指按法和掌按法两种。按法又常与揉法相结合，组成"按揉"复合手法。

（一）操作要领

用力宜由轻到重，稳而持续，结束时则由重到轻，具有缓慢的节奏性；用力地方向多为垂直向下或与受力面相垂直。

1. 指按法　以拇指螺纹面着力于施术部位，余四指张开，置于相应位置以支撑助力，腕关节屈曲约40°～60°。拇指主动用力，垂直向下按压，当按压力达到所需的力度后，要稍停片刻，即所谓的"按而留之"，然后松劲撤力，再做重复按压，使按压动作即平稳又有节奏性。

2. 掌按法　以单手或双手掌面置于施术部位，以肩关节为支点，利用身体上半部的重量通过上臂、前臂及腕关节传至手掌部，垂直向下按压，施力原则同指按法。

（二）适用部位

指按法适于全身各部的经络和穴位；掌按法适于面积大而又较平坦的部位，如胸腹部、腰背部、下肢后侧等。

（三）适应证

主要适用于颈椎病、肩关节周围炎、腰椎间盘突出症等疼痛性疾患，以及风寒感冒、偏瘫等病证。

六、捏法

用拇指和其他手指在施术部位做对称性的挤压，称为捏法。可单手操作，亦可双手操作。因拇指与其他手指配合的多寡而有三指捏法、五指捏法等名称。

（一）操作要领

用拇指和食指、中指指面，或用拇指和其余四指指面夹住肢体或肌肤，相对用力挤压，随即放松，再用力挤压、放松，重复以上挤压、放松动作，并循序移动。拇指与其余手指要以指面着力，施力时双方力量要对称，动作要连贯而有节奏性，用力要均匀柔和。

（二）适用部位

四肢部、颈项部和头部

（三）适应证

主要适用于疲劳性四肢酸痛、颈椎病等病证。

七、抖法

用双手或单手握住手术者肢体远端，做小幅度的上下连续颤动，称为抖法。

（一）操作要领

用双手握住患者上肢的腕部或下肢的足踝部，慢慢将被抖动的肢体向前外方抬高一定的角度（上肢坐位情况下向前外抬高约60°，下肢在仰卧情况下抬离床面约30°），然后两前臂同时施力，做连续的小幅度的上下抖动，使抖动时所产生的抖动波似波浪般的传递到肩部及腰部。注意抖动幅度要小，频率要快。

（二）适用部位

上肢、下肢。

（三）适应证

主要适用于颈椎病、肩关节周围炎、髋部伤筋及疲劳性四肢酸痛等病证。

第四节　小儿推拿

一、概述

（一）小儿推拿的概念

小儿推拿是在明清时期形成的具有独特体系的一门临床医学，又称小儿按摩，是推拿疗法中重要的组成部分。它以中医理论为指导，应用手法作用于小儿特定的部位，以调整脏腑、经络、气血功能，从而达到防病治病的目的。

小儿推拿的适应证较广泛，操作起来较成人更简便，且疗效明显。护理人员掌握相关的小儿推拿知识，将为小儿预防保健及治疗提供更为安全可靠的支持。然而，由于小儿在生理及病理表现上均与成人不同，所以，小儿推拿在手法、穴位、操作次数或时间上均有其特殊之处。

（二）手法补泻

"虚者补之，实者泻之"是推拿治疗的基本法则。小儿推拿更需注重手法补泻。

1. 轻重补泻法　轻重是指操作者在患儿体表穴位操作时用力的大小而言。轻手法操作为补法，重手法操作为泻法。临床实践表明，推拿对调节机体功能确实有很大的作用。轻手法作用于特定的部位与穴位，有促进胃肠蠕动、健脾和胃、疏通经络、促进经血运行等作用；重手法作用于机体穴位，具有一定的机体抑制亢进作用。在临床具体应用时，应根据患儿年龄的大小、病症的虚实、部位的深浅、病情的缓急等灵活应用。

2. 快慢补泻法　快慢是指操作者运用手法在患儿体表穴位上操作的速度，即频率。一般而言，快手法治疗为泻法，慢手法治疗为补法。现代研究表明，速度快的手法作用于局部穴位，能加快血液、淋巴液的循环，起到活血化瘀的作用，使瘀血、水肿迅速消散，是为泻法；慢而柔和的手法，有激发正气、强壮身体的作用，是为补法。

3. 方向补泻法　方向补泻在小儿特定穴中常用，主要用于手部穴位与腹部穴位。

（1）手部特定穴位补泻：一般而言，在手部穴位上做向心性方向直推为补，离心性方向直推为泻。如心经、肝经、脾经、肺经、大肠、小肠等，向指根（向心性）方向直推为补法，向指尖（离心性）方向为泻法，为肾经相反。

（2）腹部穴位补泻：在小儿或成人腹部操作时，如摩腹、揉挤，以患者自身为准，自左摩、揉为补法，自右摩、揉为泻法。如自患者左侧向右侧摩腹、揉挤（逆时针），常用于脾虚所致的腹泻、腹痛、厌食等虚证；自患者右侧向左侧摩腹、揉挤（顺时针），多用于便秘、腹痛、腹泻、厌食等实证。

4. 经络补泻法　又称迎随补泻法或顺逆补泻法，是指随（顺）其经络走行方向操作为补法，迎逆其经络走行方向为泻法。如用捏法由尾椎捏至大椎顺其经络施术为补法，主治先后天不足的一切虚弱病证；逆其经络由上而下推之为泻法，主治发热等实证。又如自下而上顺经络方向推七节骨，能温阳止泻，为补法；自上而下顺经络方向推七节骨，能泄热通便，为泻法。还有清天河水是从总筋操作至曲泽，为逆心包经而行，所以能泄热。

5. 次数补泻法　次数是指操作者运用手法在穴位上操作次数的多少，它是衡量手法补泻的有效治疗量。一般而言，次数多、时间长而轻柔的手法为补法；次数少、时间短而较重的手法为泻法。一般1岁左右的患儿，在一个穴位推拿300次左右，根据年龄和病情酌情增减。需上百次的推拿手法一般是就推法、揉法、抹法、运法而言，而只需3～5次的推拿手法多指刺激性较重的掐、捏、拿法等。

6. 平补平泻法　是指患儿虚实不明显或平素小儿保健时常用的一种方法。常用于手部和腹部穴位。

（1）手部穴位平补平泻法：是指操作者用推法在患儿手部穴位来回推之。如遇患儿腹泻虚实不明显时，可只取大肠穴来回推之，同时还可取脾经来回推之，效果甚好。

（2）腹部穴位平补平泻法：是指摩法于患儿腹、脐穴顺时针及逆时针各揉、摩半数的一种操作。如遇患儿出现腹胀、便秘、食欲不振，虚实不明显时，常用摩法于腹部顺时针及逆时针各操作数百次，疗效满意。

（三）注意事项

小儿推拿除了注意补泻手法外，还应注意以下几点。

1. 手法特别强调轻快柔和，平稳着实。

2. 小儿发病以外感病和饮食内伤居多，推拿手法常以解表（推攒竹、推坎宫、推太阳、推风池等）、清热（清天河水、推脊等）、消导（推脾经、揉板门、揉中脘、揉天枢等）为主。

3. 上肢部穴位，习惯只推左侧，无男女之分；其他部位的穴位，两侧均可治疗。

4. 操作时多使用推拿介质，如滑石粉等，其目的是润滑皮肤、防止擦破皮肤，又可提高治疗效果。

5. 小儿推拿手法常和具体穴位结合在一起，如补脾经、捏脊、运内八卦、推三关等。

二、常用小儿推拿手法

小儿推拿手法与成人有所不同，如有的手法名称虽与成人推拿一样，在具体操作要求上却完全不同，有些手法只用于小儿，而不用于成人。在操作次数和时间上，一般来说以推法、揉法、运法次数为多，而按法、捣法次数宜少，摩法时间较长，掐法则重、快、少，在掐后常继续使用揉法。

（一）推法

以拇指或食指、中指的螺纹面着力，附着在患儿体表一定的穴位或部位上，做单方向的直线或环旋移动，称为推法。临床上根据操作方向的不同，可分为直推法、旋推法、分推法和合推法。

推法操作要领如下：

1. 直推法　一手握持患儿肢体，使被操作的部位或穴位向上，另一手拇指自然伸直，以螺纹面或其桡侧缘着力，或食指、中指伸直，以螺纹面着力，用腕部发力，带动着力部分做单方向的直线推动。操作时宜做直线推动，不宜歪斜，同时配用适当介质。

2. 旋推法　以拇指螺纹面着力于一定的穴位上，拇指主动运动，带动着力部分做顺时针方向的环旋移动，仅在皮肤表面推动，不得带动皮下组织。要求动作协调，均匀柔和，速度较直推法较缓慢。

3. 分推法　以双手拇指螺纹面或其桡侧缘，或用双掌着力，稍用力附着在患儿所需治疗的穴位或部位上，用腕部或前臂发力，带动着力部分自穴位或部位的中间向两旁分向推动，或做"⌒"方向直线推动。两手用力要均匀一致，切勿忽大忽小。

4. 合推法　以双手拇指螺纹面或双掌着力，稍用力附着在患儿所需治疗的穴位或部位的两旁，用肘臂发力，带动着力部分自两旁向中间做相对方向的直线推动。动作幅度宜较小，不要使皮肤向中间起皱。

5. 适用部位　直推法适用于小儿推拿特定穴中的线状或面状穴位，多用于四肢部、脊柱部；旋推法主要用于手指部螺纹面等部位的穴位；分推法适用于头面部、胸腹部、腕掌部及肩胛部等；合推法适用于腕掌部。

（二）揉法

以手指的指端或螺纹面、大鱼际或掌根着力，吸定于一定的治疗部位或穴位上，做轻柔和缓的顺时针或逆时针方向的环旋运动，并带动该处的皮下组织一起揉动，称为揉法。揉法是小儿推拿的常用手法之一，根据着力部分的不同，可分为指揉法、鱼际揉法、掌根揉法三种。

1. 操作要领　同成人推拿手法的揉法要领，但动作宜轻柔。

2. 适用部位　指揉法适用于点状穴位，根据病情需要，可二指并揉或三指同揉；鱼际揉和掌揉法适用于面状穴位。

（三）按法

1. 操作要领　同成人操作手法的按法，但力度应稍小。

2. 适用部位　主要适用于点状、面状穴位的操作。

（四）摩法

1. 操作要领　同成人操作手法的摩法，但力度应稍小。

2. 适用部位　主要适用于头面部、胸腹部的面状穴位。

（五）掐法

以拇指指甲着力于患儿的一定穴位或部位向下按压，称为掐法。

1. 操作要领　操作者手握空拳，拇指伸直，指腹紧贴在食指中节桡侧缘，以拇指指甲着力，吸定在患儿需要治疗的穴位或部位上，逐渐用力进行切掐。操作时，应垂直用力切掐，可持续用力，也可间歇性用力，以增强刺激。取穴宜准。掐法是强刺激手法之一，不宜反复长时间应用，更不能掐破皮肤。掐后常忌用揉法，以缓和刺激，减轻局部的疼痛或不适感。

2. 适用部位　头面部或手足部的点状穴位。

（六）捏脊法

以单手或双手的拇指与食、中两指或拇指与四指的指面做对称性着力，夹持住患儿脊柱上的皮肤，相对用力挤压并一紧一松逐渐自下而上移动，称为捏脊法。

1. 操作要领　患儿俯卧，脊背部裸露，操作者双手呈半握拳状，拳心向下，拳眼相对，用两拇指指面的前1／3处或指面的桡侧缘着力，吸定并顶住患儿龟尾穴旁的肌肤，用食指、中指的指面前按，拇指、食指、中指三指同时用力将该处的皮肤夹持住并稍提起，然后双手交替用力，自下而上，一紧一松地挤压，向前移动到大椎穴处。操作时间的长短和手法强度的轻重及挤捏面积的大小要适中，用力要均匀；挤压向前推进移动时，需做直线移动，不可歪斜；操作时既要有节律性，又要有连贯性。

2. 适用部位　脊柱

（七）运法

以拇指螺纹面或食指、中指的螺纹面在患儿体表做环形或弧形推动，称为运法。

1. 操作要领　以一手托握住患儿的手臂，使被操作的穴位或部位平坦向上，另一手以拇指或食指、中指的螺纹面着力，轻附着在治疗部位或穴位上，做由此穴向彼穴的弧形运动，或在穴周做周而复始的环形运动。手法宜轻不宜重，宜缓不宜急，要在体表旋绕摩擦推动，不带动深层肌肉组织，为小儿推拿手法中最轻的一种。

2. 适用部位　多用于弧线形穴位或圆形面状穴位。

（八）捣法

以中指指端或食指、中指屈曲的指间关节着力，有节奏地叩击穴位的方法，称为捣法。

1. 操作要领　操作者一手的中指指端或食指、中指屈曲后的第一指间关节突起部着力，其他手指屈握，前臂主动运动，通过腕关节的屈伸运动，带动着力部分有节奏地叩击穴位10次左右。捣击时取穴要准确，发力要稳，而且要有弹性。

2. 适用部位　适用于点状穴位，尤其是手部小天心穴。

三、常用小儿推拿特定穴

小儿推拿穴位除了经穴、奇穴、经验穴、阿是穴之外，有相当部位穴位是小儿特有的，称为小儿推拿特定穴。小儿推拿特定穴不同于经络学说中的特定穴位，具有以下特点：不仅具有孔穴点状，还有从某点至另一点成为线状和面状；大多数分布在头面和四肢（尤其以两手居多，正所谓"小儿百脉汇于两掌"）。小儿推拿穴位呈面状分布为多，操作大部分是直接作用于皮肤，因此与十二皮部的关系密切。

1. 坎宫

（1）定位：眉头至眉梢成一横线。

（2）操作：两拇指自眉心向两侧眉梢分推，称推坎宫，亦称分头阴阳。

（3）主治：主治感冒、发热、头痛、惊风、目赤痛等。

（4）应用：外感发热、头痛，多与开天门、揉太阳等合用；治疗目赤痛，多与清肝经、揉小天心、清天河水等合用。

2. 攒竹（天门）

（1）定位：两眉中点至前发际成一直线。

（2）操作：两拇指自下而上交替直推，称推攒竹，又称开天门。

（3）主治：感冒发热、头痛、精神萎靡、惊惕不安等。

（4）应用：外感发热、头痛等症，多与推太阳、推坎宫等合用；若惊惕不安、烦躁不宁，多与清肝经、按揉百会等配伍应用。

3. 耳后高骨

（1）定位：耳后入发际，乳突后缘高骨下凹陷中。

（2）操作：用两拇指或中指端按揉，称揉耳后高骨。

（3）主治：感冒、头痛、惊风、烦躁不安等证。

（4）应用：用于治疗感冒，多与推攒竹、推坎宫、推太阳等合用。

4. 天柱骨

（1）定位：颈后发际正中至大椎穴成一直线。

（2）操作：用拇指或食、中两指自上向下直推，称推天柱骨。也可用汤匙边缘蘸水自上向下刮，称刮天柱骨。

（3）主治：发热、呕吐、颈项痛等。

（4）应用：治疗呕恶多与横纹推向板门、揉中脘等合用；治外感发热、颈项强痛多与拿风池、掐揉二扇门等同用。

5. 胁肋

（1）定位：从腋下两胁至两髂前上棘。

（2）操作：用两手掌从两胁下搓摩至髂前上棘处，称搓摩胁肋，又称按弦走搓摩。

（3）主治：胸闷、胁痛、痰喘气急、疳积等。

（4）应用：对小儿因积食、痰壅气逆所致的胸闷、腹胀、气喘等有效。

6. 腹

（1）定位：腹部。

（2）操作：自剑突下到脐，用两拇指从中间向两旁分推，称分推腹阴阳。用掌或四指沿脐周围摩，称摩腹。

（3）主治：腹胀、腹痛、疳积、呕吐、便秘等。

（4）应用：多与推脾经、运内八卦、按揉足三里等合用。

7. 丹田

（1）定位：脐下2.5寸。

（2）操作：用掌揉或摩，称揉丹田或摩丹田。

（3）主治：腹泻、遗尿、脱肛、尿潴留等。

（4）应用：用于腹痛、遗尿、脱肛，常与补肾经、推三关等合用；用于尿潴留，常与清小肠等合用。

8. 肚角

（1）定位：脐下2寸（石门），旁开2寸大筋处。

（2）操作：用拇、食、中三指，由脐向两旁深处拿捏，一拿一松为一次，称拿肚角。

（3）主治：腹痛、腹泻、便秘等。

（4）应用：拿捏肚角是止腹痛的要法，对各种原因引起的腹痛均可应用，特别是对寒痛、伤食痛效果更佳。

9. 脊柱

（1）定位：大椎至长强成一直线。

（2）操作：用食、中二指指面自上而下做直推，称推脊；用捏法自下而上称捏脊，每捏三下将背脊提一下，称为捏三提一法。

（3）主治：发热、惊风、疳积、腹泻等。

（4）应用：捏脊多与补脾经、补肾经、推三关、摩腹、按揉足三里等配合应用，治疗先天或后天不足的一些慢性病证均有一定的效果。推脊多与清天河水、退六腑、推涌泉等合用，并能治疗腰背强痛、角弓反张、下焦阳气虚弱等。

10. 七节骨

（1）定位：第四腰椎至尾椎骨端（长强穴）成一直线。

（2）操作：用拇指桡侧面或食、中二指指面自下而上或自上而下做直推，分别称推上七节骨和推下七节骨。

（3）主治：泄泻、便秘、脱肛等。

（4）应用：推上七节骨能温阳止泻，多用于虚寒腹泻、久痢等证，临床上常与按揉百会、揉丹田等合用治疗气虚下虚陷引起的遗尿、脱肛等证。推下七节骨能泻热通便，多用于肠热便秘或痢疾等证。

第五节　推拿疗法的禁忌证和注意事项

一　禁忌证

1. 各种急慢性传染病。

2. 各种恶性肿瘤的局部、溃疡的局部、烧伤和烫伤的局部、皮肤病。

3. 各种感染性化脓性疾病和结核性关节炎。

4. 诊断不明确的急性脊柱损伤或伴有脊髓症状患者，手法可能加剧脊髓损伤。

5. 胃、十二指肠等急性穿孔、各种出血性疾病。

6. 严重的心脑血管疾病。

7. 醉酒者、严重的（不能合作、不能安静）精神病患者。

8. 经期、妊娠期妇女的腹部和腰骶部禁用推拿。

9. 年老体弱、经不起重手法刺激者。

10. 极度疲劳和空腹饥饿时，不宜推拿。

二、推拿的注意事项

1. 推拿医师应经过正规的培训，不仅要有熟练的推拿手法技能，还要掌握中医基础理论、经络腧穴，西医的解剖、生理、病理学等。治疗前应审症求因、辨证辨病，全面了解患者的病情，排除推拿禁忌证。

2. 推拿过程中，要随时观察和询问患者的反应，适时地调整手法与用力的关系，做到均匀柔和、持久有力。对老人、儿童应掌握适宜的刺激量，真正做到使患者不知其苦。急性软组织损伤，局部疼痛肿胀较甚，瘀血甚者，应选择远端穴位进行推拿操作，待病情缓解后，再行局部操作。

3. 推拿医师的手要保持清洁，指甲要每天修剪。冬季手要保持温暖，必要时应坚持使用介质（如滑石粉等），防止损伤患者的皮肤。推拿中应全神贯注。对于饱餐后、大量饮酒后、暴怒后、大运动量后的患者，一般不予立即治疗。

4. 推拿医师在操作时必须选择适当的体位。在进行胸部、腹部、腰背部、四肢操作时均可自然站立位，两腿呈丁字步或呈弓步；在推拿治疗头面部、颈部、肩及上肢部、胸腹部、下肢部及小儿疾病时，可采取坐姿。

患者须采取适当的体位以配合治疗。治疗头面部、胸腹部、下肢前侧部疾病时，患者取仰卧位，即面部向上，双上肢置于身体两侧，双下肢自然伸直；上肢置于面部下方或体侧；治疗胁部、髋部疾病时，患者取侧卧位，双下肢自然屈曲，或下面腿伸直，上面腿屈曲，下面上肢屈肘约90°，上面上肢自然伸直置于体侧或撑于体前床面；治疗头面部、颈部、肩及上背部、腰部，也可以指导患者取端坐位。

第六章 耳穴压豆

第一节 概 述

一、概念

耳穴压豆又称耳穴贴压法，是采用药籽或菜籽等物品置于胶布上，贴于穴位，用手指按压，刺激耳郭上的穴位或反应点，通过经络传导，以达到防治疾病的一种治疗方法。

二、耳穴的分布规律

耳郭分为凹面的耳前和凸面的耳背。当人体发生疾病时，往往会在耳郭相应的部位出现"阳性反应点"，如压痛、变形、变色、结节等。这些反应点就是耳穴压豆防治疾病的刺激点，又称耳穴。耳穴的分布有一定的规律，总体上形如一个倒置的胎儿，与头面相应的穴位在耳垂，与上肢相应的穴位居耳舟，与躯干和下肢相对应的穴位在对耳轮体部和对耳轮上、下脚，与腹腔脏器相对应的穴位集中在耳甲艇，与胸腔脏器相对应的穴位在耳甲腔，与消化道相对应的穴位在耳轮角周围，与耳鼻喉相对应的穴位在耳屏四周。

三、选穴原则

（一）按相应部位取穴

当机体患病时，在耳郭的相应部位上有一对应的敏感点，它便是本病的首选穴位，如胃病取"胃"穴等。

（二）按辨证取穴

根据中医基础理论辨证选用相关的耳穴。如脱发取"肾"，皮肤病取"肺""大肠"等。

（三）按现代医学理论取穴

耳穴中一些穴名是根据现代医学理论命名的，如"交感""肾上腺""内分泌"等，这些穴位的功能基本上与现代医学理论一致，故在选穴时应考虑到用其功能。如炎症疾病取"肾上腺"穴，是应用它的"四抗"作用之一的抗炎症功能，如糖尿病可取"内分泌"穴。

（四）按临床经验取穴

从临床实践中发现有些耳穴对某些疾病具有特异的治疗作用，如"外生殖器"穴可治疗腰腿疼，"神门"穴可治疗痛证。

四、适应证

1. 疼痛性疾病　如各种扭挫伤、头痛、神经痛等。
2. 炎性疾病及传染病　如及慢性结肠炎、牙周炎、咽喉炎等。
3. 功能紊乱性疾病　如胃肠神经官能症、心律不齐、高血压、神经衰弱等。
4. 过敏及变态反应性疾病　如哮喘、过敏性鼻炎、荨麻疹。
5. 内分泌代谢紊乱性疾病　如糖尿病、围绝经期综合征。
6. 内、外、妇、儿、五官、外伤的功能性疾病，亦可用于预防感冒、晕车、晕船及预防和处理输血、输液反应。

第二节　常用耳穴及主治

表5-1　常用耳穴及主治表

耳穴名称	定位	主治病症
耳中	耳轮脚	呃逆、荨麻疹、皮肤瘙痒、小儿遗尿、咯血、出血性疾病
耳尖	在耳郭向前对折的上部尖端处	发热、高血压、急性结膜炎、睑腺炎、牙痛、失眠
坐骨神经	在对耳轮下脚的前2～3处	坐骨神经疼、下肢瘫痪
交感	在对耳轮下脚末端与耳轮内缘相交处	肠痉挛、心绞痛、胆绞痛、输尿管结石、自主神经功能紊乱
神门	在三角窝后1～3的上部	失眠、多梦、痛证、癫痫、高血压
内生殖器	在三角窝前1～3的下部	痛经、月经不调、白带过多、功能性子宫出血、阳痿、遗精、早泄
肾上腺	在耳屏游离缘下部尖端	低血压、风湿性关节炎、腮腺炎、眩晕、哮喘、休克

耳穴名称	定位	主治病症
咽喉	在耳屏内侧面上1~2处	声音嘶哑、咽炎、扁桃体炎、哮喘
缘中	在对耳屏尖与屏轮切迹之中点处	遗尿、内耳眩晕症、尿崩症、功能性子宫出血
皮质下	在对耳屏内侧面	痛证、神经衰弱、假性近视、间日疟
枕	在对耳屏外侧面的后部	头晕、头痛、神经衰弱、哮喘、癫痫
心	在耳甲腔正中凹陷处	心动过速、心律不齐、心绞痛、无脉症、神经衰弱、癔症、口舌生疮
气管	在心区与外耳门之间	哮喘、支气管炎
肺	心、气管区周围	哮喘、胸闷、声音嘶哑、皮肤瘙痒症、荨麻疹、扁平疣、便秘
肝	在耳甲艇的后下部	胁痛、眩晕、经前期紧张综合征、月经不调、更年期综合征、高血压、眼病
脾	在耳甲腔的后上部	腹胀、腹泻、便秘、食欲不振、功能性子宫出血、白带过多、内耳眩晕症
肾	在对耳轮下脚下方后部	腰痛、耳鸣、神经衰弱、肾盂肾炎、遗尿、哮喘、月经不调、遗精、阳痿、早泄
胰胆	在耳甲艇的后上部	胆囊炎、胆石症、胆道蛔虫症、急性胰腺炎、偏头痛、中耳炎、耳鸣、带状疱疹
内分泌	在屏间切迹内、耳甲腔的前下部	痛经、月经不调、更年期综合征、痤疮、甲状腺功能亢进或减退症
三焦	在外耳门后下，肺与内分泌之间	便秘、腹胀、上肢外侧疼痛
胃	在耳轮角消失处	胃痉挛、胃炎、胃溃疡、消化不良、恶心呕吐
大肠	在耳轮脚上方前部	腹泻、便秘、咳嗽、痤疮
小肠	在耳轮脚上方中部	消化不良、腹痛、腹胀、心动过速
膀胱	在对耳轮下脚下方中部	膀胱炎、遗尿、尿潴留、腰痛、坐骨神经痛、后头痛
眼	在耳垂正面中央部	各种眼病
面颊	在耳垂正面与内耳区之间	面瘫、三叉神经痛、痤疮、面肌痉挛、腮腺炎
耳背沟	在耳背、对耳轮沟和对耳轮上、下脚沟处	高血压、皮肤瘙痒症
耳迷根	在耳轮脚后沟的耳根处	胆道疾病、心动过速、腹痛、腹泻

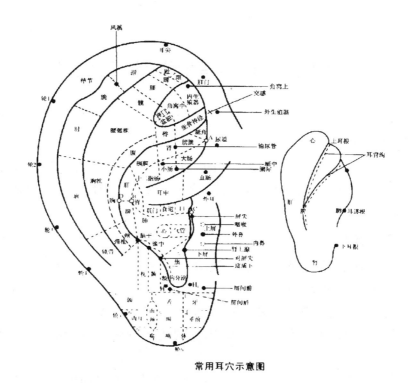

常用耳穴示意图

第三节　耳穴压豆的操作方法

1. 跟患者做好核对解释，取得合作。

2. 取合适体位　检查耳部皮肤有无破损和污垢，必要时擦净双耳。

3. 选穴前交代患者说出定穴时的感觉。

4. 耳穴探查　遵照医嘱选择耳部穴位并探查耳穴（可按照观察法、按压法、点测定法进行）。常用按压法，即一手持耳郭后上方，另一手持探棒由上而下，在疾病相应区域内以均匀的压力寻找压痛点或对肉眼观察到的阳性反应点探压，当压及敏感点时，患者会出现皱眉、呼痛、躲闪等反应，告诉患者仔细体会压痛的程度，压痛最明显的为耳穴压豆的治疗点，找不到压痛点可按穴位治疗，根据患者病情选择相应穴位3~4个。

5. 消毒皮肤2次，待干。

6. 压豆　用镊子取王不留行籽胶布，按压在耳穴上并给予适当贴压（拇、食二指指腹相对揉压），询问患者有无酸、麻、胀、痛等"得气"感，以有疼痛或胀痛感，能忍受为度。让患者演示按压方法。

7. 操作完毕，向患者交代注意事项。

第四节　耳穴压豆的禁忌证及注意事项

一 禁忌证

耳郭上有湿疹、炎症、溃疡、冻疮破溃则不宜使用此法；有习惯性流产的孕妇；妇女妊娠期也应慎用，尤其不宜用子宫、卵巢、内分泌、肾等穴；年老体弱、有严重器质性疾病者慎用。

二 注意事项

1. 严格消毒，预防感染。若局部红肿，可用皮肤消毒药液消毒，每天2～3次，外用消炎药，防引起软骨膜炎。

2. 耳穴压豆的材料应选用光滑，大小和硬度适宜的种子，不宜选用有尖角或不光滑的种子，以免按压时损伤皮肤。选用质软的种子，则按压作用不大；如种子发霉亦不能使用。

3. 按压时压力不可过大，切勿揉搓，潮湿脱落后应及时更换胶布固定。对胶布过敏者，可缩短贴压时间并加压肾上腺、风溪穴，或改用其他耳针方法治疗。

4. 留豆时间视季节气候而定。夏季可留豆1～3天，冬季5～6天，每日自行按压3～5次，每次每穴按压1～2分钟。在留豆期间应密切观察患者无不适等情况。

5. 对扭伤和有运动障碍的患者，按压豆籽后耳郭充血发热时，宜适当活动患部，并在患部按摩、艾灸等，以提高疗效。

第七章 穴位贴敷疗法

第一节 穴位贴敷疗法的治病机理

穴位敷贴治疗是将中药研末调制成糊状，敷布于患处或经穴部位，以达到舒筋活络、去瘀生新、消肿止痛、清热解毒、拔毒排脓作用的一种治疗方法。在中医学概念里，穴位敷贴属外治法范畴，更具体地说属针灸疗法中的"天灸"类。可达到针、药并用的治疗效果，一年四季均可采用。但根据自然界气候变化对人体的影响，推算气血的盛衰与经穴开合，在特定的节气进行治疗，疗效会更显著。

穴位贴敷疗法的作用机理比较复杂，用现代医学解释，药物透过皮肤吸收的过程有三个步骤，一是释放，指药物从基质中释放出来扩散到皮肤或贴膜上。敷贴药物中所含的表面活性剂可促进被动扩散的吸收，增加表皮类脂膜对药物的透过率。二是穿透，指药物透过表皮进入内皮。在此过程中药物于体表局部形成一种汗水难以蒸发扩散的密闭状态，使角质层含水量提高。角质层经水合作用后可膨胀呈多孔状态，易于药物穿透。三是吸收，指药物透入皮肤与黏膜后通过血管进入人体循环而产生全身作用。

一、穴位作用

经络"内属脏腑，外络肢节，沟通表里，贯穿上下"，是人体营卫气血循环运行出人的通道，而穴位则是上述物质在运行通路中的交汇点，是"肺气所发"和"神气游行出入"的场所。根据中医脏腑-经络相关理论，穴位通过经络与脏腑密切相关，不仅有反映各脏腑生理或病理的机能，同时也是治疗五脏六腑疾病的有效刺激点。各种致病之邪滞留在人体内部，脏腑功能受到损害和影响，致使经络涩滞，郁而不通，气血运行不畅，则百病生焉。此时，可能在经络循行部位（尤其在其所属腧穴部位）出现麻木、疼痛、红肿、结节或特定敏感区（带）等异常情况。而运用穴位贴敷疗法，刺激和作用于体表腧穴相应的皮部，通过经络的传导和调整，纠正脏腑阴阳的偏盛或偏衰，"以通郁闭之气，以散瘀结之肿"，改善经络气血的运行，对五脏六腑的生理功能和病理状态，产生良好的治疗和调整作用，从而达到以肤固表，以表托毒，以经通脏，以穴驱邪和扶正强身的目的。

二、药效作用

贴敷药物直接作用于体表穴位或表面病灶，使局部血管扩张，血液循环加速，起到活血化瘀、清热拔毒，消肿止痛，止血生肌，消炎排脓，改善周围组织营养的作用。还可使药物透过皮毛腠理由表入里，通过经络的贯通运行，联络脏腑，沟通表里，发挥较强的药效作用。

三、综合作用

穴位贴敷疗法是传统针灸疗法和药物疗法的有机结合，其实质是一种融经络、穴位、药物为一体的复合性治疗方法，而不仅仅是单纯某一因素在起作用。穴位贴敷作用于人体主要表现是一种综合作用，既有药物对穴位的刺激作用，又有药物本身的作用，而且在一般情况下往往是几种治疗因素之间相互影响、相互作用和相互补充，共同发挥的整体叠加治疗作用。首先是药物的温热刺激对局部气血的调整，而温热刺激配合药物外敷必然增加了药物的功效，多具辛味的中药在温热环境中特别易于吸收，由此增强了药物的作用、药物外敷于穴位上则刺激了穴位本身，激发了经气，调动了经脉的功能，使之更好地发挥了行气血、营阴阳的整体作用。

第二节　穴位贴敷的材料及适应证

一、敷贴材料

穴位贴敷疗法使用的剂型很多，常用的有以下几种，可根据病情选择。

1. 丸剂　多由药物研末与赋形剂如姜汁、猪胆汁、蜂蜜等丸治而成。也可用圆形药物黏附药末而成，使用时用胶布黏贴于所选穴位即可。

2. 散剂　将多种药物研末混合而成。用时将药物撒于胶布中间，敷于穴位。

3. 糊剂　把药物研末拌匀过筛，用黏合剂（酒、醋、蛋清等）将药物调匀即成，也可用鲜药捣制而成。用时涂于穴位，外用纱布固定。

此外，尚有膏剂、饼剂等剂型，其制法相似。

二、适应证

1. 凡毒邪弥漫不聚或结毒不化均适宜。可用于疖、痈、疽、疔疮、跌打损伤、流注、烫伤、肠痈等。

2. 哮喘、肺痈、高血压病、面瘫、头痛等。

3. 高热、百日咳、咳嗽、腮腺炎等。

第三节 穴位贴敷的操作方法及注意事项

一、操作方法

1. 备齐用物，跟患者做好核对解释，取得合作。

2. 协助患者取合适体位，暴露敷药部位，注意保暖和遮挡。

3. 首次敷药者，必要时用生理盐水棉球清洁局部皮肤；更换敷料者，取下原敷料，用生理盐水棉球擦洗皮肤上的药迹，观察疮面情况和敷药效果。

4. 将摊制好的敷药或研好的新鲜草药准确地敷于患处，以纱布覆盖，胶布固定或用绷带包扎，防止药物受热后溢出而污染衣被。固定或包扎要求美观，松紧度适宜。

5. 敷药完毕，协助患者着衣，向患者交代注意事项。

二、注意事项

1. 患者眼部、唇部等处慎用敷贴法；药物过敏或皮肤易起丘疹、水疱者慎用。

2. 敷药摊制的厚薄要均匀，一般以0.2～0.3cm为宜，大小适宜，固定松紧适宜。太薄药力不够，效果差；太厚则浪费药物，且受热后易溢出，污染衣被。

3. 对初起有脓头或成脓阶段的肿疡，宜中间留空隙，围敷四周，使邪有出路。乳痈敷药时，可在敷料上剪一缺口，使乳头露出，以免乳汁溢出污染辅料及衣被。

4. 辅料面积应大于患处，超过肿块1～2cm，并保持一定的湿度。如药物较干时，应用所需的药汁、酒、醋、水等进行湿润。夏天如以蜂蜜、饴糖作赋形剂时，应加少量苯甲酸钠，防止发酵变质，影响疗效。

5. 观察局部及全身情况，敷药后，若出现红疹、瘙痒、水疱等过敏现象。及时停止使用，并报告医生，配合处理。

第八章　穴位注射疗法

第一节　穴位注射疗法的概念和适应证

一、穴位注射的概念

穴位注射疗法是指根据所患疾病，按照穴位的治疗作用和药物的药理性能，选用相应的穴位（包括耳穴）和药物，并将药液注入穴位内，以充分发挥穴位和药物对疾病的综合效果，从而达到治疗疾病目的的一种疗法，又称"水针疗法"。

二、适应证

穴位注射疗法的适应范围很广，凡是针灸治疗的适应证大部分均可采取本法。

（一）各种痛证

如腰腿痛、坐骨神经痛、颈肩背痛、扭挫伤、三叉神经痛、头痛、风湿性关节痛、胃痛、腹痛、泌尿系结石疼痛等

（二）各科疾病

如中风、痿证、面瘫、失眠、高血压、咳嗽、哮喘、泄泻、乳痈、肠痈、风疹、痤疮、银屑病、中耳炎、鼻炎、痛经、不孕症、月经不调、崩漏、带下、小儿麻痹后遗症等。

第二节　穴位注射疗法的操作方法及注意事项

一、选穴原则

穴位注射疗法所选配穴处方是在分析病因病机、明确辨证法的基础上，选择适当的腧穴、补泻方法组合而成的，是治病的关键步骤。选穴原则是临证选穴的基本法则，也是配穴的基础、前提和先决条件。一般有局部选穴、邻近选穴、远端选穴、辨证选穴、随症选穴五种方法。

（一）局部选穴

局部选穴就是围绕受病肢体、脏腑、组织、器官的局部选穴。是根据每一个腧穴都能治疗局部病灶这一作用原理而制定的一种基本选穴方法。体现了"腧穴所在，主治所及"的治疗规律。多用于治疗病变部位比较明确、比较局限的病症以及某些器质性病变。

（二）邻近选穴

邻近选穴就是在距离病变部位比较接近的范围内选穴。如牙痛取太阳或上关，痔疮取次髎秩边等。

（三）远端选穴

远端选穴即在距离病变部位较远的地方取穴。这种取穴方法紧密结合经脉的循行，体现了"经脉所过，主治所及"的治疗规律。特别适用于四肢肘、膝关节以下选穴，用于治疗头面、五官、躯干、内脏病症。如"肚腹三里留，腰背委中求，头项寻列缺，面口合谷收"。

（四）辨证选穴

临床上很多病症，如发热、晕厥、虚脱、癫狂、失眠、健忘、贫血等属于全身性病症，因无法辨位，不能应用于上述按部位选穴的方法。此时，就必须根据病症的性质进行辨证分析，将病症归属于某一脏腑或经脉，然后按经选穴。例如，失眠，若属心肾不交，归心、肾二经选穴；属心胆气血者又归心、胆二经，则在心、胆二经上选穴；若属肝胃不和者则归肝、胃二经，也就是在肝、胃二经选穴。

（五）随症选穴

对于个别突出的症状，也可以随症选穴。如发热选大椎穴或曲池；恶心或呕吐选中脘或内关。

二、用具

消毒的注射器与注射针头。根据注射部位、深度和剂量的不同分别选用1毫升、2毫升、5毫升、10毫升、20毫升注射器以及5~7号普通注射针头。

三、注射剂量

应根据药物说明书规定的剂量，不能过量。做小剂量注射时，可用原药物剂量的1/5~1/2。一般以穴位部位来分，耳穴可注射0.1毫升，头面部可注射0.3~0.5毫升，胸背部可注射0.5~1毫升，四肢可注射1~2毫升，腰臀部可注射2~5毫升。

穴位注射疗法的用药总量一般应少于常规用药的剂量。具体使用时，应根据疾病的性质，病情的轻、重、缓、急，患者的年龄、体质，注射的部位，药液的理化特征、剂量、浓度、治疗效果等各方面情况灵活掌握。

四、操作程序

1. 认真核对所取药品是否有误，仔细查看药品有无变质、浑浊、沉淀、过期现象，方可使用。

2. 根据所选穴位的多少及药物剂量的多少选择合适的注射器和针头，抽取药物，排气备用。

3. 让患者取舒适体位，该体位有利于穴位注射的进行。

4. 将所选穴位的部位充分暴露。取穴时，应避开大血管、瘢痕、重要神经等。

5. 局部皮肤要严格消毒，用无痛法快速将针头刺入皮下，然后将针头缓慢推进或上下提插，待患者出现酸、麻、胀等"得气"样感觉时，回抽针管无回血，即可将药物注入。一般疾病可用均匀、中等速度推入药物。儿童、慢性病、体弱者用轻刺激手法，缓慢地将药物推入；身体壮实、急性病患者可用强刺激手法，快速将药液推入。如因治疗需要，一次注入较多药液时，可将针头由穴位深处，边注药，边退针，逐渐退至浅层。也可将针头更换几个不同方向注入药液，直至药液注完。

6. 注射结束后，将针头逐渐退至皮下，然后迅速将针头拔出，用消毒棉球或棉签按压针孔片刻，以防出血、溢液及术后感染的发生。

7. 注射结束后，嘱患者休息片刻，以观察有无不良反应发生。

五、疗程

一般情况下，每天或隔天治疗1次。如注射后患者反应强烈，也可间隔2～3天治疗1次。急重症患者每日治疗1～2次，慢性病、年老体虚患者可隔天注射治疗1次。也可将穴位分成几组，轮流进行注射，左右穴位也可交替使用。一般7～10天为1个疗程，中间休息3～5天后，再进行下一个疗程的治疗。

六、注意事项

1. 穴位注射疗法跟针刺疗法一样，患者在过度疲劳、饥饿、饱食、精神过于紧张等情况，不宜立即做穴位注射。对气血亏虚，体质虚弱的患者，在初次做穴位注射治疗时，最好采取卧位，注射穴位不宜过多，刺激不宜过强，注射药液不宜过多，以免发生不良反应或晕厥。

2. 严格无菌操作，防止发生感染。

3. 穴位注射前应向患者解释注射后的反应。穴位注射后，局部可有轻度不适、酸麻胀感，但正常反应一般不会超过一天。如不适感时间延长或症状加剧，则视为不良反应，即应根据病情对症处理。

4. 应避免将药物注射在大神经上，以免损伤神经。

5. 应避免将药物注入血管。一般的药物不宜注入关节腔和脊髓腔内。

6. 尽可能选用无刺激性或刺激性小的药物。如使用刺激性强的药物，应稀释或加盐酸普鲁卡因后使用。并注意间隔时间，以免造成因药物刺激而致组织发生无菌性坏死现象。

7. 尽量避免在手部做穴位注射。因手部肌腱、神经构建复杂，功能多，且十分重要。局部注入刺激性较强的药物，极易导致肌腱、神经、肌肉挛缩。

8. 穴位注射时，针头不可刺入过深，防止刺伤重要脏器。

9. 熟悉药物的性能、特点、药理作用、用量、不良反应、配伍禁忌、过敏反应等，并对药物的质量做好检查。

10. 体质较弱的婴儿、孕妇下腹部以及腰骶部禁用此法。有严重心脏病、严重出血性疾病以及过分敏感的患者，恶性肿瘤的局部，皮肤有瘢痕、溃烂的局部，都禁止做穴位注射。

第九章　中药熏洗疗法

第一节　中药熏洗疗法的作用机理和适应证

一、作用机理

中药熏洗疗法是以中医学基本理论为指导，根据辨证选用适当的中药，煎煮后，先用其熏汽熏疗，待温后再用其药液淋洗、浸浴全身或局布患处，以达到疏通腠理、祛风除湿、清热解毒、杀虫止痒、协调脏腑功能、扶正祛邪作用的一种中医外治疗法。可达到治病、防病、保健、美容的目的。中药熏洗疗法在临床上应用十分广泛，可运用于内、外、骨伤、皮肤、妇、儿、五官等各科疾病。

二、适应证

1. 内科疾患　感冒、咳嗽、哮喘、肺痈、中风、高血压病头痛、呕吐、腹胀、便秘、淋证等。

2. 外科疾患　疮疡、痈疽、乳痈、痔疮、肛裂、流火、软组织损伤、丹毒、脱疽、烧伤后遗症等。

3. 妇科疾患　闭经、痛经、阴部瘙痒、外阴溃疡、带下病、外阴白斑、阴肿、阴疮、宫颈糜烂、盆腔炎、子宫脱垂、会阴部手术等。

4. 儿科疾患　湿疹、腹泻、疰腮、麻疹、遗尿、小儿麻痹症等。

5. 骨科疾患　筋骨疼痛、跌打损伤、关节肿痛、骨折后恢复期等。

6. 五官科疾患　睑缘炎、急慢性结膜炎、巩膜炎、泪囊炎、鼻衄、鼻窦炎、唇炎、耳疮等。

7. 皮肤科疾患　皮肤疮疡、湿疹、手足癣、瘙痒症等。

8. 肛肠科疾患　外痔肿痛、肛周脓肿、内痔脱出、痔疮发炎、痔切除或瘘管手术后等。

9. 美容美发　痤疮、头疮、斑秃、增白悦颜、祛斑等。

10. 其他　瘫痪、痿证、痹证等。

第二节 中药熏洗疗法的操作方法

中药熏洗疗法是利用不同药物加清水煎煮后，分别运用熏、洗、浸、浴、渍等不同的操作方法来治疗疾病的方法，一般常用以下几种方法。

一、熏药法

（一）上肢熏洗法

1. 备好药液，准备好脸盆、毛巾、橡胶单、治疗巾。

2. 床上铺好橡胶单，将药液趁热倒入盆内放于橡胶单上。

3. 将患肢架于盆上，用浴巾或治疗巾围盖住患肢及盆，使药液蒸汽熏蒸患肢。待温度适宜时（38℃～43℃），将患肢浸泡于药液中约10分钟。

4. 泡毕，擦干患肢，撤去橡胶单，避风。（药液可留至下次使用，一般每剂药液可泡2～3次）。

（二）下肢熏洗法

1. 备好药液，准备好水桶或铁桶、小木凳、布单、毛巾、椅子。

2. 将煎好的药液趁热倒入桶中，桶内置一只小木凳，略高于药液面。患者坐在椅子上，将患足放在桶内小木凳上，用布单将桶口及腿盖严，进行熏蒸。待药液温度适宜（40℃～45℃）时，取出小木凳，将患足浸泡药液中泡洗，时间约10～20分钟。根据病情需要，药液可浸至踝关节或膝关节部位。

（三）眼部熏洗法

1. 备好药液，准备好治疗盘、治疗碗、纱布、镊子、胶布、眼罩。

2. 将煎好的药液（50℃～70℃为宜）倒入治疗碗，盖上带孔的多层纱布，患者取端坐姿势，头部向前倾，将患眼贴至带孔的纱布上熏蒸。

3. 待药液温度适宜时（38℃～41℃），用镊子夹取纱布蘸药液淋洗眼部，稍凉即换，每次15～30分钟。洗眼杯方法：将溶液倒至洗眼杯内侧标记线处；脸朝下将洗眼杯扣压在眼睛上；接着紧持洗眼杯，抬头后仰，使眼睛充分浸泡在洗眼液中，经眨眼3～6次，然后将药液倒掉；用清水洗净杯子，同法洗另外一只眼睛。

4. 洗毕，闭目休息5～10分钟。根据需要用无菌纱布盖住患眼，胶布固定或带上眼罩。

（四）全身熏洗法

1. 备齐用物，将浴室温度调节在20℃～22℃。把煎好的中药液趁热倒入盆内，加适量开水。盆内放活动支架或小木凳，高出水面约10厘米。

2. 患者脱去衣裤，扶入浴盆坐在活动支架上或小木凳上，用布单或毯子从上面盖住，勿使热气外泄，露出头面部，借药物熏汽进行熏疗。

3. 待药液不烫时，让患者将躯体及四肢浸泡于药液中，当药液温度继续下降时，应添加热水，使药液温度始终保持在38℃～41℃，每次熏洗20～30分钟，以出汗为度。熏洗时间不宜超过40分钟，以免患者疲劳。

4. 采用中草药熏蒸机做全身熏蒸时，先用冷水浸泡药物20～60分钟后，放入熏蒸机贮药罐内，接通电源，预热机身（夏天15分钟，冬天20分钟以上），然后调好机身温度（夏天32℃，秋冬天32℃～35℃）。患者暴露躯体坐在椅子上或卧于治疗床上熏蒸，每次20～30分钟，每日1～2次。擦干汗液。

二、坐浴法

备好药液，准备好坐浴架、浴盆、毛巾等物品，将煎好的中药液趁热倒入盆内，放在坐浴架上。暴露臀部，坐在坐浴架上熏蒸。待药液不烫时，将臀部坐于盆内浸泡，当药液偏凉时，应添加热药液，每次熏洗20～30分钟。洗毕，如需换药，则上药后敷盖无菌敷料，更换干净的内裤。一般每天熏洗1～3次，每次20～30分钟。其疗程视疾病而定，以病愈为准。

三、外洗法

将选定的药物，经煎煮沸后，取药液倒入盆内，待药液温度适宜时（以不烫手为度），用手或者毛巾浸透后擦洗全身或局部。此法可单独使用，但一般多与蒸汽熏法合并连续使用，即先熏后洗。外洗次数与时间可视病情和部位而定。一般每次15～30分钟，每天1～3次，其适用范围、功效与熏药法大致相同。

四、浸渍法

浸就是将患部（如四肢）浸泡在药液中。时间根据病情而定，一般每次浸泡20～30分钟为宜；渍就是外洗后，用消毒后的纱布或毛巾蘸药液趁热敷于患处（如头面部、四肢等），以加强疗效。此法一般多在熏洗后进行，故也是熏药法的一种延续方法。

第三节　中药熏洗疗法的注意事项

1. 熏洗过程注意室内避风，冬季注意保暖，洗毕应及时擦干药液和汗液，暴露部位尽量加盖衣被。

2. 煎好的药液用干净纱布过滤，以免药中杂质在熏洗时刺激皮肤。熏洗药液温度适宜，以防烫伤。熏蒸时一般以50℃～70℃为宜；浸泡时，一般控制在38℃～41℃。操作中应随时询问患者感觉，老年人、小儿熏洗温度宜稍低。

3. 操作中根据不同部位辨证用药，如头面部及某些敏感部位，不宜选用刺激性太强的药物，孕妇禁用麝香等药物，以免引起流产等后果。

4. 局部熏蒸时，局部应与药液保持适当的距离，以温热舒适，不烫伤皮肤为度；颜面部熏蒸后30分钟才能外出，以防感冒；局部有伤口者，按无菌操作进行；包扎部位熏洗时，应揭去敷料，熏洗完毕后，更换消毒敷料。

5. 饭前、饭后30分钟不宜熏洗。蒸汽浴室应设观察窗口，以便随时观察患者情况；全身熏洗时，在熏蒸前适量饮水可防过多出汗而虚脱，熏蒸时间不宜超过40分钟，如患者出现心慌、气促、面色赤热或苍白、出大汗等情况应立即停止该操作，并做相应的处理；用中药熏洗机应先检查机器的性能及有无漏电现象，以防发生意外。

6. 所用物品需清洁消毒，用具一人一份一消毒，避免交叉感染。

7. 熏洗一般每天1次（视病情可每天2次），每次20～30分钟，5～7天为一疗程。治疗中如发现患者有过敏现象或治疗无效时，应及时与医生联系，调整治疗方案。

8. 孕妇及妇女经期不宜坐浴和阴道熏洗。大汗、饥饿、饱食、过度劳累、昏迷、急性传染病、严重心脏病等患者禁忌。

9. 面部有急性炎症渗出的皮肤病者应慎用。

10. 凡眼部有新鲜出血和恶疮者忌用此法。

第十章　点　穴

美容医学可分为外科整容和医疗美容两大部分。外科整容的工作，主要是用外科手术的办法消除不能依靠药物或其他医疗方法解决的人体缺陷。如整治鼻形、整修耳郭、丰乳隆胸、重眼睑等。医疗美容的重点则放在损害容貌疾病的治疗上，用各种非手术的方法治疗面部和人体其他部位的缺陷，如色素沉着、脱发、斑秃、痤疮等等，点穴美容就属于医疗美容。

点穴美容根据中医整体观念的理论出发，充分调动人体自身的积极因素，既简便易行、又安全可靠，从根本上使人变美，为人体美容提供一套行之有效的方法。

点穴保健，是根据中医所提倡的"养生""治未病"的理论，也就是强调预防为主。点穴保健是怎样达到防治疾病的目的呢?一般人都知道服药是药物通过消化道吸收进入血液而发挥作用的;手术是以医疗器械除去或整复机体患部而达到治疗目的。点穴治疗不同于服药，也不同于手术疗法，它是根据脏腑经络、气血津液等中医理论，对疾病进行辨证分析，然后再以手法的技巧、力量的强弱作用于人体的经络、穴位上而产生治疗作用，从而达到平衡阴阳、调和气血、祛风除湿、温经散寒、活血化瘀、消肿止痛等治疗目的。

西医学已对中医的点穴、按摩等防治疾病的道理有一定的认识。认为皮肤内含有丰富的血管和末梢神经，点穴手法的外在压力作用于体表可产生物理性刺激，在作用区引起生物物理和生物化学的变化，直接由皮肤或间接向肌肉深层、筋腱、神经、血管、淋巴等组织渗透，通过神经和体液的调节，产生一系列病理生理变化，从而使机体功能恢复正常，或得到改善，以防治疾病的发生和发展。

第一节　雀　斑

雀斑是因皮肤局部色素增多而形成的一种棕褐色或黑色小斑点。多长在颜面部，虽不影响健康，但直接影响美容。雀斑的形成主要是由于皮肤表皮基底层的黑色素细胞生成的黑色素过多所致。多为圆形或卵圆形，针尖或小米粒大小，不高出皮肤，以双颊、鼻部和两眼的下方最为明显。常左右对称出现。雀斑通常在5岁以后出现，有一定的遗传倾向，女性多见。随着年龄增长而数目增多、颜色加深。

一、病因病机

中医认为本病的形成多由于先天肾水不足，阴虚火邪上炎，郁结于面部；或由于情绪过激化火，风邪外袭，火郁络脉所致。

西医学对雀斑的发病原因尚未完全搞清楚。一般认为与遗传有关。另一个原因与日光有关，雀斑患者一般冬季轻夏季重，这与紫外线的强弱有关。因此有人认为雀斑是一种物理性光损伤性皮肤病。雀斑产生的机制为皮肤表皮基底层的黑色素细胞中的黑色素过多。黑色素来源于奶酪等食物内的酪氨酸，在体内酶的作用下，酪氨酸羟化成二羟苯丙氨酸，然后合成黑色素。如果脑垂体产生的"促黑激素"增多时，就可以引起色素代谢障碍，因而出现雀斑。

二、选穴

主穴：曲池、足三里、三阴交。配穴：心俞、肝俞、脾俞、三焦俞、肾俞、血海。

以上主穴每次必用，配穴可选3~4个，交替使用。

三、手法

用食指或中指点按穴位，每分钟60~80次，以酸胀为度，每日1次，每次10~15分钟。

本法可以疏通经络，祛邪散风，治疗和预防雀斑。

四、预防与调理

1. 尽量避免日光照射面部，外出时要戴草帽，打遮阳伞等，或外涂防晒霜类。

2. 可以外用一些祛斑霜，对防止雀斑加重有一定作用。

3. 如有慢性肝功能、肾功能减退或激素代谢紊乱者，应先行治疗原发病症，再作点穴治疗。

4. 对于泛发性雀斑可内服归脾丸、逍遥丸、六味地黄丸及维生素C等。

第二节 黄褐斑

黄褐斑又称蝴蝶斑、肝斑。常见于中青年女性，好发于面颊、鼻两侧的周围及前额下部。其形态多呈不规则的片状黄褐色的色素沉着，分布对称，形似蝴蝶。斑的表面光滑无皮屑，既不痒又不疼，其色泽随季节而变化，一般冬季变浅夏季变深。本病多发生在妊娠期或长期服用避孕药物的妇女，由于体内雌激素分泌过多，刺激皮肤黑色素细胞，导致色素增加而产生黄褐斑。

另外，患慢性肝病、结核病、贫血、慢性盆腔炎或其他慢性消耗性疾病时，也可能产生黄褐斑。

一、病因病机

中医认为，情志不遂、暴怒伤肝，肝脏不能正常疏泄；思虑伤脾，脾虚不运，营养物质缺乏；惊恐伤肾，肾虚水乏不能济火。以上因素皆可使人体气血紊乱，气血悖逆，不能上荣于面，而产生黄褐斑。

西医学认为，本病的发生可能与黄体酮及雌激素的增加使酪氨酸酶不受谷酰甘肽的抑制，同时垂体中叶分泌的黑色素细胞刺激素增加。另外，精神抑郁、过度疲劳、日晒、劣质化妆品等因素也能诱发本病。

二、选穴

主穴：鱼腰、太阳、颧髎。配穴：肝俞、脾俞、肾俞、血海。

三、手法

用手的食指点按，每分钟60～80次，以酸胀为度，每日1次，每次15分钟。

四、预防与调理

1. 少晒太阳，夏季外出时要戴草帽，或撑阳伞，或外涂防晒霜等，避免紫外线直接照射面部皮肤。

2. 消除精神负担，保持心情舒畅，生活要有规律，多饮水、多吃新鲜蔬菜和水果，少食辛辣刺激食物，保证足够的睡眠。

3. 可选用一些具有祛斑美容作用的化妆品。

4. 治疗慢性消耗性疾病，根治发病因素。

5. 产前、产后口服维生素C，每日1克，有抑制色素合成的作用。

第三节　面部皱纹

脸上产生皱纹是人体老化的象征之一，是岁月在面部皮肤上留下的痕迹。当人步入中年以后，脸部的皮肤会逐渐出现皱纹，而且年龄越大，皱纹就越多。因所处的自然环境、精神状态及营养条件的不同，每个人面部皱纹出现的时间有早有晚。一般来说，额部的皱纹是最早出现的，接着是颊部的笑纹和眼部的鱼尾纹。如果不注意面部的美容护理，即使在青春年华也会出现细小的皱纹。另外由于精神上的创伤，生活的艰辛以及其他一些原因，在面部会提早出现衰老性皱纹，显得未老先衰的样子，严重影响面容。

反之，科学地掌握皮肤美容的方法，就是进入暮年皱纹也不十分明显。因此正确护理和保养面部皮肤，延缓面部皱纹出现，防止皮肤衰老已成为人们普遍关心的话题。点穴疗法可以防止和延缓皮肤的衰老。

一、病因病机

中医认为，脾胃虚弱，运化失调，饮食营养不能化生气血；或因劳倦过度，心脾亏虚；或恣情纵欲，耗伤真阴，以致肾精不足，精不化血；或偏食、营养物质摄入不足，以致气血化生无源。以上都可导致气血不足，不能上荣于面部，则面部皮肤失去血液的濡养而逐渐衰老，故产生皱纹。另外，情志不遂、肝失疏泄、气机郁滞引起的血行不畅、面部血脉瘀滞、肌肤失荣，也可导致皮肤皱纹的出现。

西医学认为面部皱纹的产生，可能是由于长期慢性疾病缠身，或人体的内分泌功能失调，或雌激素水平下降，致使皮肤血液供应不佳所致。与遗传等因素也有关。

二、选穴

太阳、承泣、合谷、中脘、足三里、三阴交、肝俞、脾俞、胃俞、肾俞。

以上穴位，每次可选5～6个，交替使用。

三、手法

用手指点按穴位，以酸胀为度，每分钟60～80次，每日1次，每次20分钟。

消除眼周皱纹可配睛明穴、瞳子髎穴、阳白穴，以上取穴要正确，垂直用力，切忌斜压以防点压到眼球。

四、预防和调理

1. 保持身体健康。人体是一个有机的整体，保持和维护好全身的健康至关重要。

2. 积极治疗各种疾病，特别是慢性、消耗性疾病，如肝病、肾病、结核病、贫血等。要增进食欲，防止过分消瘦。

3. 保持精神愉快，情绪乐观，减少忧愁与烦恼。防止情绪激动，脾气暴躁。

4. 注意面部皮肤的清洁和保护。每天用温水洗脸，最好早晚各洗1次，洗后用热毛巾敷脸3分钟，使毛孔张开，可使面部皮肤血液循环加快，然后选用抗皱美容化妆品，涂于面部。

5. 外出时避免日光直射，因紫外线的刺激可损害皮肤细胞，加快皮肤老化。

6. 多食含有较高维生素的水果和新鲜蔬菜等食品。

7. 坚持面部的点按治疗，最好在洗脸或洗澡后进行，此疗法要持之以恒。

第四节 痤 疮

痤疮俗称"青春痘""暗疮""粉刺"，是青少年常见的一种疾病，多发生于油脂性皮肤者。痤疮是一种毛囊皮脂腺结构的慢性炎症性疾患。一般男性发病较女性多，好发于面部，如颊、鼻前端及两侧、额、下巴等处，以及胸、背部皮脂腺丰富的部位，形成粉刺、丘疹、脓疮及瘢痕等损害。很不美观，有些患者为此很苦恼。

正常人皮脂通过皮脂腺孔排出体外。一旦毛孔被堵塞，就阻碍了皮脂排泄，病菌趁机而入，便发生局部炎症。

本病初起为顶端呈黄白色小点的圆锥形丘疹。这是因为毛囊口角化过度及栓塞，皮脂不能排出，在毛囊内滞留而局部隆起，即形成所谓"粉刺"。粉刺可分为开放性和闭锁性两种。黑头粉刺为角蛋白和类脂质形成的毛囊性脂栓，以指挤压可见黑头的黄白色脂栓排出；白头粉刺为灰白色小丘疹，不易见到毛囊口，亦不易排出脂栓，表面无黑点。如病情继续发展，丘疹的炎症就更明显，顶端可出现米粒至黄豆大小的小脓疱，破溃或吸收后遗留暂时性色素沉着或小凹坑状疤痕。有的病人病程较长，迁延不愈，时重时轻，时好时发，经久不退。点穴疗法可预防和治疗痤疮病。

一、病因病机

中医学认为本病与膳食结构有关。"膏粱厚味，足生大疔"，如嗜食肥甘、香燥炙烤之品，使胃肠湿热蕴久成毒，热毒上攻，溢于肌表；或肺胃郁热、上蒸颜面而发为此病。

西医学认为痤疮是一种由于多种因素引起的疾病，发病机理至今尚未完全搞清楚。一般来说，可能与遗传因素有关，另外青年人内分泌功能亢盛，尤其是雌激素分泌亢进，或因情绪受刺激而产生大量雄激素等，是痤疮发病的主要原因。

二、选穴

攒竹、下关、颊车、翳风、曲池、合谷、足三里、丰隆、三阴交。
每次选5～6个穴，交替使用。

三、手法

用食指点按面部穴位，用中指点按四肢的穴位，以酸胀为度，每分钟60～80次，每次20分钟，每日治疗1次。

四、预防与调理

1. 保持情绪稳定，心情愉快，避免过激心理。

2. 平时少吃脂肪、糖类、可可、咖啡等食品，忌食辛辣煎炒食品及烈性酒类。多吃新鲜瓜果蔬菜，保持大便通畅。

3. 注意卫生，常用温热水及中性肥皂洗面，以保持毛囊内皮脂腺导管的通畅。

4. 尽量少用化妆品，尤其是油脂类化妆品，不要浓妆艳抹。

5. 切忌用手按挤患处，尤其是面部三角区域。因挤压患处可将毛囊的内容物挤入真皮中，刺激组织增生，产生炎症反应。甚至使细菌进入血液循环之中，产生危重病症。

6. 可内服清热解毒、活血消炎的中成药，如清血内消丸、连翘败毒丸等。

7. 对治疗痤疮要有信心，因为此病不是短期内就可以治好的，要有一个治疗过程，即使治好了还要避免各种诱发因素，以免复发。

参考文献

1. 倪世美. 中医食疗学［M］. 北京：中国中医药出版社，2009.

2. 韩丽莎. 中医基本常识与针灸学［M］. 北京：北京大学医学出版社，2009.

3. 洪杰. 中医临床技能丛书—中医针灸科临床技能［M］. 北京：人民卫生出版社，2011.

4. 毛书歌. 正骨治筋108式［M］. 北京：中国中医药出版社，2015.

5. 朱进忠. 中医临证经验与方法［M］. 西安：山西科学技术出版社，2016.

6. 杨真海，刘力红. 黄帝内针——和平的使者［M］. 北京：中国中医药出版社，2016.

7. 刘力红. 思考中医［M］. 桂林：广西师范大学出版社，2018.